JN170657

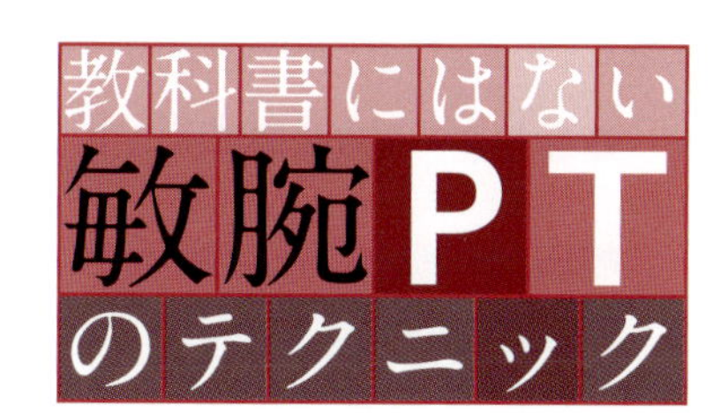


臨床実践

# 変形性膝関節症の理学療法

監修 松尾善美
武庫川女子大学教授

編集 橋本雅至
大阪河﨑リハビリテーション大学教授

文光堂

●執筆者一覧（執筆順）


嶋田誠一郎　福井大学医学部附属病院リハビリテーション部

工藤慎太郎　森ノ宮医療大学保健医療学部理学療法学科

兼岩　淳平　東大阪病院リハビリテーション部

伊佐地弘基　東豊中渡辺病院リハビリテーション科

生島　直樹　介護老人保健施設みずほ倶楽部リハビリテーション科

木下　和昭　四條畷学園大学リハビリテーション学部

橋本　雅至　大阪河﨑リハビリテーション大学リハビリテーション学部リハビリテーション学科

加賀谷善教　昭和大学保健医療学部理学療法学科

高木　啓至　大阪大学医学部附属病院リハビリテーション部

杉山　恭二　大阪大学医学部附属病院リハビリテーション部

三谷　保弘　関西福祉科学大学保健医療学部リハビリテーション学科

西村　真人　大阪労災病院中央リハビリテーション部

松尾　善美　武庫川女子大学健康・スポーツ科学部健康・スポーツ科学科

森本　信三　白浜はまゆう病院南紀白浜温泉リハビリテーションセンター

永嶋　道浩　市立伊丹病院医療技術部医療技術室リハビリテーション担当

「教科書にはない敏腕PTのテクニック」シリーズ

# 序　文

近年，世界で，そしてわが国でも科学的根拠に根ざした理学療法（evidence-based physical therapy：EBPT）の実践が叫ばれて久しくなります．EBPTは適切な質の高い臨床研究，患者の意向，理学療法士（PT）の技量を通じて実践することがその基本です．臨床家として目を通しておかなければならない“Minds医療情報サービス”などに掲載されている質の高い診療ガイドラインでは，標準的治療指針についての記載がなされており，一定期間ごとに改定され，利用されています．診療ガイドラインで示された知見は，あらかじめ決定された測定指標を利用し，標準治療プロトコールとその効果，再入院回避率，生存率なども一定規模のデータに対する解析を通じて，客観的な事実として提示されていることは周知の事実ですが，一方でEBPTの実践の基本である理学療法士の技量を左右するクリニカルスキルについては残念ながら診療ガイドラインには書かれておらず，スキルの向上に関しては書籍や各種講習会に出席するなど，個人の努力に依存せざるをえないのが実情です．

監修者として，この「教科書にはない敏腕PTのテクニック」シリーズでは，質の高い理学療法を実践されている方々に執筆をお願いし，理学療法士のクリニカルスキルの向上に資する書籍になることを主目的に企画しました．したがいまして，臨床経験の浅い方から生涯学習を継続されている経験豊かな方まで幅広く熟読していただける内容を網羅していると考えています．

本シリーズを通じて，厳しくなりつつある医療環境において，読者がEBPTを実践され，理学療法の介入効果をさらに向上させ，対象者の満足度が高くなることを期待いたします．

武庫川女子大学　松尾 善美

# [臨床実践　変形性膝関節症の理学療法]　序文

本書は「教科書にはない敏腕PTのテクニック」というシリーズ名に示されるとおり，実際に臨床現場で行われ，結果を出している変形性膝関節症（knee osteoarthritis：膝OA）に対する理学療法テクニックを解説するという編集方針にて企画いたしました．

本書の前半は，総論として理学療法士（PT）が知っておくべき変形性膝関節症の病態の理解，機能解剖と病態運動学の観点，メカニカルストレスに対する考慮，外科的治療とその後療法，保存療法における多角的な理学療法評価と治療について紹介しています．特に理学療法評価と治療アプローチに関して各筆者の臨床上の工夫を含めて解説しています．後半の各論では，両側同時手術後のアプローチ，治療に難渋するケース（関節可動域改善や筋力増強の不良例）などクリティカルパスどおりに進まない場合のアプローチ，理学療法の目標となる歩行（歩容）の改善など，臨床上経験することを想定して解説しています．さらに，対象者を取り巻く心血管疾患を中心とした内科的問題を併発する場合の運動療法の進め方，荷重関節疾患との関連がある肥満（体重過多）に関する考慮のポイント，日常生活を含めた患者教育の実践と工夫を取り上げています．

総論，各論ともに多数の変形性膝関節症例をみている厳選した敏腕理学療法士が執筆していますので，臨床現場で変形性膝関節症の治療を実践されている理学療法士諸兄には，治療の際に大いに参考になることを期待しています．

理論的背景を理解したうえでの理学療法の実践は最も優先しなければなりません．そのうえで，本書の執筆者は，臨床で患者に向き合い，日頃の発想や感性を大事にし，現場で創意工夫をしながら，少ない時間で大きな成果を上げるような理学療法の評価や治療のテクニックが大変重要であるという立場を共有しています．それらを実際の症例に応用し，これまで紹介されていない敏腕理学療法士ならではの技術のコツも要所に盛り込まれています．

本書が変形性膝関節症へ積極的に挑戦し，対象者の満足を得るための，結果にこだわった理学療法の臨床実践に貢献しうることを心より願っています．

2016年5月

大阪河﨑リハビリテーション大学　橋本 雅至

# 目次

## 病態・評価・治療方針の理解

## 実践と結果に基づく理学療法手技

CT ＝クリニカル・テクニック

CT ＝クリニカル・テクニック

# 病態・評価・治療方針の理解

# 膝OAの病態から理学療法士の位置づけを理解する

嶋田 誠一郎

## 膝 OA を理解するうえでの着眼点

- 軟骨が摩耗していても症状が出るとは限らない.
- 膝 OA による疼痛とは限らない.
- 関節動揺性の程度は膝 OA の予後を決める重要因子である.
- 重症例でも関節可動域障害が必ず起きるとは限らない.
- 膝 OA に筋力強化は有効か.
- 標準的な治療の一環として理学療法を行う.
- 高齢者に対する対応は迅速かつ効果的なもので，抜本的なものは求めない.

理学療法士として膝 OA の病態を多面的に理解し，標準的な治療に基づきつつも個々の症例に応じた対策を構築する必要がある.

## I 膝 OA の病態

変形性関節症は最も頻発する変性関節疾患であり，その定義を米国リウマチ学会診断・治療基準委員会は，「関節軟骨の欠損的整合性に関連した関節症状や徴候へと導く状態の混成グループであり，つけ加えて関節周囲の下層の骨の関連した変化」と提起している[1]．つまり関節軟骨のみの変化ではなく，関節周囲の骨組織を含んだ変化であるといえる．また変形性関節症の包括的な定義として特徴的な臨床的および病態生理学的・生理学的・生体力学的変化とされている．これらは変形性膝関節症（knee osteoarthritis：膝 OA）が，われわれが患者に説明するときによく用いる単に "軟骨のすり減った状態" だけではなく，多層的な問題を含んだ病態であるといえる．すなわち，膝 OA の疾患要因は多様であり，病態的変化も多様かつ多層的であるものの，背景として存在する要因の違いにかかわらず類似した病態が出現し，類似した症状が起きる疾患グループであるといえるだろう．

この疾患は中高年期に発症し，多くの場合，高齢になるにつれて進展する．われわれがこの疾患を有する患者と遭遇するのは，他部位に変性疾患や合併疾患を伴っている場合が多く，その患者にとっての膝 OA の影響を個別的かつ多面的に評価する必要がある．

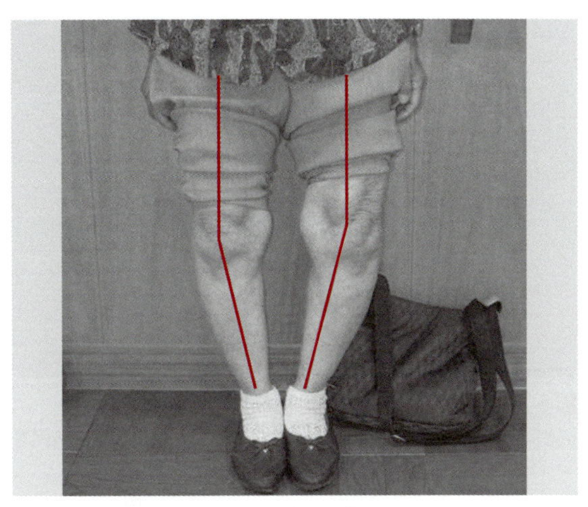

図1　非症候性の膝 OA 症例の前額面アライメント
両膝の内反変形が顕著である．

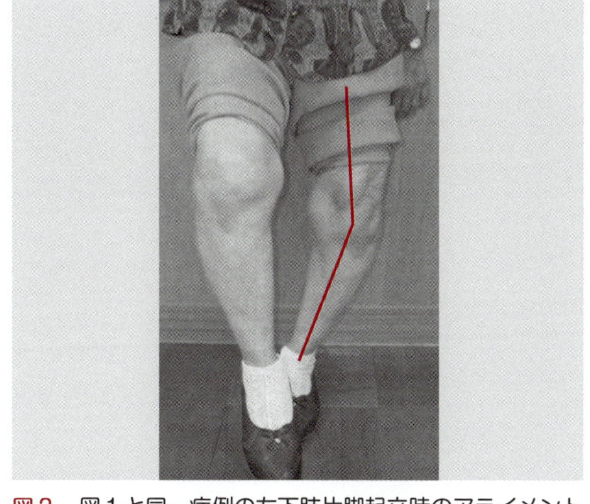

図2　図1と同一症例の左下肢片脚起立時のアライメント
大腿部の外反，下腿部の内反がより顕著となる．

表1　Kellgren-Lawrence（KL）分類

| | |
|---|---|
| 0 | Normal |
| Ⅰ | Possible osteophytic lipping |
| Ⅱ | Definite osteophytes and possible joint space narrowing |
| Ⅲ | Moderate/multiple osteophytes, definite joint space narrowing, some sclelosis, and possible bony attrition |
| Ⅳ | Large osteophytes, marked joint space narrowing, severe sclelosis, and definite bony attrition |

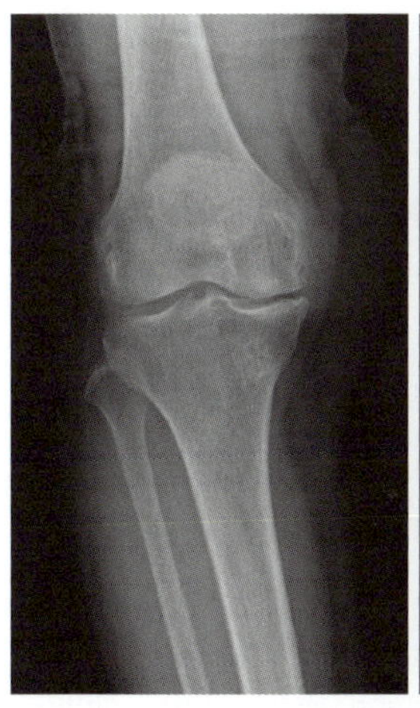
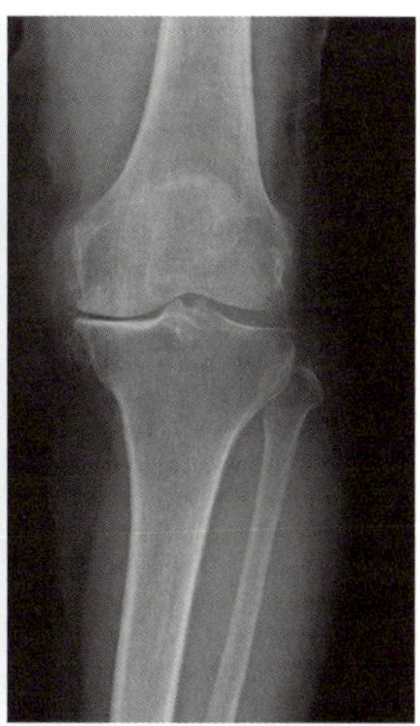

図3　図1と同一症例の前額面単純 X 線像

# 1 関節の摩耗

図1は，“しゃがむときに左膝に音がする”ということを主訴に病院を受診した78歳の女性の下肢形態である．両膝の内反変形が顕著であり，特に左膝は片脚起立で大腿部の外反，下腿部の内反がより顕著となり，いわゆるボウ・レッグを呈している（図2）．単純X線を撮像してみると内側関節裂隙の明らかな狭小化を認め，膝OAの単純X線による評価尺度であるKellgren-Lawrence分類Ⅲ度の両側膝OAと診断された（表1，図3）[2]．

しかしながら疼痛はなく，わずかなラテラル・スラストを認めるのみで（図4），明らかな運動機能の低下を認めない，いわゆる元気な高齢者であった．診療機関に勤めている医療従事者は，患者が膝への愁訴を抱えている場合が普通なので，膝OAがあると患者に疼痛などの症状が出現すると考えやすい．ところが実際には，診療機関を受診せず症状もあまり存在しない非症候性の膝OAも少なくないものと思われる．

本症例の画像をもう少し注視してみると，左側内側関節裂隙の内側に張り出した骨棘が大腿骨側および脛骨側にも出現し，それがあたかも狭小化した関節面を補強するために新関節面をつくっているかのように思える（図5の矢印）[3]．

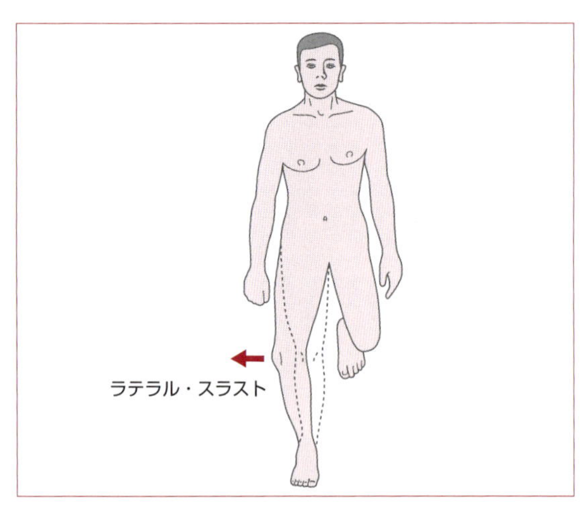


図4　ラテラル・スラスト
ラテラル・スラストは視覚的な膝の外方への動的な移動であり，移動動作中の下肢荷重開始時に突発的な内反膝の出現（内反動揺）を示す．

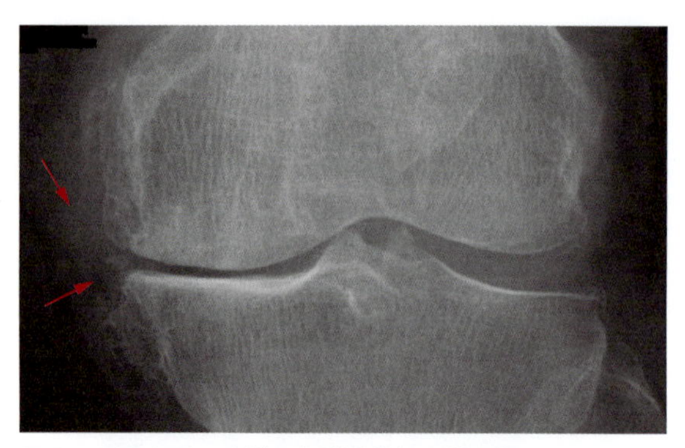

図5　図1と同一症例の左膝関節部の拡大像
内側関節裂隙の内側に骨棘が形成することにより，偽関節面をつくり安定性が得られているようにみえる（矢印）．

膝OAの進行に対するコホート研究は十分ではなく，その進行具合や諸症状との関係は解明されていない．膝OAなどにより安定性を失った関節は，安定性を再獲得するために骨棘の増殖などの補正機能が働くようだが，それに一定レベルで成功した関節は非症候あるいは低症候となり，補正がうまくいかなかった関節が症候性関節として，治療を要するのかもしれない．しかしながら一時的に補正が成功していも，さらなる膝OAの進行や，他要因による身体機能の変化（外傷，他関節障害）により補正機能が支えきれなくなったとき，次の段階の症候を生じてくるのかもしれない．そういう意味では，進行を予防するという観点から非症候性の膝OAも理学療法士にとっては予防を含めた治療対象であるといえる．

## 2 疼　痛

図6の単純X線像は，他医療機関で左膝OAと診断され，ヒアルロン酸ナトリウムの関節注射を受けていた78歳の男性のものである．職業上，正座を強いる機会が多く，正座位から立ち上がるときに生じる左膝内側の疼痛を主訴としていた．関節裂隙にわずかな狭小化を認め，Kellgren-Lawrence分類Ⅱ度の膝OAと診断することができる．当院受診時にMRIを撮影したところ，T2強調画像で大腿骨内顆部に骨挫傷とも思われる高輝度域を認めた（図7）．身体所見で，大腿骨内顆部の圧痛と外反ストレス時に内側部の疼痛を認め，内側側副靱帯起始部に由来する疼痛と思われた．理学療法は，動作指導が最も有効であった．具体的には，正座から立ち上がる際に左膝の内側を左手掌面で支持し，立ち上がり時の外反ストレスを減らし，外旋運動を制限することで疼痛を完全に回避することができた（図8）．

最後の症例は両側膝OAと診断され，近医で手術をすすめられて紹介入院となった83歳の女性である．主訴は両膝痛と下肢の筋痙攣であった．単純X線正面像では関節裂隙が閉鎖しているようにみえるが（図9），側面での撮像では関節裂隙が開大しているようにみえた（図10）．また脊柱の円背が著しく，両膝に35°の屈曲拘縮を認め，立位はつかまって可能で，歩行はシルバーカーの使用で何とか可能であった．2週間の入院期間中に積極的な関節可動域運動と筋力強化運動を行った結果，疼痛は軽減し屈曲拘縮は15°となった．関節可動域運動中にはハムストリングスの断続的な筋痙攣が頻繁に出現し，それが屈曲拘縮発生の

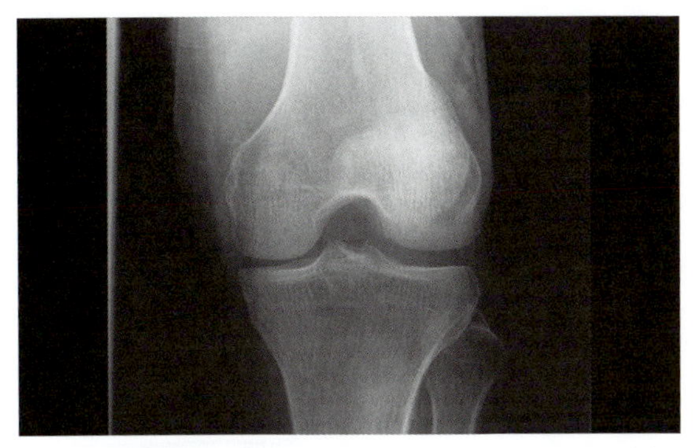

図6　内側関節裂隙部に疼痛を訴えていた膝 OA 症例の単純 X 線像

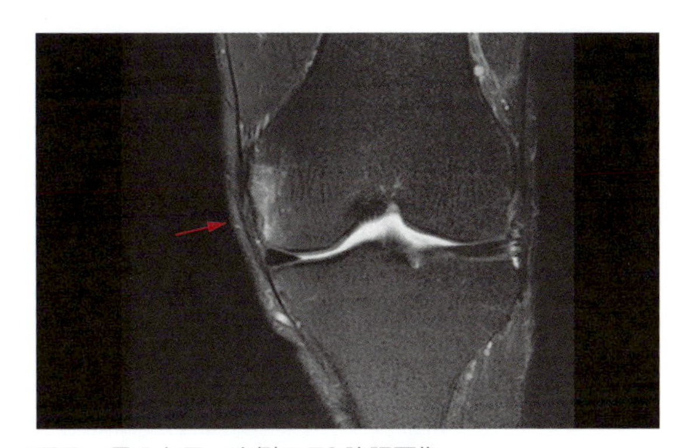

図7　図5と同一症例の T2 強調画像

大腿骨内顆部に骨挫傷と思われる高輝度域を認める（矢印）.

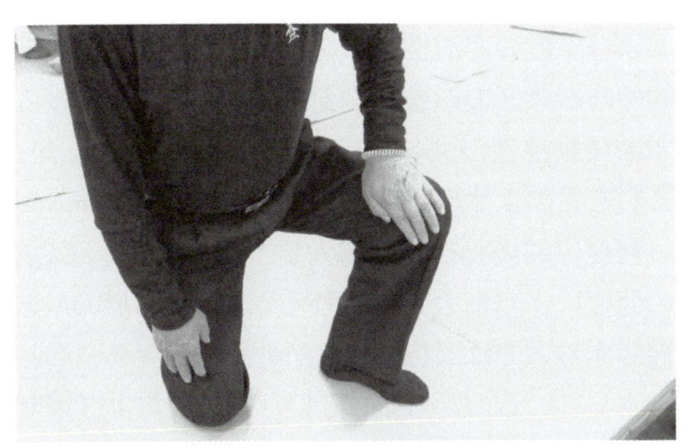

図8　図5と同一症例に対し指導された立ち上がり方

正座から立ち上がる際に左膝の内側を左手掌面で支持し，立ち上がり時の外反ストレスを減らし，過剰な toe-out とならぬよう立ち上がる.

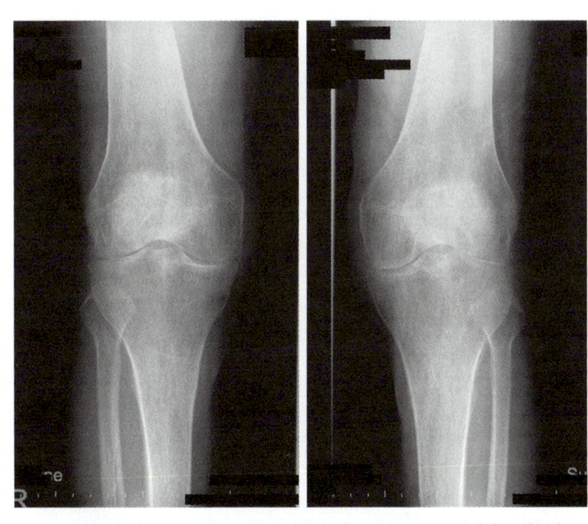

図9　両膝痛と下肢の筋痙攣を主訴とした症例の単純 X 線像（正面像）

関節裂隙は閉鎖しているようにみえる.

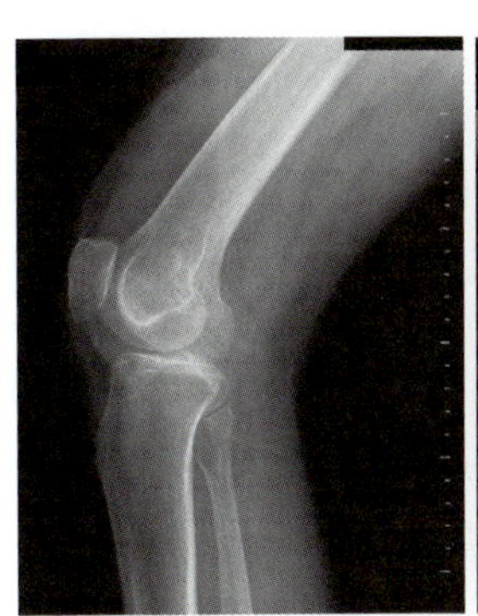
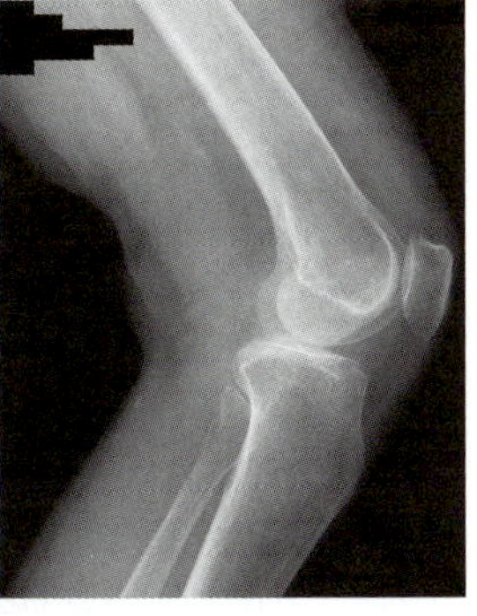

図10　図8と同一症例の単純 X 線像（側面像）

関節裂隙は比較的温存されているようにみえる．両膝とも 35° の屈曲拘縮が存在している.

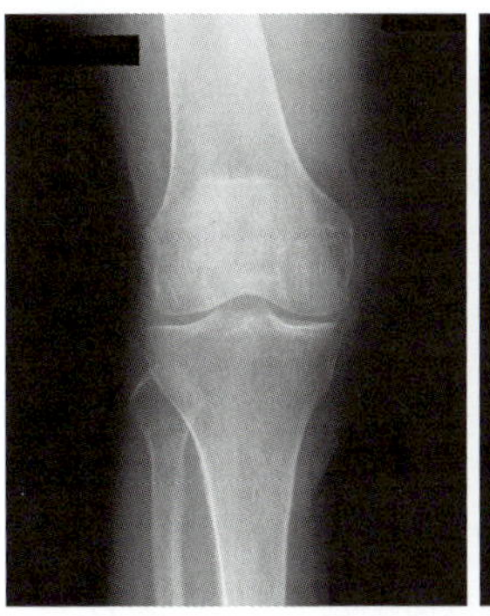
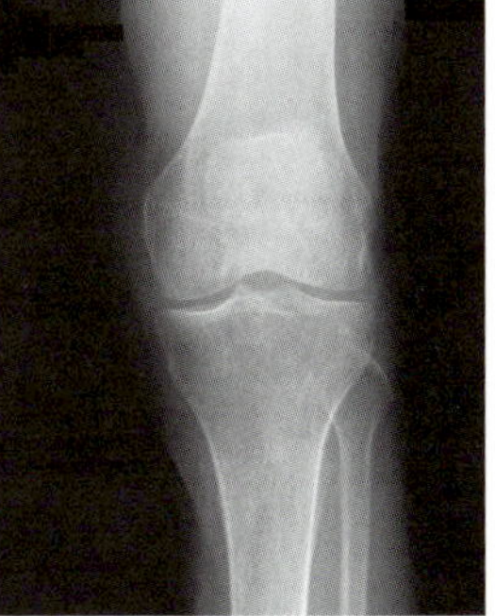

図11　理学療法開始 2 週間後の単純 X 線像

屈曲拘縮は 15° に改善し，関節裂隙は比較的温存されていることが確認できる.

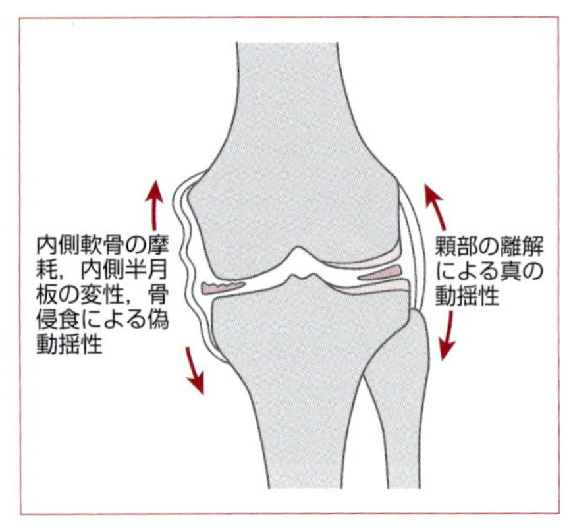


図12　内側型膝 OA で内・外反動揺性が発生する一次的な理由

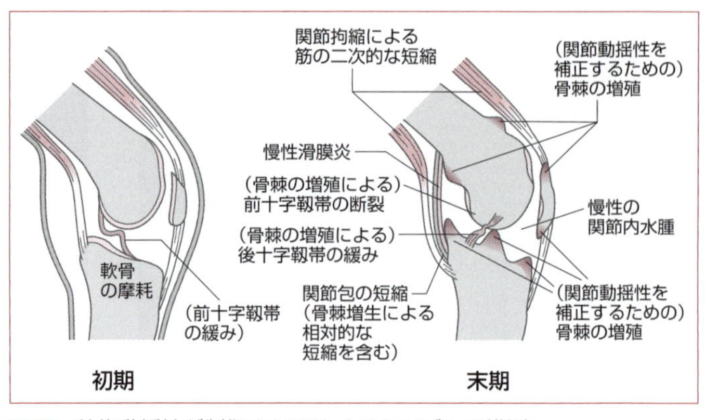


図13　前後動揺性が制御されてゆくメカニズムの推測

要因と思われた．同時期に再度撮像した単純X線では関節裂隙が温存されていることが確認できた（図11）．その後も理学療法を継続した結果，下肢機能は改善傾向にある．

中高年で単純X線写真上で関節裂隙の狭小化があり，同部に疼痛があるような症例では膝OAによる症状であると決めつけられやすい．しかし，実際には半月板，骨，靱帯の損傷や神経障害性の疼痛なども疑う必要がある．理学療法士は，まず身体所見をしっかり確認し，診断名のみに固執することなく対象者の症候を把握することが重要である．

## 3 関節動揺性

### 1）内側型膝 OA では関節動揺性は大きくなるのか

膝OAが生じると関節動揺性は大きくなるのだろうか．この問題の答えは簡単ではない．一番簡単な答えは，軟骨が摩耗してゆくのだから，その部分にスペースが空き，靱帯などの軟部組織がその分だけ相対的に弛緩し，関節動揺性が生じるとするものであろう．このように生じた動揺性は偽関節動揺性として表現される場合もある（図12）[4]．

しかしながらわれわれが内側型膝OA患者と同年代の健常者に対し膝関節動揺性を計測した横断研究では，軽度の変形性関節症膝で健常膝に対し前後動揺性が増大していた[5]．その一方で中等度および重度の変形性関節症膝では，十字靱帯の弛緩や断裂などの形態学的変化があるにもかかわらず前後動揺性が減少していることがわかったが，これをどのように解釈すればよいのだろうか．

軽度で前後動揺性が増大しているのは，膝OAの発症により増大したと考えるよりも，膝OAを発症する人では潜在的に関節動揺性が大きいことを示しているのかもしれない．中等度および重度では軟骨の摩耗により偽関節動揺性が進行すると考えられるが，おそらく動揺性を制御するための骨棘が形成され，骨棘が十字靱帯を損傷させる場合もあると想定できるが，さらに生じた動揺性がさらに骨棘形成を助長させ，それを補うための軟部組織の拘縮により前後動揺性は小さくなると解釈される（図13）．

また，内側型膝OAの内・外反動揺性は，重症となるにしたがい進行する傾向を認めたが，有意な増加はなかった．内側型膝OAでは内側の軟骨の摩耗とともに偽関節動揺性が進行するだけではなく内反変形を伴うので，それらが歩行時の外部内転モーメントの増大や（図14），ラテラル・スラストの出現を招き（図4），それが真の内反動揺性を助長するものと想定できる．ところが実際の内・外反動揺性はある程度増大するものの，重

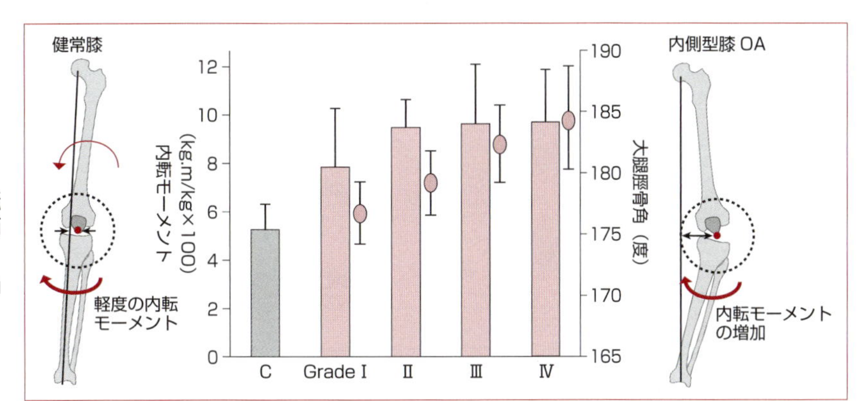


**図14　膝 OA のピーク内転モーメント値と前額面アライメント**

棒グラフ：立脚期中のピーク内転モーメント値
折れ線グラフ：大腿脛骨角
Grade：北大グレード
C：controls

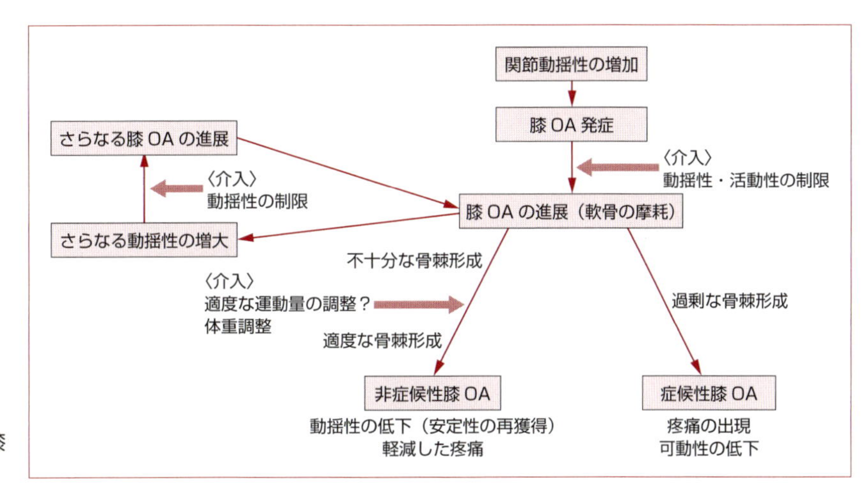


**図15　関節動揺性からみた膝 OA の治療戦略**

症例においても有意な増加を認めないことから，何かによってある程度の制御がかかるものと考えられる．これは前後動揺性と同様に動揺性を制御するための骨棘や靱帯の stiffness，軟部組織の拘縮が対抗しているものと考えられる．

### 2）内側型膝 OA では関節動揺性の制御が進行予防の鍵となるかもしれない

膝 OA の進行に関節動揺性の存在が関連することを示唆する論文を散見する．Dayal ら[6]は内側型膝 OA 患者の 1 年半後のフォローアップにおいて前後動揺性の増加した状態のままでは関節への破壊的な影響をもたらすことを示し，逆にその期間において前後動揺性の低下した膝では内側関節裂隙の狭小化が進行しないことを示唆している．

しかしながら変形性関節症膝の関節動揺性は靱帯の stiffness や骨棘により実際の動揺性よりも補正されている．つまり関節動揺性テストを普通に行っても大きな動揺性は検出されないかもしれない．しかしわれわれの調査では，階段昇降などの中等度の身体活動後に前後動揺性が増大し，その動揺性の変化が大きい膝で中・長期的に膝 OA の進行が速い（1 mm の前後動揺性の変化に対し 4.15 倍）ことが示されている[7]．すなわち補正を取り除いた動揺性の存在が膝 OA の進行の危険因子である可能性もある．

いずれにしても膝 OA の発症や進展に関節動揺性が関連している可能性は高く，初期から進行期において関節動揺性を制御してゆくことが治療戦略となる（図15）．

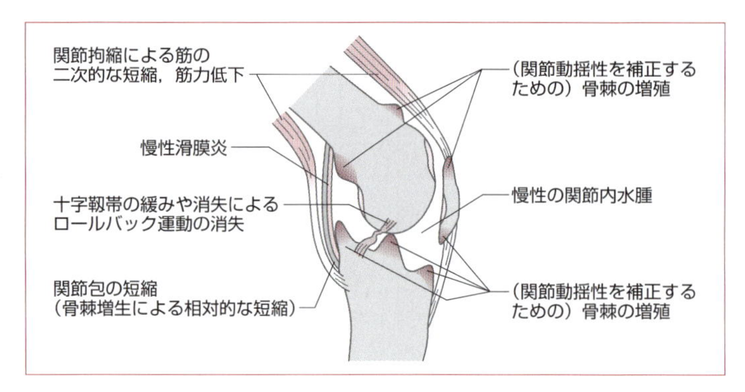


図16 膝OAと関節可動域の低下の進行

## 4 関節可動域障害

膝OAの進行とともに膝関節の可動域が低下すると考えられ，それを肯定する研究も存在する．局所的には骨棘の増加などが可動域の低下に関与していると思われる（図16）．しかしながら生活様式の違いが可動域の温存に大きく影響するとする研究もある[8]．

アラブ首長国連邦のイスラム教信者でイスラム教の伝統にもとづいて，ひざまずいてお祈りをするKellgren-Lawrence分類Ⅲ度の膝OA患者と，同様にⅢ度の重症度を有したハンガリーのイスラム教以外の患者で関節可動域を比較した結果，前者は平均139.5°の屈曲可動域を保っていたのに対し，後者は102.8°であった．また，アラブ首長国連邦の健常者の平均は145.3°であり，同国の膝OA患者の可動域の低下はわずかなものであった．これは深屈曲位の活動を生活習慣とする人々は膝OAによる可動域の低下が少ないことを意味している．

関節可動域運動が膝OAの悪化を遅らせることができるか，あるいは重症の膝OAを悪化させるかの明確な答えはないようである．しかしながら生活習慣や関節可動域運動により膝OAの重症度にかかわらず可動域を維持できる可能性を示している．

# Ⅱ 膝OAの理学療法

## 1 筋力強化

### 1）膝OAと筋力の関係

膝OA症例では膝関節周囲筋の筋力低下が認められる．大腿四頭筋の筋力低下が膝OAの発症や進行にある程度の関係を示唆する論文は存在する．Brandtらのコホート研究では，進行した膝OAの女性は単純X線で安定した経過を示した症例よりも伸展筋力が9％低下する傾向にあるが，有意ではなかったとしている[9]．筋力低下が膝OAの発症や進行に関連するという根拠は，現状では明らかではない．

一方で，大腿四頭筋などの筋力低下が膝関節にどのような悪影響を与えるかを実際に検証した研究はそれほど多くない．大腿四頭筋の筋力低下が相対的に歩行時の荷重率を高めることや，大腿四頭筋の疲労が衝撃吸収能力を減少させることを検証した報告はあるが，筋力低下が実際にどのように膝OAの発症や進行にかかわるかは明らかでは

**表2　OARSIの変形性関節症に対するガイドライン（一部抜粋）**

- すべての変形性股および膝関節症患者に対して，治療の目的と生活様式の変更，運動療法，歩調，歩行速度の調整，減量，および損傷した関節への負担を軽減する方法に関する情報を提供し，教育を行う．最初は医療従事者により提供される受動的な治療ではなく，自己管理と患者主体の治療に重点を置き，その後，非薬物療法の積極的な遵守を奨励する．（SOR：97％，95％ CI：95～99）
- 変形性股および膝関節症患者への定期的な電話指導は，患者の臨床症状の改善に有効．（SOR：66％，95％ CI：57～75）
- 症候性の変形性股および膝関節症患者においては，疼痛緩和および身体機能を改善するための適切な運動療法について，理学療法士による評価と指示・助言を受けさせることが有益である．これにより，杖および歩行器などの補助具の適切な提供につながる．（SOR：89％，95％ CI：82～96）
- 変形性股および膝関節症患者には，定期的な有酸素運動，筋力強化訓練および関節可動域訓練を実施し，かつこれらの継続を奨励する．（SOR：96％，95％ CI：93～99）
- 体重過多の変形性股および膝関節症患者には，減量し，体重をより低く維持することを奨励する．（SOR：96％，95％ CI：92～100）
- 歩行補助具は，変形性股および膝関節症患者の疼痛を低減する．患者には，対側の手で杖/ステッキを最適に使用できるよう指示を与えること．両側性の疾患を有する患者には，フレームまたは車輪付き歩行器が望ましい．（SOR：90％，95％ CI：84～96）
- 軽度から中等度の内反または外反がみられる変形性膝関節症患者において，膝関節装具は，疼痛を緩和し，安定性を改善し，転倒のリスクを低下させる．（SOR：76％，95％ CI：69～83）
- 変形性股および膝関節症患者には，履物について適切な助言を与えること．膝関節OA患者では，足底板により疼痛を緩和し，歩行運動の改善が得られる．膝関節内顆のOAを有する患者の一部においては，外側楔状足底板が症状緩和に有効である．（SOR：77％，95％ CI：66～88）

SOR：推奨強度，95％ CI：95％信頼区間

（文献1）より引用，一部改変）

ないようである．

### 2）膝OA症例に筋力強化は有効か

それに対して下肢筋に対する筋力強化運動の効果については確証が高い．2008年の系統的レビューは，筋力トレーニングが調査対象の50～75％を超えて筋力と疼痛の自己申告測定，身体機能を改善させたと結論づけている．一方で用量反応関係や抵抗運動の長期的効果を確立するためにさらなる研究を必要としている[10]．

膝OAの予防と治療に関する研究・教育・情報発信に特化した国際的学会組織，Osteoarthritis Research Society International（OARSI）は「変形性膝および股関節症の管理に関するガイドライン」を策定している．それによると「変形性股および膝関節症患者には，定期的な有酸素運動，筋力強化訓練および関節可動域訓練を実施し，かつこれらの継続を奨励する」とあり，その推奨強度は96％としており，筋力強化運動などは膝OAに対する標準的な治療と位置づけられている（表2）[1]．

## 2 標準的な治療

OARSIの「変形性膝および股関節症の管理に関するガイドライン」のほかにも，日本理学療法協会が作成した「変形性膝関節症に対する診療ガイドライン」などが存在しており，この疾患に対する管理や治療の標準化が進んでいる．われわれ理学療法士はこれらのガイドラインにもとづいた治療や教育を実施してゆく必要がある．

標準的な治療や教育を行う理由として，膝OAに対する包括的な対策の必要性があげられる．本疾患は慢性疾患であり，すなわちゆっくり長期にわたって進行するものである．理学療法士が診療したときに一時的に疼痛が改善する，あるいは一時的に歩行能力が改善するなどの治療効果を得られたとしても，その効果は永続的なものではなく，経過とともに異なった問題を生じるかもしれない．したがってまず，生活様式の変更や運動療法，歩き方の指導や減量指導，歩行補助具の適切な指導

**表3　膝OAの高齢者に対する理学療法戦略と生活指導**

1. 軽症，比較的若年者の指導
   - (症状を改善させるための) 運動療法
   - (進行を予防するための) 装具療法
   - 減量の指導
   - スポーツ活動の制限・選択
   - 重労働の制限・方法の指導
2. 重症，高齢者の指導
   - (特に筋力維持・活動性維持を目的とする) 運動療法
   - (能力改善のための) 装具療法
   - 可能な場合に限り (減量の指導)
   - 適切な歩行補助具の使用
   - (必要に応じて) 住宅環境の整備
   - 合併症対策
   - 介護保険制度などを利用した包括的な対策

などの包括的な対策の指導が重要である (表2).

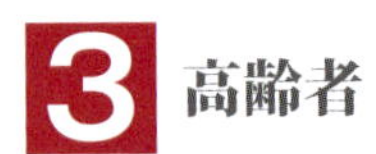

## 3 高齢者

重症・高齢患者となるにつれて，起居・移動動作能力や筋力低下が顕著となり，場合によっては寝たきり状態の一歩手前まで機能が低下している症例もあるかもしれない．それらへの対策は，比較的軽症で若年の患者とは違って，抜本的に異なることを理解するべきである．すなわち，重症者および高齢者の指導の際には，活動の制限をすべき理由は一切なく，寝たきりなどの予防のために活動性を向上させるための指導が常に重要と考える．介護保険を利用して維持的リハビリテーションを行い，特に筋力維持・活動性維持を目的とする運動療法を強力に推し進め，場合によっては装具療法を選択し，可能な場合に限り減量・体重維持の指導をすべきと思われる．また膝関節への動的負荷を減らし起居・移動能力の保持を得るための適切な歩行補助具の使用を時には社会資源を利用して推奨し，必要に応じて日常生活能力や生活の質を維持するための住宅環境の整備などをする必要がある (表3).

### おわりに

理学療法士が膝OAの病態を理解するうえで重要と思われる点について概説した．この疾患は中高年以降に発症し，高齢になるにつれて進展し，多様かつ多層的な病態を持っている．治療や対策は包括的であり，長期的な視点を合わせて持つべきであることを強調したい．

### 文献


1) Zhang W et al : OARSI recommendations for the management of hip and knee osteoarthritis : part II OARSI evidence-based, expert consensus guidelines. Osteoarthritis Cartilage 16 : 137-162, 2008
2) Kellgren JH et al : Radiological assessment of osteo-arthritis. Ann Rheum Dis 16 : 494-501, 1957
3) 嶋田誠一郎：理学療法的視点からみた変形性膝関節症の病態．極める変形性膝関節症の理学療法　保存的および術後理学療法の評価とそのアプローチ，斉藤秀之ほか (編)，文光堂，東京，2-13，2014
4) Lewek MD et al : Control of frontal plane knee laxity during gait in patients with medial compartment knee osteoarthritis. Osteoarthritis Cartilage 12 : 745-751, 2004
5) Wada M et al : Knee laxity in patients with osteoarthritis and rheumatoid arthritis. British J Rheum 35 : 560-563, 1996
6) Dayal N et al : The natural history of anteroposterior laxity and its role in knee osteoarthritis progression. Arthritis Rheum 52 : 2343-2349, 2005
7) Miyazaki T et al : Knee laxity after staircase exercise predicts radiographic disease progression in medial compartment knee osteoarthritis. Arthritis Rheum 64 : 3908-3916, 2012
8) Szabo G et al : A prospective comparative analysis of mobility in osteoarthritis knees : does life style have an influence? J Bone Joint Surg Br 82 : 1167-1169, 2000
9) Brandt KD et al : Quadriceps strength in women with radiographically progressive osteoarthritis of the knee and those with stable radiographic changes. J Rheumatol 26 : 2431-2437, 1999
10) Lange AK et al : Strength training for treatment of osteoarthritis of the knee : a systematic review. Arthritis Rheum 59 : 1488-1494, 2008

# 機能解剖から膝OAの評価とアプローチを考える

工藤 慎太郎，兼岩 淳平

## 膝 OA の病態運動学の着眼点

- 屈曲拘縮膝は関節変形を助長し，歩行障害の原因となる．
- 屈曲拘縮膝の改善には正確な膝窩部の解剖学の知識が必要になる．
- 屈曲拘縮膝では屈曲伸展運動時の膝窩部に位置する筋の三次元的動態が低下している．

以上のことから，屈曲拘縮膝は膝 OA の進行や疼痛の原因となる．したがって，初期の膝 OA では膝関節の屈曲拘縮に対しての治療介入を積極的に行う必要がある．

## I 膝 OA に屈曲拘縮膝が及ぼす影響

### 1 関節不安定性と屈曲拘縮膝

変形性膝関節症（knee osteoarthritis：膝 OA）は関節変形により主に膝関節の運動時痛を呈する疾患である．わが国においては O 脚変形となる内側型で，屈曲拘縮を呈している例が多い（図 1）．これはあぐらや正座などの床上動作が多いことが原因と考えられている．また，不可逆的な関節変形が進行し，保存療法による疼痛のコントロールが困難になると人工関節置換術の適応となる．したがって早期からの治療介入により，疼痛のコントロールと関節変形を進行させないことが重要となる．

膝関節は大腿脛骨関節と膝蓋大腿関節からなる（図 2）．膝 OA では大腿脛骨関節が不安定になることで変形が進行する．大腿脛骨関節は，大きく凸面である大腿骨顆部と小さくほぼ平坦な脛骨顆部により構成される扁平状の関節面によりなる関節で，内・外側にそれぞれ関節面がある（図 3）．その運動自由度は 2 であり，矢状面での屈曲・伸展，水平面での内旋・外旋が可能である．前額面での膝関節の運動は他動運動でのみ可能となる．

大腿骨顆部の大きさに対して脛骨顆部が小さいため，骨性の安定性は低く，高い運動性が維持される．この安定性の低い関節に対して，力学的負荷が増強すると，荷重範囲を拡げ，安定性を高めようと骨が増殖性変化を起こす．これにより変形が進行する．また，安定性の乏しい関節を内側側副靱帯，外側側副靱帯，前十字靱帯，後十字靱帯といった靱帯により安定性を高めている（図 4）．膝関節軽度屈曲位はこれらの靱帯の緊張が最も低下しやすいため，不安定性が増大する（図 5）．

中山ら[1]は，健常成人女性に膝関節伸展角を調整可能な装具を着用させ人工的に屈曲拘縮状態を再現した歩行であっても，膝関節伸展制限の増加

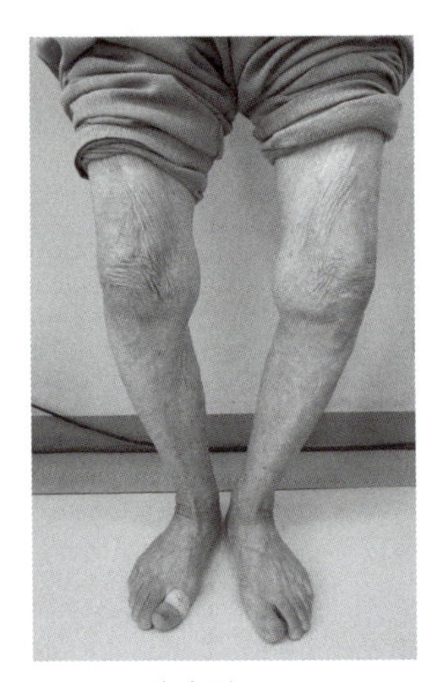

図1　O 脚変形

内側型膝 OA が進行すると，O 脚変形を呈する．

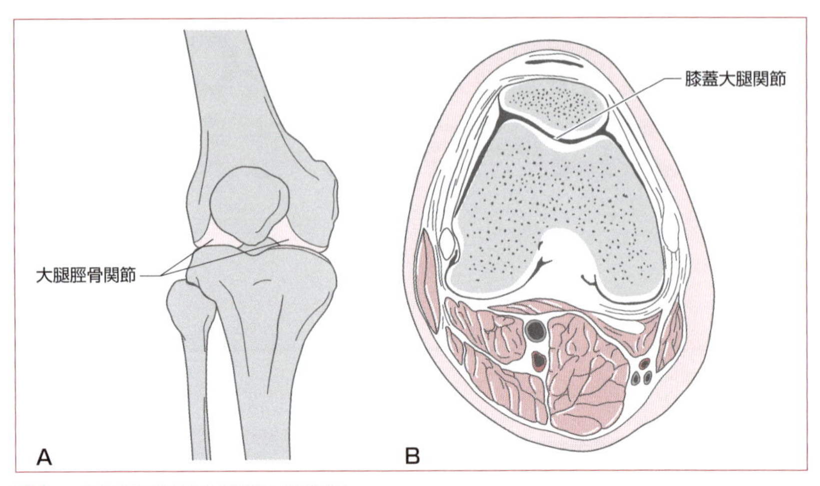


図2　大腿脛骨関節と膝蓋大腿関節

A：大腿脛骨関節は内・外側の大腿骨顆部と脛骨顆部によりなる．
B：膝蓋大腿関節は膝蓋骨関節面と大腿骨顆間溝によりなる．

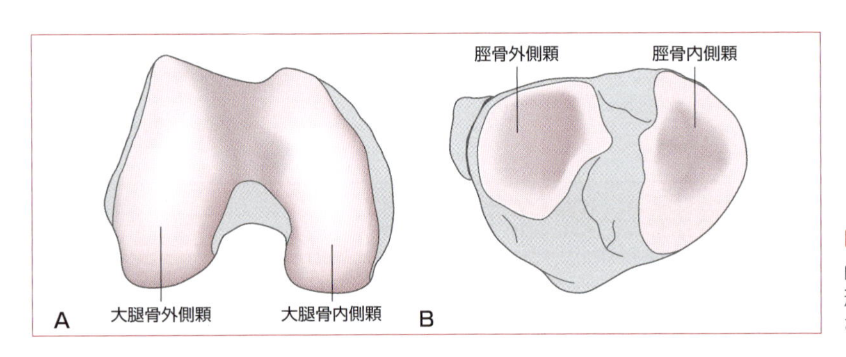


図3　大腿脛骨関節の形状

内・外側の大腿骨顆部は大きく凸の形状を呈する．一方，脛骨顆部は小さくほぼ平坦の形状を呈する．

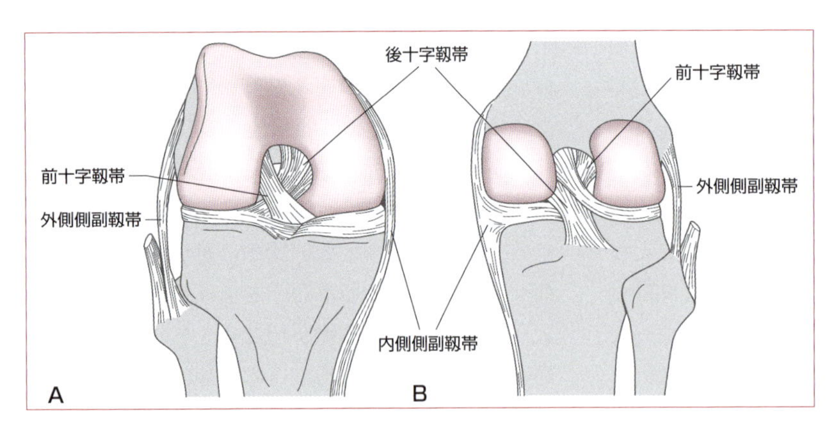


図4　膝関節靱帯

A：前面からみた膝関節
B：後面からみた膝関節

に伴い膝関節内反角，内反モーメントが増大することを報告している．

つまり，膝関節の力学的安定性の低下により屈曲拘縮が生じ，屈曲拘縮により膝関節の安定化機構の機能低下が起こり，さらに関節変形が進行するという負の連鎖が存在する．そのため，膝 OA に対する保存療法において，膝関節へ加わる力学的負荷を減少させること，屈曲拘縮を改善させることの 2 点が重要と考えている．

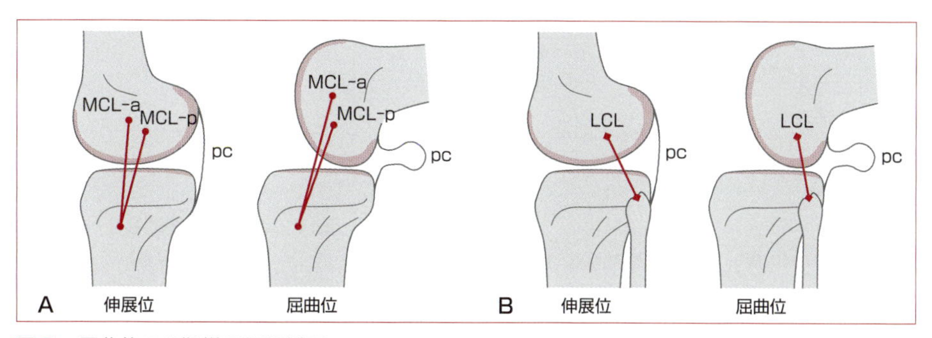


図5　屈曲位での靱帯の緊張低下

MCL-a：内側側副靱帯前方線維　MCL-p：内側側副靱帯後方線維　LCL：外側側副靱帯　pc：後方関節包
A：膝関節内側．膝関節屈曲に伴い内側側副靱帯の後方線維，後方関節包は弛緩する．
B：膝関節外側．膝関節屈曲に伴い外側側副靱帯，後方関節包は弛緩する．

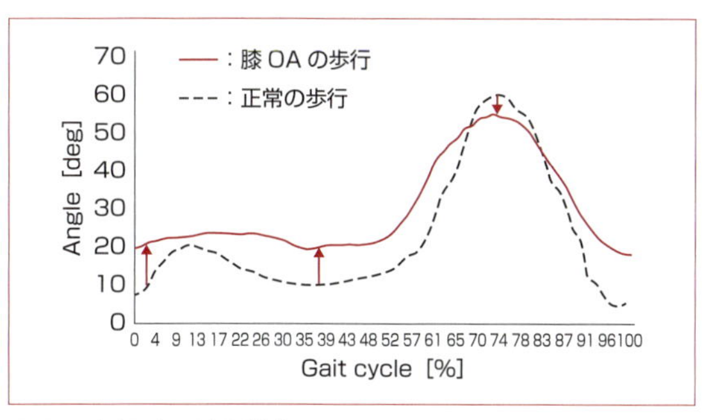


図6　歩行時の膝関節角

膝OAの歩行の特徴として，初期接地での膝関節伸展角の減少，荷重応答期での膝関節屈曲運動の減少，立脚中期での膝関節伸展角の減少，遊脚期での膝関節屈曲角の減少がみられる．

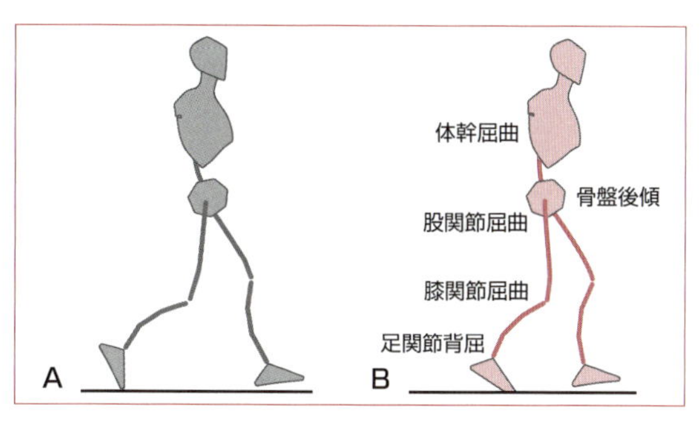


図7　歩行時のアライメント

A：正常の歩行，B：膝OAの歩行
膝OAの歩行では，膝関節屈曲拘縮により股関節屈曲角の増大，足関節背屈角の増大，骨盤後傾，体幹屈曲する．

## 2 歩行障害と膝関節屈曲拘縮

膝OAにおいて力学的負荷を増加させる要素として歩行があげられ，歩行障害は患者の生活機能上の障害としても重要な要素となる．膝OAの歩行障害としてはラテラル・スラストが知られている．これは膝関節の不安定性により立脚相に下腿の外傾に伴う膝関節の外側動揺が起こる異常歩行である．ラテラル・スラストは膝関節外部内反モーメントを増大させ，膝関節内側への圧縮応力が強くなるため，関節変形や疼痛を助長すると考えられており，膝OAの治療対象とされている．

一方，Walterら[2)]は人工膝関節のインプラントに圧力計を留置し，歩行中の関節内の圧縮応力を直接計測し，膝関節外部内反モーメントと圧縮応力には関係性を認めなかったと報告している．ラテラル・スラストは無症候性の健常者にも出現することがある．したがって，ラテラル・スラストと疼痛の関係性は明らかではない．

本来，歩行は前方への運動であるため，矢状面上での運動範囲が広い．したがって膝OAの矢状面上での異常について考える必要がある．矢状面における膝OAの歩行の特徴として，歩行時の膝関節屈伸可動域の低下（double knee actionの消失）があげられる（図6）．これは疼痛と屈曲拘縮膝に起因するものである．屈曲拘縮膝では，歩行時の股関節屈曲角の増大，足関節背屈角の増大，骨盤後傾，体幹屈曲を引き起こす（図7）．このような異常歩行は力学的にもさまざまな異常を惹

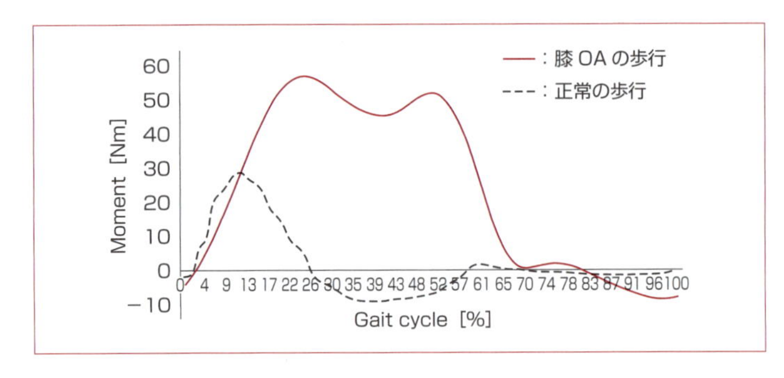


**図 8　歩行時の膝関節モーメント**

膝 OA の歩行の特徴として，荷重応答期に膝関節内部伸展モーメントが増大し，立脚終期の膝関節内部屈曲モーメントが消失する．

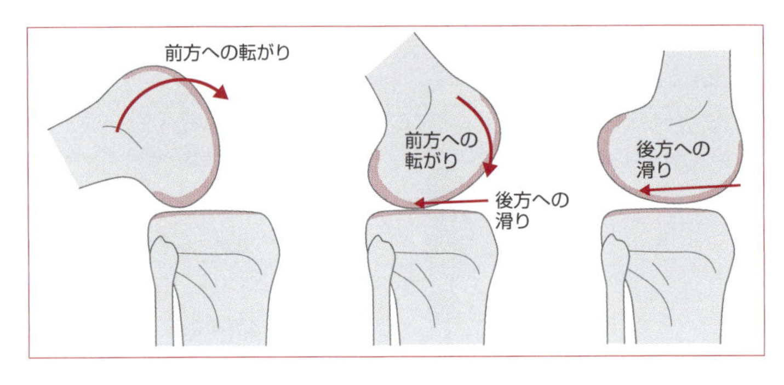


**図 9　膝関節伸展時の転がりと滑り**

膝関節伸展時に大腿骨は脛骨上を前方に転がり，最終域付近で後方に滑ることが確認される．

起する．

屈曲拘縮膝の歩行では荷重応答期に膝関節屈曲角の増大により膝関節回転中心と床反力作用線との距離が長くなり，膝関節内部伸展モーメントは増大する．また，立脚終期には膝関節屈曲角の増大により膝関節内部屈曲モーメントが減少もしくは消失することが報告されている（**図 8**）．

一方，Siegel ら[3)]は正常歩行において 2 つの体節間のエネルギーの収支をみることで各関節の運動に対して他関節からどのような影響を受けているかが判別できる energy flow を用いた解析を行った．その結果，立脚終期に膝関節伸展角が大きいほど足関節で産生されたエネルギーはより多く骨盤まで伝播し，前方への推進力となると報告している．また，膝関節伸展角と足関節で産生されたエネルギーの骨盤までの伝播量は，r＝0.97 と高い相関係数であり，最大足関節底屈モーメント（相関係数 r＝0.71）や足関節底屈筋仕事量（r＝0.55）よりも膝関節の角度が重要であると述べている．

以上のことから，関節への力学的負荷を軽減するためにも，屈曲拘縮膝への介入が理学療法で重要になることが考えられる．

## Ⅱ 屈曲拘縮を機能解剖学的にとらえる

膝関節伸展運動時に大腿骨は脛骨上を前方に転がり，最終域付近で後方に滑る（**図 9**）．通常，屈曲拘縮の原因は膝関節屈伸軸の後方に位置する組織となる．しかし実際には屈曲拘縮の原因となる組織はこの骨運動を制限する可能性のある組織すべてと考えるべきである．例えば，屈伸軸の前方に位置する膝蓋下脂肪体や膝蓋骨周囲の靱帯，関節包が短縮すると，最終伸展域での大腿骨の後

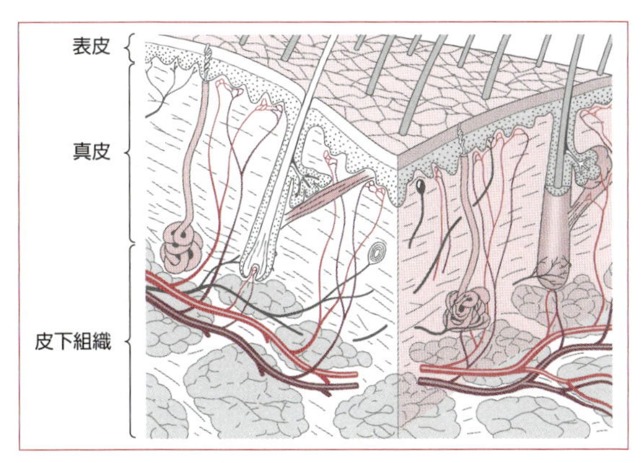


**図10　皮膚の層構造**
皮膚は表皮と真皮に大別され，その深層には皮下組織が存在している．

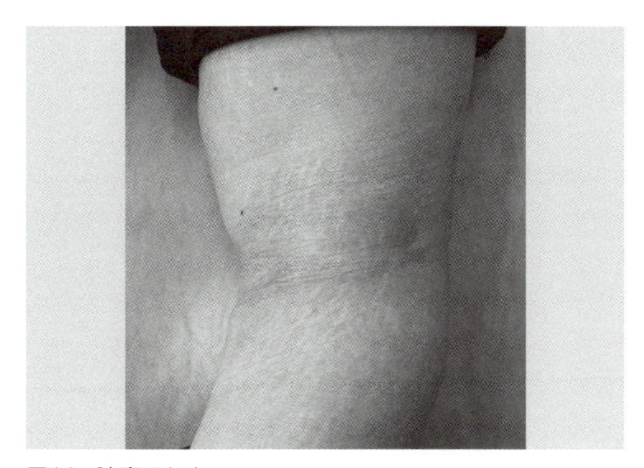

**図11　膝窩のしわ**
膝窩の皮膚が癒着しているようなしわが確認できる．

方への滑りが制限される．これにより最終伸展可動域が制限されることもある．

そのため，理学療法評価を行ううえでは，膝関節運動と軟部組織の形態を考慮した評価が必要になる．軟部組織の評価を行う際には屈伸軸から遠い組織から評価していく．屈伸軸より遠い組織ほどわずかな伸長性の制限で可動域を大きく制限しやすいためである．そのため，表層から深層へ評価を進める．ただし，多くの場合，問題は複合しており，その組織を単独で評価することはむずかしい．また，各層間での滑走性も重要になる．われわれは各組織にアプローチし，その変化をみながら評価している．

## 1 皮　膚

皮膚は表皮と真皮からなり，その深層には皮下組織がある（**図10**）．関節可動域制限が長く続いている症例では膝窩の皮膚が癒着しているかのようなしわを形成している（**図11**）．このしわを持ち，皮下組織の柔軟性を引き出すように，皮下組織の滑走性を引き出すように徒手的にアプローチする．しわがなくなった状態で再び伸展可動域を評価する．

## 2 筋　膜

筋膜には大腿や下腿全体を包み込む大腿筋膜や下腿筋膜と，各筋を包み込む固有の筋膜が存在する（**図12**）．大腿・下腿筋膜と皮下組織間の滑走性，大腿・下腿筋膜と固有筋膜の滑走性がそれぞれ重要になる．

筋膜や皮下組織は疎性結合組織で，硬く伸長性の低いコラーゲン線維が主体となる．結合組織の伸長性には，コラーゲン線維間の滑走性が影響する．コラーゲン線維間にはヒアルロン酸を含んだ細胞外器質と呼ばれる水分が存在する．このコラーゲン線維や細胞外器質の分泌は線維芽細胞により行われる．圧迫や牽引といった力学的刺激により急速に線維芽細胞は形態変化を起こすことが知られている[4]．

われわれは圧迫や牽引といった力学的刺激を徒手的に加えた直後に筋膜間および皮下組織－筋膜間の滑走性が改善することを超音波画像上で確認している．特に関節運動時には健常者では一定方向に筋膜の移動（たわみ）が生じることを確認している．このたわみをつくるように徒手的に圧迫や誘導をすることで，筋膜間の滑走性にアプローチしている．

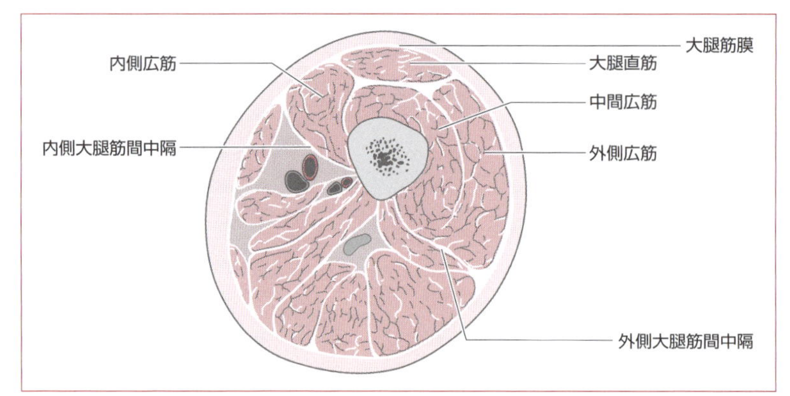


**図12 大腿の筋膜**

大腿全体を包み込む大腿筋膜と各筋を包み込む固有の筋膜が存在する．大腿筋膜は皮下組織，固有筋膜と隣接しているため，それらとの間での滑走性が重要となる．

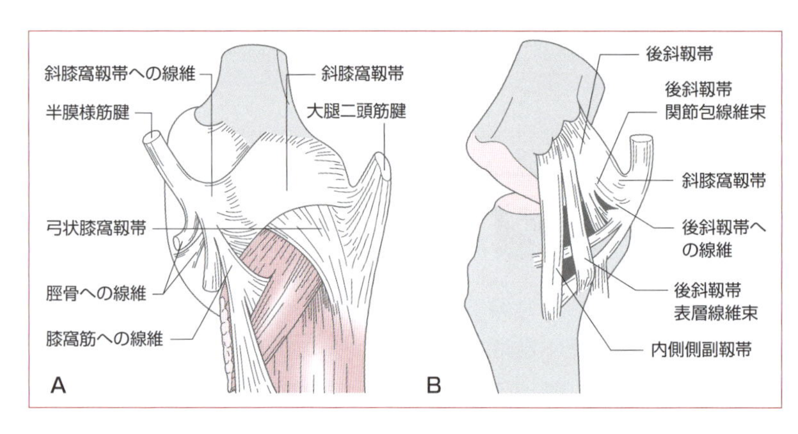


**図13 半膜様筋の停止部**

A：後方からみた図
B：内側からみた図
半膜様筋の停止腱は５束に分岐する．２束は脛骨の後内側の関節裂隙直下に停止し，３束は後斜靱帯，斜膝窩靱帯，膝窩筋の筋膜に停止する．

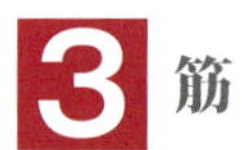


## 筋

### 1）半膜様筋

半膜様筋は半腱様筋を深層から被う扁平な腱で坐骨結節から起始し，大腿中央部から筋腹の厚みを増しながら，半腱様筋の深層を大腿遠位に向かって走行する．停止腱は膝関節後内側を下行し，５束に分岐する．２束は脛骨の後内側の関節裂隙直下，３束は後斜靱帯，斜膝窩靱帯，膝窩筋の筋膜に停止する（図13）[5]．このように半膜様筋の停止部は膝窩部で広く分岐し，安定性にかかわる靱帯などに付着することから，筋の短縮など機能低下が生じると屈曲拘縮の要因になると考えられる．

半膜様筋の作用は膝関節の屈曲と下腿の内旋である．そこで大腿後面遠位内側で膝関節屈曲に伴う半膜様筋の動態を超音波画像診断装置により確認した．その結果，半腱様筋の深層で膝関節屈曲に伴い大腿後面外側に移動することが確認された（図14）．

### 2）膝窩筋

膝窩筋は大腿骨外側上顆の外側面から起始し，関節腔内を貫いた後，筋腹となり内下方に向かい脛骨後面上部に付着するが，この停止腱はバリエーションの多いことが知られている（図15）[6]．また，膝関節後外側の静的安定化機構の１つである弓状膝窩靱帯と筋膜を介して結合しており，膝窩筋は静的安定化機構の緊張を調節していると考えられる．そのため膝窩筋の筋スパズムや短縮が起これば静的安定化機構の緊張が亢進し，屈曲拘縮の要因になると考えられる．

膝窩筋は解剖学の成書によると，膝関節屈曲，下腿の内旋に作用するとされている．しかし，

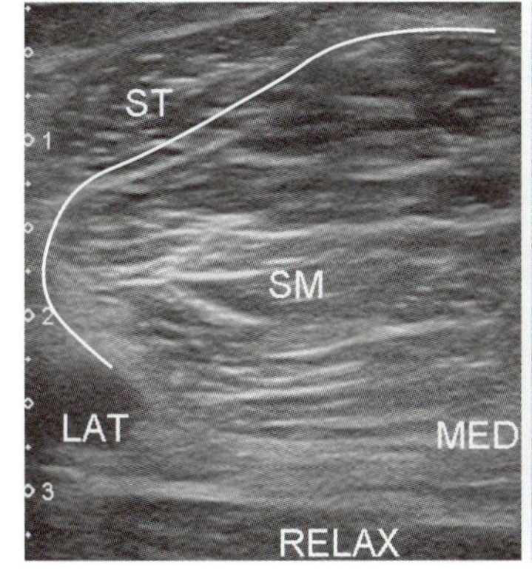

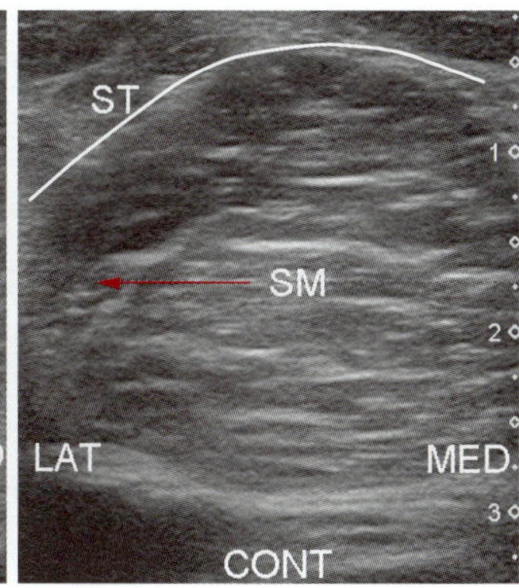


**図14 半膜様筋のエコー像**

MED：内側，LAT：外側，SM：半膜様筋，ST：半腱様筋，RELAX：安静時，CONT：収縮時
膝関節屈曲運動に伴い，半膜様筋が外側へ移動することが確認できる．

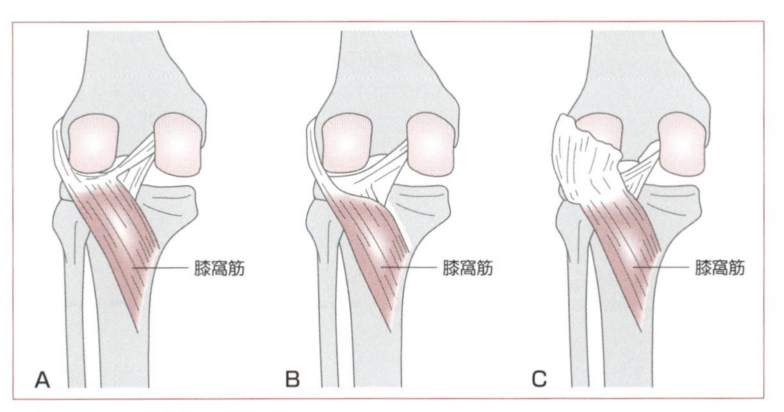


**図15 膝窩筋の走行**

A：膝窩筋の内側部からの腱線維が外側半月板に結合する例．
B：膝窩筋が浅層と深層に分かれて，深層からの腱線維が外側半月板に結合する例．
C：膝窩筋が後方関節包を介して，半月板に結合する例．

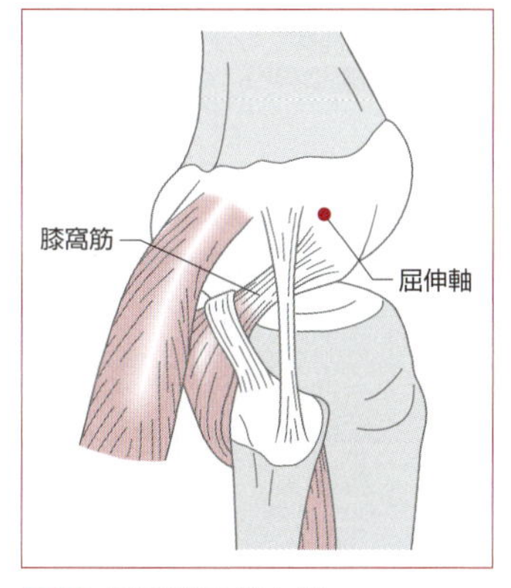


**図16 膝窩筋の停止部**

膝窩筋は外側上顆の下方に停止する．したがって膝関節屈伸軸の遠位部を通過するため，同筋の収縮は膝関節の伸展に作用すると考えられる．

Kapandji[7]や河上ら[8]は，屈伸軸の遠位部を通過するため，膝関節に対しては伸展作用を有していると報告している（図16）．つまり，屈曲伸展の作用に関しては統一した見解は得られていない．一方，下腿内旋運動に作用することは統一した見解がなされており，下腿内旋運動時の膝窩筋の動態を超音波画像診断装置により確認したところ，腓腹筋内側頭の深層で筋が膨隆することが確認された（図17）．

### 3）腓腹筋

腓腹筋は大腿骨内側顆から起始する内側頭と大腿骨外側顆から起始する外側頭に分けられる．内側頭は下腿後面を外下方へ，外側頭は下腿後面を内下方へと走りアキレス腱となり踵骨隆起に付着する（図18）．内側型膝OAでは膝関節内反・屈曲に伴い膝関節内後方が短縮するため，特に腓腹筋内側頭の伸張性低下が問題となると考えられる．

腓腹筋の作用は膝関節屈曲と足関節底屈である．そこで下腿後面近位内側で足関節底屈に伴う腓腹筋内側頭の動態を超音波画像診断装置により確認した．その結果，足関節底屈に伴い下腿後面内側に移動することが確認された（図19）．

## 4 関節包

関節包は最深層に位置するため，前述した部位にアプローチした後に改善しない際に考えるよう

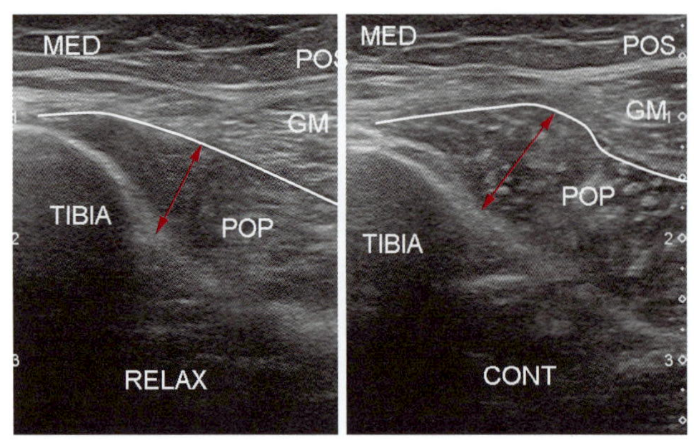


**図17 膝窩筋のエコー像**

MED：内側，POS：後方，TIBIA：脛骨，POP：膝窩筋，GM：腓腹筋，RELAX：安静時，CONT：収縮時
下腿内旋運動に伴い，腓腹筋の深層で膝窩筋が膨隆することが確認できる．

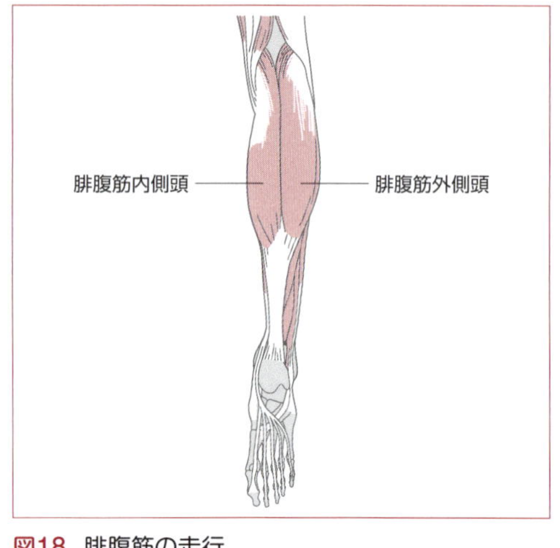


**図18 腓腹筋の走行**

腓腹筋内側頭は下腿後面を外下方へ，外側頭は下腿後面を内下方へと走りアキレス腱となり踵骨隆起に付着する．

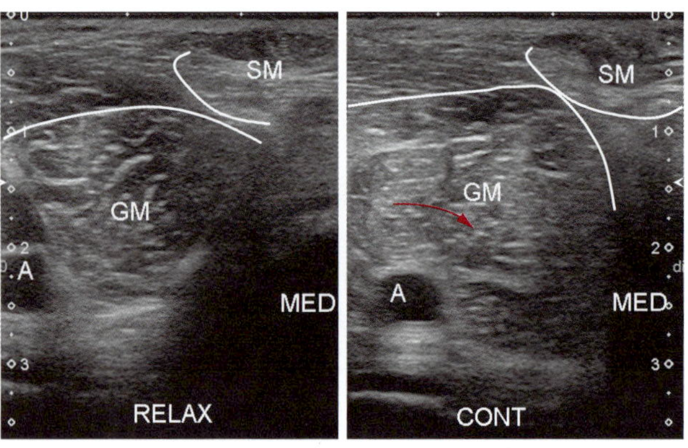


**図19 腓腹筋内側頭のエコー像**

MED：内側，A：動脈，GM：腓腹筋，SM：半膜様筋，RELAX：安静時，CONT：収縮時
足関節底屈運動に伴い，腓腹筋が内側へ移動することが確認できる．

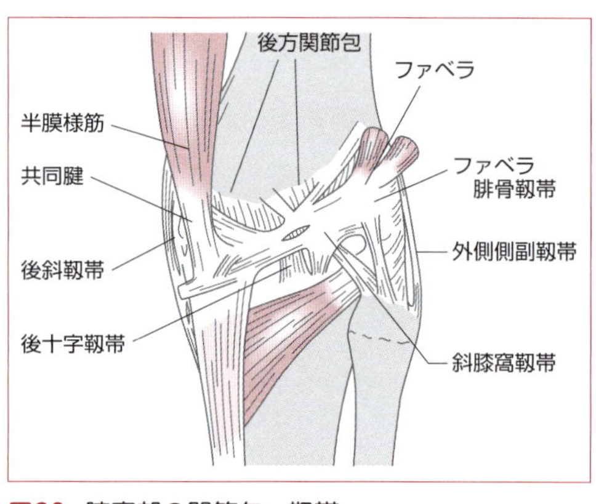


**図20 膝窩部の関節包・靱帯**

後方関節包を補強するように斜膝窩靱帯が存在している．

にしている．これは表層に硬い組織があれば，それらの影響を強く受けるためである．しかし，人工膝関節置換術を行った症例に関しては積極的にアプローチする必要がある．これは，手術時に後内側関節包のリリースを行っていることが多いことに起因する．O脚変形により，内側は短縮し，伸展制限により後方が短縮する．そのため，後内側関節包は最も伸展制限に関与する関節包であるため，手術によりアプローチされるが，放置すると再び瘢痕化し，伸展制限が出現する．

後方関節包には補強する靱帯として，斜膝窩靱帯が存在する（**図20**）．この靱帯は半膜様筋の停止腱であると報告されており[9]，“Gray's Anatomy” においても半膜様筋の停止腱が斜膝窩靱帯になる様子が描かれている．また関節包は最終域で伸長され，関節運動を制動する．最終伸展域では脛骨は前方への滑りが必要になる．そのため，脛骨の前方滑りを徒手的に作り出すことで関節包に対するアプローチになると考えられ，その際のend feelを評価している（**図21**）．つまり，関節

図21　後方関節包のend feelの評価方法

A：開始肢位
B：脛骨の前方滑りを徒手的に行った肢位
膝関節最終伸展域で脛骨の前方滑りを徒手的に行い，その際のend feelを評価する．また，この手技はそのまま関節包に対するアプローチとなる．

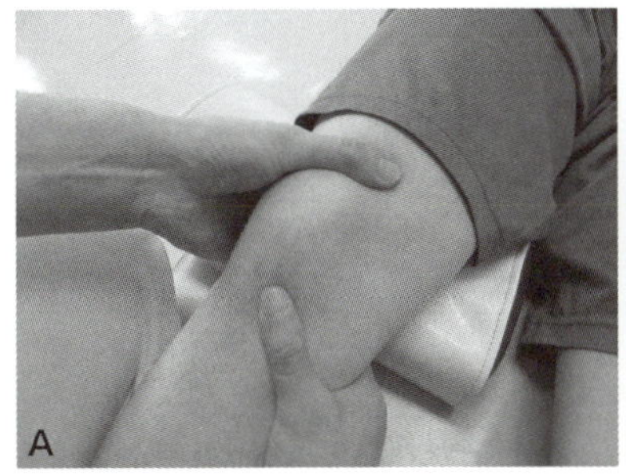


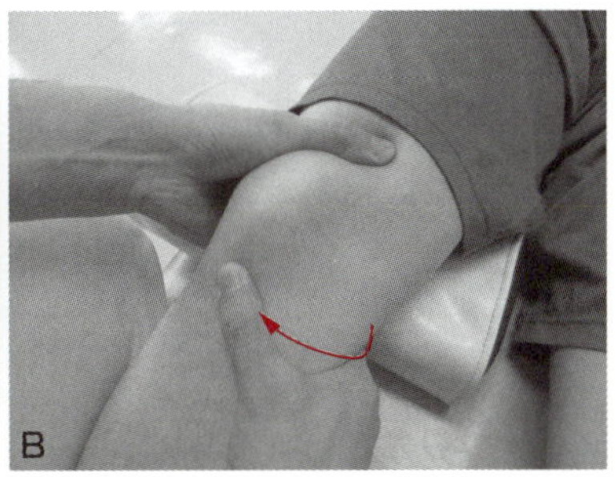


包に対するアプローチとしては前述した半膜様筋に対するアプローチ，脛骨の前方滑り運動を作り出すことが重要になる．

# Ⅲ 膝窩部の筋に対する動態正常化のためのアプローチ

## 1 半膜様筋へのアプローチ

膝関節屈曲運動に伴い筋腹が大腿外側へ移動することが確認された．そのため，半膜様筋へのアプローチは，一方の手で下腿を把持し，膝関節屈曲運動を反復させる．その際，他方の手で屈曲運動に伴う大腿外側への短軸方向の移動を誘導するように行うと収縮が得られやすい(図22)．

## 2 膝窩筋へのアプローチ

下腿内旋運動に伴い筋厚が増すことが確認されたため，膝窩筋へのリラクセーションは下腿内旋運動を自動介助で反復させて行う．その際，腓腹筋内側頭の深層で筋厚が増すように収縮するため，他方の手で腓腹筋内側頭を引っ張り上げるように操作すると収縮を阻害せずに促すことができる(図23)．

## 3 腓腹筋内側頭へのアプローチ

足関節底屈運動に伴い筋腹が下腿後面内側に移動することが確認された．そのため腓腹筋内側頭へのアプローチは足関節底屈運動を反復させる．その際腓腹筋内側頭の底屈運動に伴う下腿後面内側への短軸方向の移動を誘導するように行うと収縮が得られやすい(図24)．

### 文献


1）中山善文ほか：膝関節伸展制限が歩行時の下肢関節に及ぼす生体力学的影響．臨床バイオメカニクス 33：427-432，2012
2）Walter JP et al：Decreased knee adduction moment does not guarantee decreased medial contact force during gait. J Orthop Res 28：1348-1354, 2010
3）Siegel KL et al：Joint moment control of mechanical energy flow during normal gait. Gait Posture 19：69-75, 2004
4）Carano A et al：Effects of continuous and intermittent forces on human fibroblasts in vitro. Eur J Orthod 18：19-26, 1996
5）Robinson JR et al：The posteomedial corner revisited：an anatomical description of the passive restraining structures of the medial aspect of the human knee. J Bone Joint Surg Br 86：674-681, 2004
6）Last RJ et al：The popliteus muscle and the lateral meniscus：with a note on the attachment of the me-

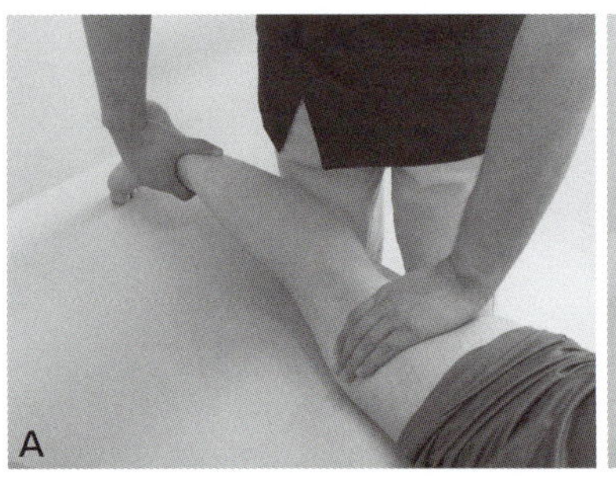


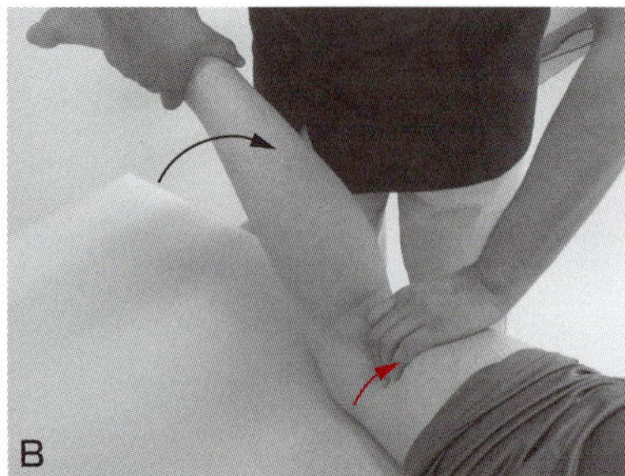


**図22 半膜様筋へのアプローチ**
A：開始肢位
B：終了肢位
黒矢印：運動方向，赤矢印：セラピストの誘導方向
半膜様筋は膝関節屈曲運動に伴い筋腹が外側へ移動する．そのため，膝関節屈曲運動に合わせて筋腹が外側へ移動するように誘導する．

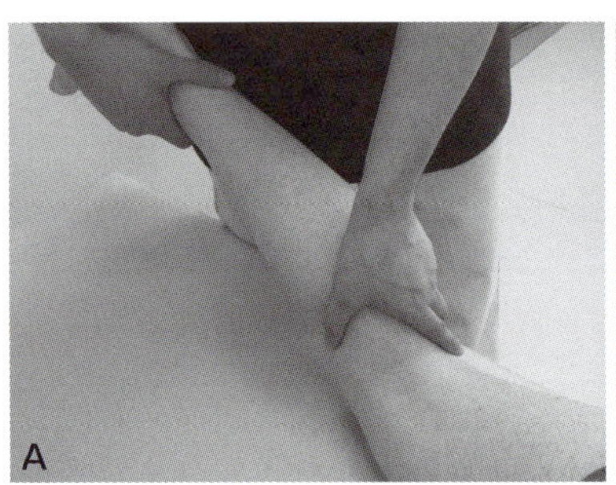


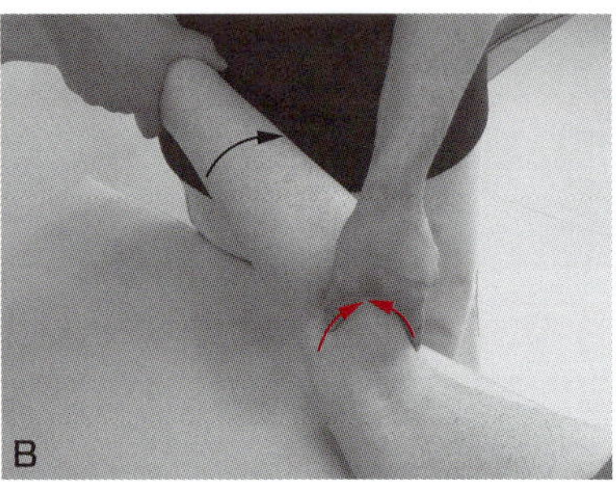


**図23 膝窩筋へのアプローチ**
A：開始肢位
B：終了肢位
黒矢印：運動方向，赤矢印：セラピストの誘導方向
膝窩筋は下腿内旋運動により腓腹筋の深層で筋腹が膨隆する．そのため，下腿内旋運動に合わせて腓腹筋を持ち上げるように操作する．その操作により膝窩筋の収縮に伴う筋腹の膨隆がしやすくなる．

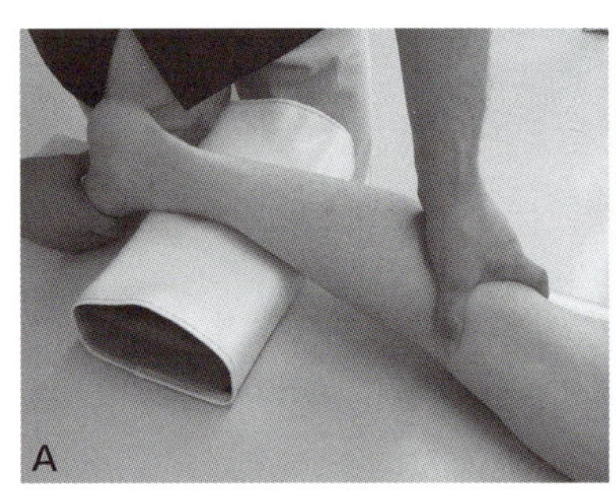


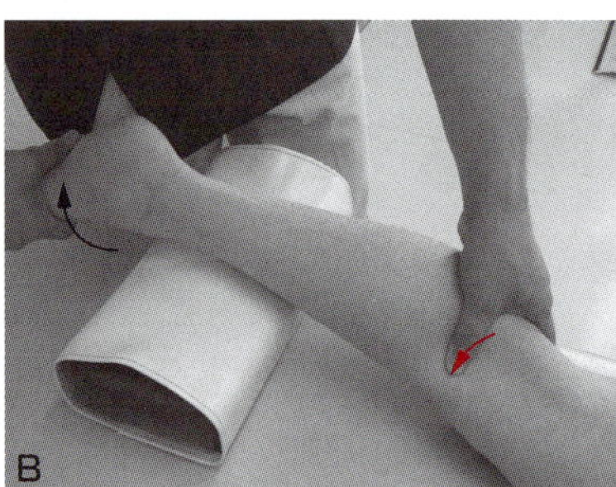


**図24 腓腹筋内側頭へのアプローチ**
A：開始肢位
B：終了肢位
黒矢印：運動方向，赤矢印：セラピストの誘導方向
腓腹筋内側頭は足関節底屈運動に伴い，筋腹が内側へ移動する．そのため，足関節底屈運動に合わせて筋腹が内側へ移動するように誘導する．


dial meniscus. J Bone Joint Surg Br 32：93-99, 1950

7）Kapandji AI：膝の回旋筋群．カラー版カパンジー機能解剖学，Ⅱ　下肢，原著第6版，塩田悦仁(訳)，医歯薬出版，東京，148-149，2010

8）河上敬介ほか：下肢の筋．骨格筋の形と触察法，改訂第2版，河上敬介(監)，大峰閣，熊本，365-379，2013

9）Benninger B et al：Distal semimembranosus muscle-tendon-unit review：morphology, accurate terminology, and clinical relevance. Folia Morphol 72：1-9, 2013

# 膝OAの疼痛に積極的に介入する

伊佐地 弘基，生島 直樹

**疼痛改善のための着眼点**

- 疼痛部位を鑑別，限局化する．
- メカニカルストレスの要因を探る．

疼痛の改善を図るためには，疼痛部位がどの組織であるのか，またどのようなメカニカルストレスが要因となっているのかを明確にすることが重要である．それらを明確にすることで局所のみならず，姿勢制御に対する全身アライメントを考慮したアプローチも的確なものになる．

## I 疼痛部位を鑑別，限局化する

### 1 膝OAの疼痛評価

#### 1）膝OAの疼痛要因

変形性膝関節症（knee osteoarthritis：膝OA）は，膝関節（大腿脛骨関節）に加わる異常なメカニカルストレスが要因で起こる膝関節構成体の退行性疾患である．近年では，関節軟骨のみならず，半月板や関節包，靱帯，筋などの膝関節周囲の軟部組織の退行性変化であるととらえられている[1]．

疼痛の要因として，関節内組織と関節外組織に大別できる．関節内は，痛覚受容器の存在する骨髄，軟骨下骨，滑膜，前十字靱帯付着部，半月板などがあり，また関節外では，関節包，靱帯，筋・腱およびその付着部，脂肪体などである（図1）[1〜3]．よって，疼痛の要因はさまざまであり，その程度も対象者によって異なる．そのため，疼痛部位を鑑別および限局化し，主訴や疼痛の種類，程度，発生してからの経過などをふまえたうえでの的確な治療介入が必要となってくる．さらに，疼痛発生の根本的要因に対する治療介入が重要であり，その要因の1つである異常なメカニカルストレスの回避が理学療法において重要な治療目的となってくる．それらは複雑にかかわり合っていることが多いため，多方面からの視点とその評価が必要となる．

膝OAは，基本的に臨床症状と画像所見から診断される．単純X線画像によって関節構成体の構築学的変化が評価され，その重症度によって治療方針が決定されるが，変形が重度であっても疼痛が軽度であるケースや変形が軽度であっても非常に強い疼痛を訴えるケースがある[4]．そのため，変形の重症度と疼痛の訴えとは合致しない場合があり，臨床症状である対象者の疼痛などの主観や理学的所見，そして姿勢，動作からメカニカルス

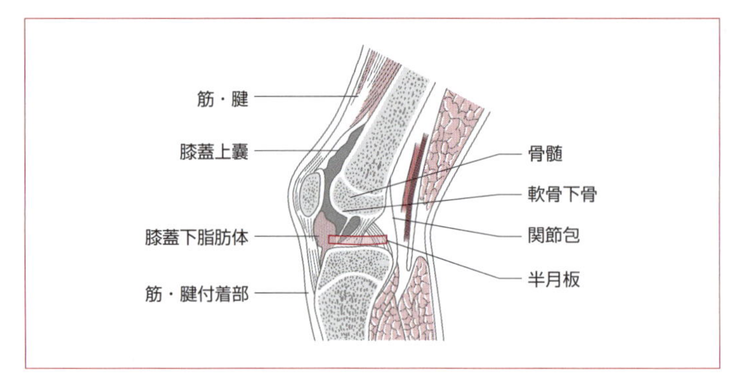


図１　主な疼痛誘発部位

トレスを探ることが理学療法を進めるにあたり非常に重要である．

**2）膝関節構成体へのメカニカルストレス**

膝関節は，大腿骨－脛骨からなる顆状関節である．構築学的に安定性に不利な骨関節構造となっているため，関節周囲の軟部組織が動的安定機構として一役を担っている．主に筋や靱帯がその安定機構の中心を担い，半月板や関節包，支帯，軟骨なども それぞれ重要な機能を有する．

ヒトが起立し歩行するなかで，その膝関節を構成する軟部組織には常時メカニカルストレスが加わっている．そのストレスとしては，関節面への圧縮や圧迫力，また剪断力，靱帯や関節包などの伸張，筋の収縮や伸張などが考えられる．そのメカニカルストレスが何らかの原因で過度になったとき，各組織に“異常なメカニカルストレス”として加わることになる．それにより，関節軟骨などの関節内組織の微細損傷が起こり滑膜炎を引き起こす．その炎症により関節周囲組織の線維化と疼痛閾値の低下が進み，疼痛を引き起こす．また，滑膜より過剰な関節液が産生され，関節内圧の変化により，関節周囲の筋緊張のアンバランスや受動組織の過伸張などが起こり，疼痛を生じる[1,2)]．

よって，異常なメカニカルストレスの要因を分析し解明することが重要となってくる．その要因には，膝関節周囲の筋や靱帯の機能不全によるものや隣接関節や体幹などの機能不全によるものなどが幅広く密接にかかわっている．そのため，姿勢や動作における疼痛誘発時の全身アライメントやそのときの身体重心位置の観察および分析を行い，そのメカニカルストレスを推察，評価していくことが疼痛改善のカギであると考えている．

## 2 疼痛に対する評価の実際（問診から局所）

**1）問診（表１）**

疼痛部位やその性質，疼痛誘発動作とそのタイミング，経過，疼痛増強および軽減肢位，病歴などを聴取し，疼痛の原因を推察する．特に受診までの経過が重要で，いつ，どのように疼痛を感じ始め，現在はどのような疼痛であるのか，また姿勢や他関節機能との関連もあるため，内科疾患も含めた既往歴の聴取を必ず行う．疼痛の急性増悪の場合，組織損傷や水腫を伴う炎症性疼痛を疑い，慢性疼痛の場合は神経性疼痛が疑われ，大腿神経や第２～４腰髄後根神経の神経絞扼や伸張などが疑われる[5)]．

**2）膝関節の局所評価**

膝関節周囲の炎症症状（腫脹，熱感，発赤，圧痛など）を視診および触診にて確認する．膝蓋跳動などの関節水腫の徴候や熱感が強い場合は，関節内の炎症症状を疑う．関節内圧が上昇しており，滑膜や関節包の疼痛閾値が低下しているため，関節運動や荷重による内圧変化によって疼痛を惹起しやすい．そのため，２次的に関節外組織である膝関節周囲筋の筋緊張が高まり（garding），筋腹や筋付着部の疼痛を引き起こすことがある．

**表1　問診内容**

| 内容 | その詳細 |
|---|---|
| どこが痛む？ | 膝前面・内側・外側・後面，他 |
| どのような痛み？ | 鈍痛，鋭痛，ひっかかり感，キリキリ，ズキズキ，他 |
| いつから痛む？ | 痛みを初めて感じた時期（何をしていたのか） |
| どうゆうときに痛む？ | 安静時，運動時，荷重時，夜間，動き始め，他 |
| どうすると痛む？ | 膝を伸ばす・曲げる，しゃがむ，歩く，階段昇降，他 |
| 痛みのきっかけは？ | 転倒などの外傷，運動中・後，体調不良後，他 |
| 病歴はある？ | 整形外科的疾患，内科疾患，他 |
| 現在までの痛みの変化は？ | 徐々に増悪，増減がある，変わらず，他 |
| 痛みが軽減する方法は？ | 痛みが楽になる姿勢，温める・冷やすと楽になる，他 |

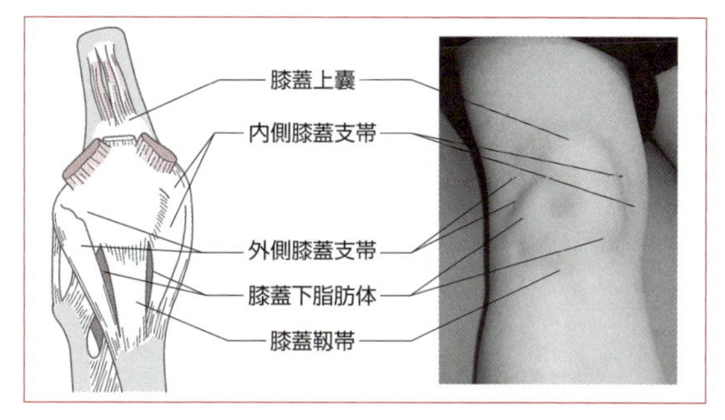


図2　関節周囲の圧痛部位

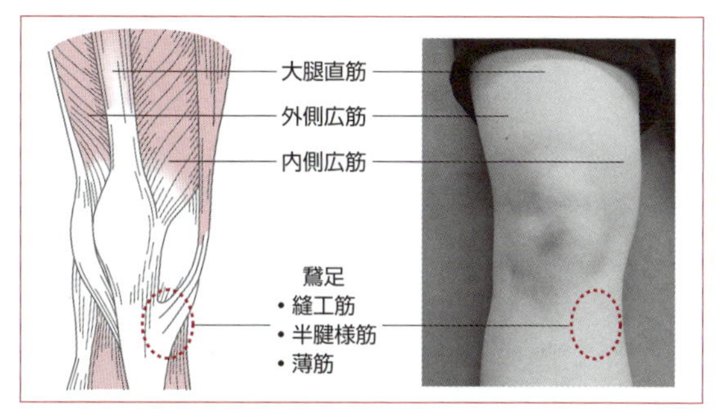


図3　筋群の圧痛部位（前面）

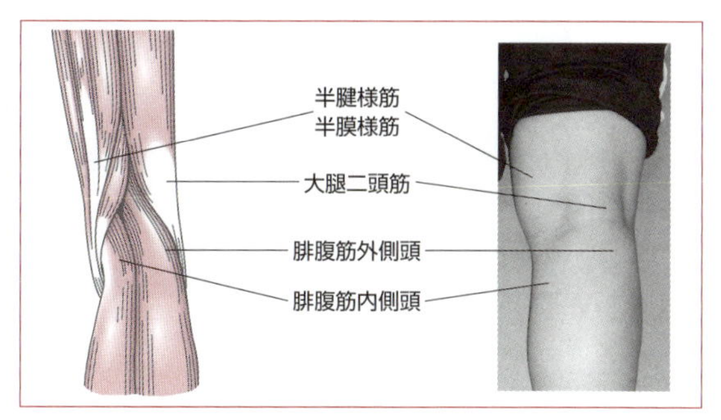


図4　筋群の圧痛部位（後面）

圧痛部位に関しては，関節周囲の軟部組織で疼痛を知覚しやすい膝蓋上嚢，関節包，内・外側膝蓋支帯，膝蓋下脂肪体（infrapatellar fat pad：IFP）を中心に確認する（**図1，2**）[3]．左右で比較するなどし，その硬度や疼痛の程度を確認しておく．筋においては，鵞足を構成する筋や筋付着部，大腿外側支持機構である外側広筋や腸脛靱帯，大腿二頭筋，また内側広筋，中間広筋，大腿直筋に関しても，その硬度や圧痛の程度を確認する．膝関節の屈曲拘縮のある場合，膝関節後面筋である腓腹筋，膝窩筋などの筋緊張が高まりやすいので確認しておく（**図3～6**）．

また，膝蓋大腿関節の評価も重要である．臨床上，膝蓋骨周囲や膝蓋骨の関節面の疼痛を訴えるケースも少なくない．膝蓋骨は，大腿四頭筋筋力の膝伸展成分を下腿骨に効率良く伝え，大腿脛骨関節の圧縮負荷を軽減する作用がある．加齢に伴う姿勢変化によって身体重心位置が後方化することで大腿四頭筋が過剰収縮となり，膝蓋大腿関節への圧縮ストレスが増大し関節面の変性をきたすことで疼痛を引き起こす．そのため，膝前面の疼痛を訴える場合，膝蓋大腿関節由来，または膝蓋上嚢やIFP由来の疼痛であるかを鑑別する必要がある（**図7**）．

### 3）可動域テスト

大腿脛骨関節における屈曲および伸展可動域を測定する．歩行などの移動動作に影響を及ぼしやすいのは膝伸展可動域であり，膝OAの場合，軽度の伸展制限を認めることが多く，その制限の要因はさまざまであり，疼痛の有無やその部位などの局所症状を把握し，触診による軟部組織の状態，

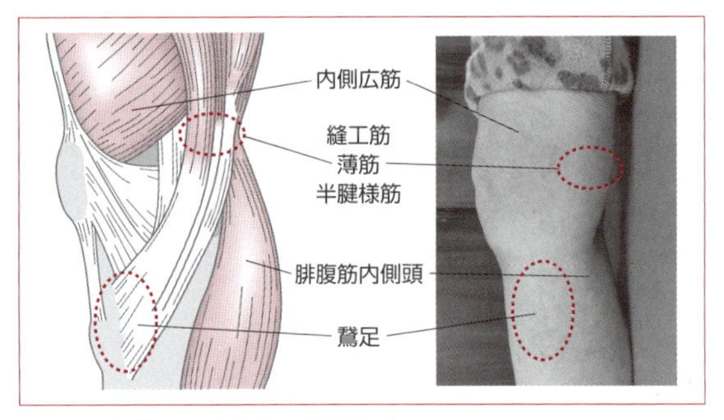


図5　筋群の圧痛部位（内側面）

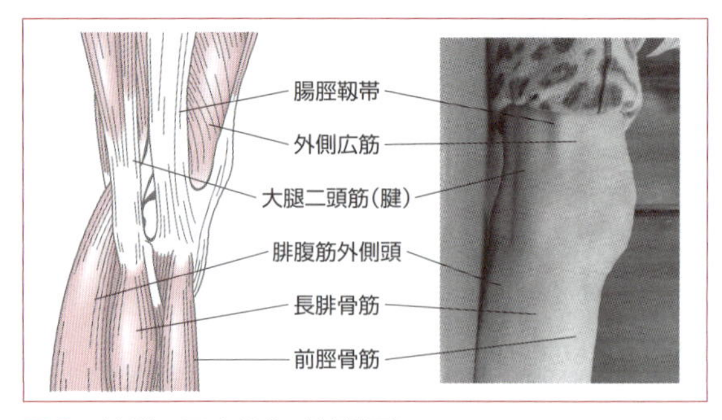


図6　筋群の圧痛部位（外側面）

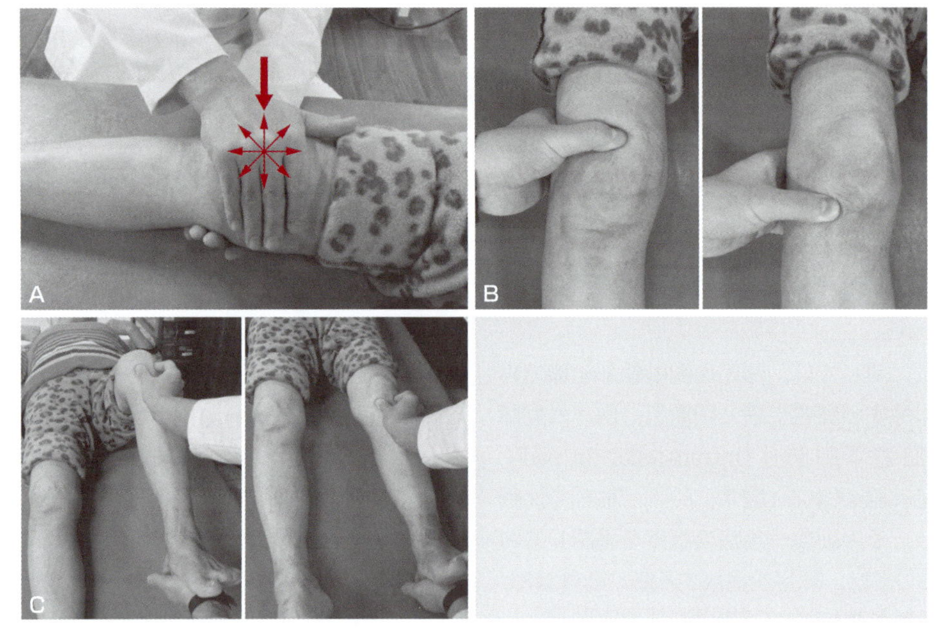


図7　膝蓋大腿関節痛と軟部組織痛の鑑別方法

A：膝蓋大腿関節の圧縮テスト．膝伸展位にて膝蓋骨を大腿骨側に圧迫し，関節面を滑らすよう摩擦負荷をかける．疼痛やひっかかりがあると陽性となる．
B：膝蓋上嚢とIFPの圧痛．膝蓋上嚢とIFPの触診および圧迫により疼痛を確認する．膝蓋上嚢は膝伸展位にて大腿四頭筋を弛緩させ，膝蓋骨上端周辺の深層を触診する．IFPは膝伸展位にて膝蓋靱帯の内・外側部を触診する．
C：Hoffa test．膝30～60°屈曲位にてIFPを圧迫し，そのまま膝関節を伸展させる．IFPに線維化などの変性があれば圧迫部分の膝前方に疼痛を生じる．

疼痛誘発テストなどの結果と照合し検証していく必要がある．また，屈曲制限においても，疼痛による制限がある場合，同様にその要因を検証して明確にする必要がある．

膝蓋大腿関節においては，膝蓋骨の位置や可動性を膝関節伸展位および各屈曲相で健側と比較する（図8）．可動性の低下の原因として，関節包や支帯，膝蓋骨周囲の脂肪体などの軟部組織の拘縮や癒着が考えられる．膝蓋上嚢は，膝伸展時に二重膜構造を呈し，屈曲に伴いキャタピラ様に動きながら深屈曲位では単膜構造となる（図9-A）．また，IFPは，膝伸展時に前方（膝蓋靱帯方向）へ押し出され，屈曲に伴い膝蓋靱帯に圧迫されるように膝蓋骨の後方に滑り込む（図9-B）[6]．これ

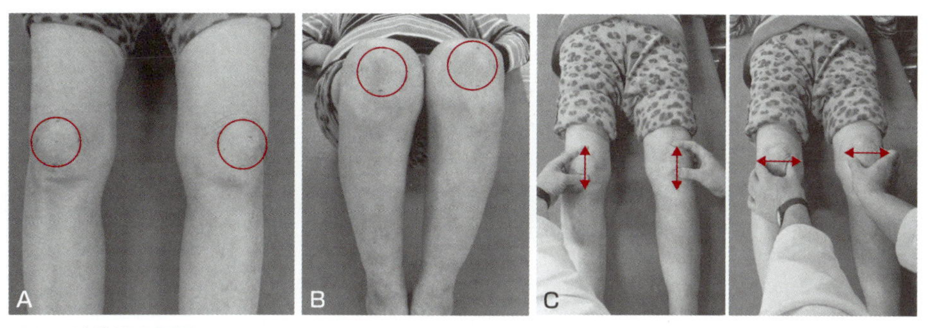


図 8　膝蓋骨の評価

A：膝伸展位での膝蓋骨の位置．膝関節伸展位での膝蓋骨の位置を触診し左右差を確認する．
B：膝屈曲位での膝蓋骨の位置．膝関節屈曲位（各相）での膝蓋骨の位置を触診し左右差を確認する．
C：膝蓋骨の可動性評価．左右の膝蓋骨を把持し，上下・左右・斜め方向への可動性の違いや動きの軌跡を確認する．
【ポイント】まず膝伸展位で膝蓋骨の上下左右の 4 点をマーキングし，次に屈曲 90°で 4 点をマーキングする．そのようにすることで膝関節の運動に伴う膝蓋骨の動きの軌跡が想定しやすくなり，左右差も確認できる．

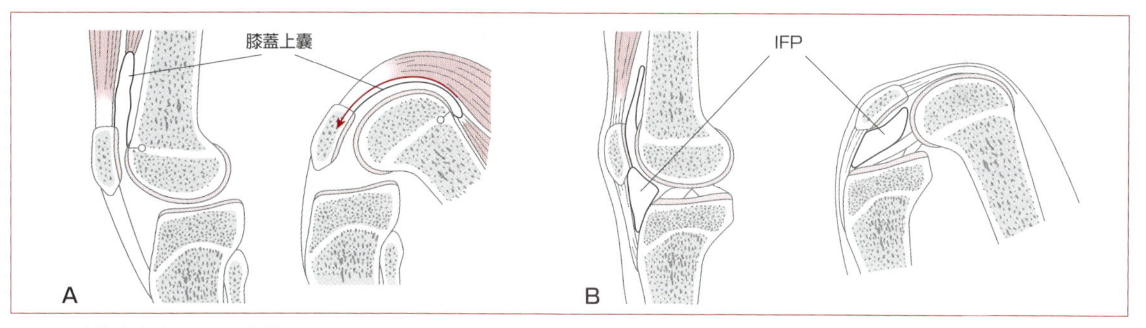


図 9　膝蓋上嚢と IFP の動態

A：膝蓋上嚢の動態．膝伸展位では二重膜構造を呈し，屈曲に伴い単膜構造へと変化する．
B：IFP の動態．膝伸展位では前方に押し出され，屈曲に伴い膝蓋骨後方へ滑り込む．

らが拘縮を起こすことで大腿脛骨関節の関節可動域制限の要因となることがある．膝 OA では膝外側支持機構の過剰依存性が強くなることが多いため，外側広筋の活動が過度となり，膝蓋骨が上外側に偏位しやすい．そのため，外側支帯や腸脛靱帯なども短縮位となり柔軟性が低下する．結果，膝蓋大腿関節外側の関節面の圧縮応力が強くなり，関節面の変性をきたし，膝前外側の疼痛の要因となっていることが多い．

また，筋長テスト（図10）も重要であり，筋の短縮や過緊張による伸張性および柔軟性の低下を確認する．臨床では，大腿直筋を短縮状態で収縮させることにより膝蓋大腿関節面への圧縮ストレスが増大し，疼痛が惹起されるケースを散見する．

関節可動域とその制限となっている要因（関節性，筋性，疼痛など）が何であるかを明確にしていく．

### 4）筋力および筋機能テスト

膝周囲のみならず，隣接関節である股関節や足関節，また体幹についても評価する．膝伸展筋力や股関節周囲筋力と膝 OA との関連について多々報告がなされているが，エビデンスレベルは中等度以下であるものが多く，筋力低下と膝 OA との関連は明確ではない．しかし，筋力および筋機能の向上により膝痛が軽減することを臨床では頻繁に経験するため，重要な評価項目であると考える．特に姿勢制御の観点から多関節機能が膝関節に影響を及ぼす可能性があるため，荷重下での姿勢評価や各種動作における姿勢制御と筋機能との関連

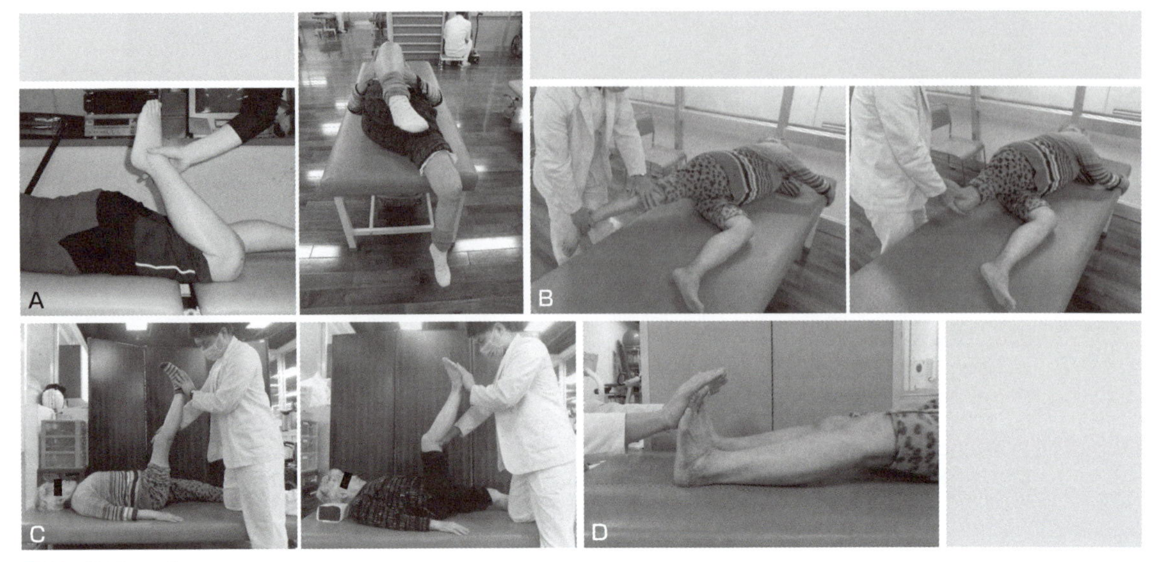

図10　筋長テスト

A：大腿直筋．腹臥位による膝屈曲他動運動にて（左），その可動性と尻上がり現象の有無を確認する．背臥位にて患側下腿部を下垂位，対側下肢を抱える肢位をとる（右）．患側膝関節の屈曲が制限されたり，股関節外転外旋位となる場合は大腿直筋の短縮があり，また縫工筋や大腿筋膜張筋の短縮も示唆される．
B：大腿筋膜張筋．側臥位での股関節内転運動にて確認する．股関節屈曲位から伸展位へと変化させて確認する．膝関節伸展位（左）と屈曲位（右）で伸張部位や疼痛部位が異なるため，確認しておくとよい．短縮している場合，特に股関節伸展位での内転運動が制限される．
C：ハムストリングス．膝伸展位での股関節屈曲運動である他動的下肢伸展挙上にて（左），股関節屈曲角にて確認する．ハムストリングスの伸張感を確認するが，短縮している場合，膝屈曲運動が出現しやすい．神経の伸張負荷による足趾，下腿のしびれなども出現する可能性があるため確認する．また別法として，股関節屈曲位からの膝伸展運動にて（右），ハムストリングスの伸張感と膝伸展角を確認する．短縮している場合，膝伸展角が減少する．
D：腓腹筋．膝伸展位にて，足関節背屈運動を強制し，足関節背屈角や下腿後面の伸張感を確認する．短縮している場合，膝屈曲運動が出現しやすいため注意する．

を分析していく必要がある．

### 5）疼痛誘発テストおよび疼痛鑑別テスト

問診や触診，圧痛部位などから推察される疼痛発現部位に対して，それらを鑑別および限局化する目的で行う．特に膝関節内・外反ストレステスト，膝関節伸展強制テスト，半月板に対するストレステスト，膝蓋大腿関節圧縮ストレステスト，また筋の強収縮や遠心性収縮による筋に対するストレステストも実施する（図11）．

## 3 疼痛に対する評価の実際（荷重下におけるストレステスト）

荷重下での評価は非荷重下と違い，足底が接地するさまざまな環境や身体重心の位置などが関与してくる．つまり，足底部の環境や足部機能から波及する上行性の運動連鎖と，頭部，体幹部，骨盤帯機能やアライメントから波及する下行性の運動連鎖を考慮する必要がある．荷重下での動作時に膝痛が出現する場合，その際の全身アライメントおよび身体重心位置，また身体重心位置と膝関節との位置関係などから力学的観察を行い，膝関節構成体へ加わるメカニカルストレスを推察および分析する過程が必要となる．次に，予測したメカニカルストレスをさらに加えることで疼痛が誘発もしくは増悪するのか，また消失もしくは軽減するのかを確認および検証していく作業が重要となる．また，荷重下での姿勢や動作における疼痛を確認する場合は，まず自然に行わせ，普段の姿勢制御方法やそのアライメントを観察する．その

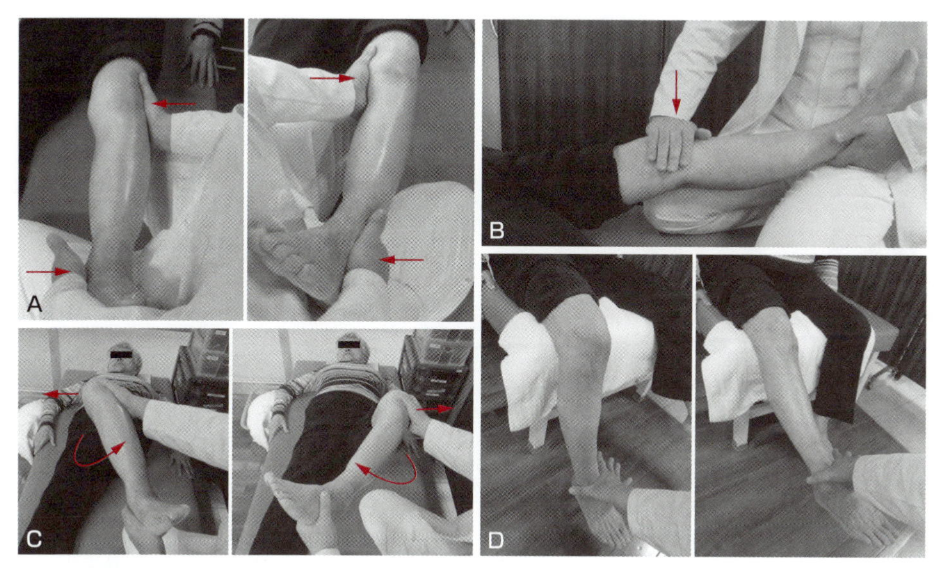


**図11　各種疼痛誘発テスト**

A：膝関節内・外反ストレステスト．膝関節を内反（右）および外反（左）方向へ徒手的に強制することで，疼痛が出現または増減するかを確認する．膝関節伸展位または軽度屈曲位では，側副靱帯をはじめとする内・外側組織の緩みや損傷を評価できる．また，疼痛部位によって，その要因が伸張または圧縮ストレスであるかが確認できる．

B：膝関節伸展強制テスト．膝関節の伸展運動を徒手的に強制することで，疼痛が出現または増減するかを確認する．疼痛部位が膝前面（膝蓋骨下部）の場合，IFPのインピンジメント（挟み込み）が原因であることが多い．また，膝後面に疼痛が出現する場合，膝後面の関節包や靱帯，筋群の伸張ストレスによるものが考えられる．いずれも疼痛部位を触診しながら行い，部位を限局するとよい．

C：マクマレーテスト．半月板に対する圧縮および剪断ストレスをかけることで疼痛やれき音を確認する．膝OAの重症度によっては，半月板だけではなく，関節軟骨や軟骨下骨など骨へのストレステストにもなる．圧縮される側のみならず，伸張側の疼痛も出現する場合があるため，疼痛出現部位は必ず確認する．

D：大腿四頭筋収縮テスト．膝伸展運動に抵抗負荷を加え，大腿四頭筋の強収縮を促す．膝関節の角度を屈曲位（左）から伸展位（右）などに変化させ，疼痛が出現するか，どの肢位が最も疼痛が増悪するかなど確認し，その部位を限局化する．膝蓋大腿関節の圧縮および摩擦ストレスが増悪しやすいため，膝蓋骨周囲の疼痛が惹起されやすい．

ときの各関節，筋群への依存度合いを推察し，非荷重下での評価結果と結びつけていく．

**1）片脚立位（図12）**

膝OAのみならず，歩行の評価や転倒リスクの指標としても関連性が高い評価である．主にその保持時間を指標として評価されることが多いが，疼痛評価を行う際は保持時間ではなく，代償性姿勢制御か非代償性姿勢制御かをみる必要がある．両脚立位から片脚立位になる際どのような姿勢制御戦略によって遂行するかを観察することが重要となる．例えば，疼痛の増悪を回避するために体幹側屈や骨盤の傾斜を使って重心位置をコントロールする場合は代償性姿勢制御（**図12-A**）であり，疼痛を回避できないままの場合は非代償性姿勢制御（**図12-B**）となる．よって，その姿勢アライメントを修正すべきか否かは疼痛発生からの時期や経過，局所症状の状態によって判断する必要がある．非代償性姿勢制御の場合は，隣接関節などの患部外機能が関連していることが多いため，個別の機能評価が必要である．評価する点としては，疼痛部位，大腿脛骨関節のアライメント，頭部・体幹・骨盤・股関節のアライメント，また想定できる身体重心位置と膝関節との位置関係から予測できる筋活動とその触診，足部機能においては，後足部肢位，アーチ高の変化，前足部・足趾への依存度などを確認する．

筋機能は，姿勢制御において非常に重要であり，各関節肢位やアライメントによって影響を受けや

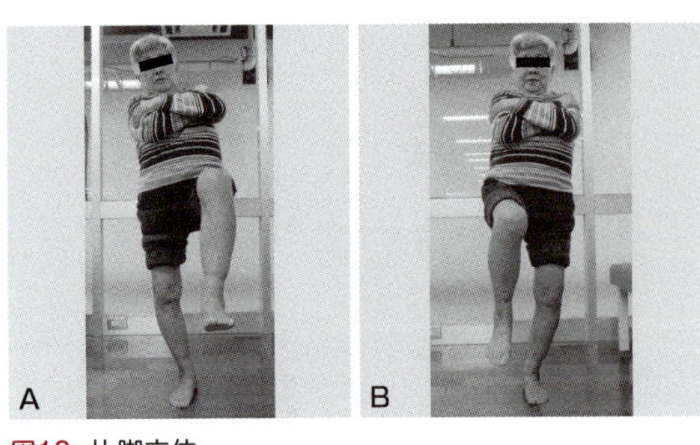
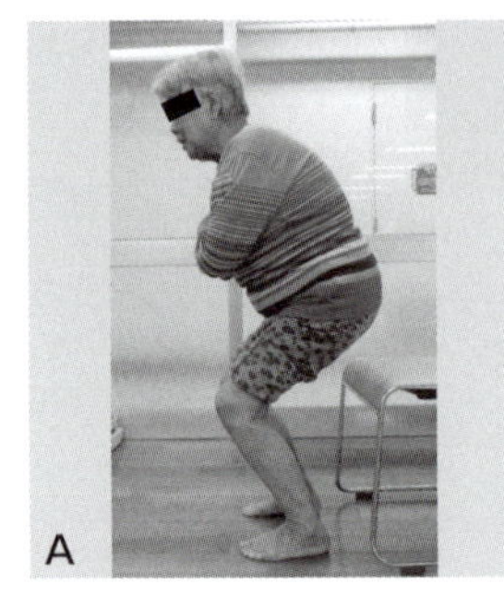


図12 片脚立位

A：代償性姿勢制御．体幹を支持側に側屈させ，身体重心を膝関節に近づけることで，膝関節内反モーメントによる膝内側の圧縮負荷と膝外側の伸張負荷を軽減させているため，疼痛を認めない．
B：非代償性姿勢制御．体幹は正中化を図れているが，身体重心が膝関節から離れており，膝関節内反モーメントが発生することで膝内側の圧縮負荷と膝外側の伸張負荷による疼痛が認められる．

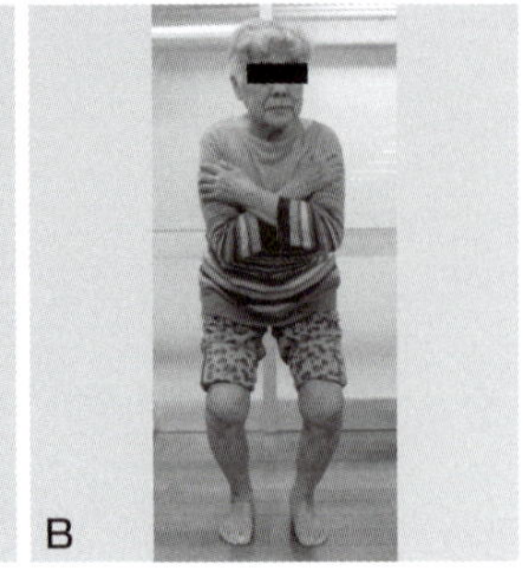


図13 スクワット動作

A：矢状面．胸椎後彎・骨盤後傾位であり，身体重心の後方化が認められる．立位からの下降相で，膝関節屈曲と下腿前傾運動が早期に出現し，股関節屈曲（骨盤前傾）運動が遅れることでさらに重心の後方化が増強し，膝伸展モーメントが増大する．
B：前額面．膝関節の屈曲運動方向や膝内・外反の動きの左右差を確認する．体幹や骨盤のアライメントより身体重心の左右偏位なども観察する．また，体重計にて立位や運動各相での荷重の変動と疼痛との関連も評価する．

すい．例えば，比較的柔軟性が高い足部を呈している場合，骨・関節性に得られる支持性は低く，足部周囲の筋群に依存することでその姿勢を制御することになる．安静立位における姿勢保持筋として重要である下腿三頭筋は片脚立位の姿勢制御にも大きく関与していると考えられる．膝OAの場合，膝関節が軽度屈曲位となっている場合が多く，当該筋に過度に依存することで前後方向の姿勢制御に貢献している一方，過剰収縮によるコンディション低下を招いていることも多い．そのため，下腿と後足部とのアライメント評価は重要である．また，左右方向の姿勢制御には，体幹や骨盤，股関節の機能が大きく関与しており，体幹の側屈や回旋可動域，骨盤－股関節の内・外側筋群である内転・外転筋群機能が重要である．これらの機能不全があることで身体重心が片脚に円滑かつ正確に移動できないため，結果，膝関節へのメカニカルストレスの原因となり，疼痛を発生させていることが多い．

### 2）スクワット動作（図13）

肩幅程度に開脚した自然立位から着座するような動作を指示する．スクワット動作がむずかしい場合には端座位からの起立運動を行い，その動作を観察し疼痛の有無やそのタイミングなどを確認する．観察ポイントとしては，① 各下肢関節の協調した屈曲・伸展運動，② 頭部・体幹・骨盤アライメントと身体重心位置，③ 身体重心位置と膝関節との距離などである．退行性の姿勢変化で多い胸椎後彎・骨盤後傾姿勢は，膝関節が屈曲位となりやすい．そのため，身体重心が後方偏位しやすく，矢状面上で膝関節の後方に重心線が通ることとなり，膝伸展モーメントが増大する（図13-A）．よって，膝伸展筋群の過活動や膝蓋大腿関節の圧縮および摩擦負荷が増大するため，膝前面痛を引き起こしやすい．また，前額面上では膝の内・外反アライメントや荷重位置，荷重量などを確認する（図13-B）．足位や股関節肢位もスクワット動作のなかで動きの特徴を観察し，疼痛の部位やそのタイミングからメカニカルストレスの要因との関係を分析していく．

膝OAの場合は，膝関節の屈曲運動を優位に使う起立やスクワット動作を行う傾向がある．体幹や骨盤，股関節とが協調して動くことで膝関節へのメカニカルストレスを軽減させるため，十分な観察と推察が必要である．

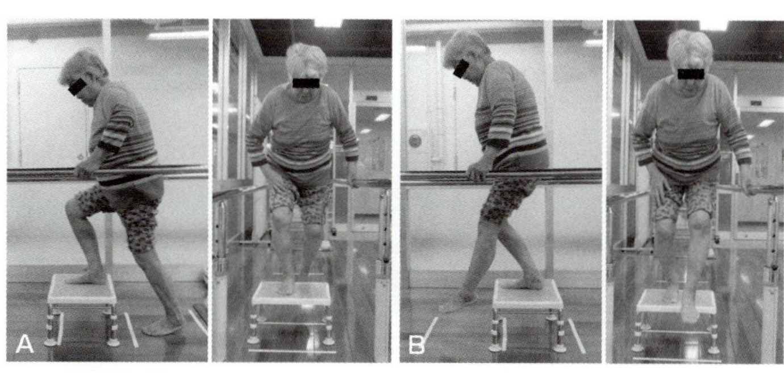


**図14　段昇降動作**

A：昇段動作．先行脚が段上に接地するまでの支持脚（後脚）のアライメントや支持脚（後脚）が離地し先行脚のみの片脚支持になる相でのアライメントや疼痛部位などを問診にて確認する．体幹や骨盤の位置，身体重心位置，膝関節の内・外反モーションなどスクワット動作と関連づけながら評価していく．

B：降段動作．身体重心を支持脚（後脚）に移動させ，足関節背屈および膝関節屈曲運動にて身体重心を制動しつつ，先行脚を接地させていく難易度の高い動作であり，遠心性筋収縮による筋負荷および関節内圧が大きくなる．特に高齢者では後方重心位のままの降段動作が多いため，膝伸展モーメントが増大しやすく，膝前面痛が出現しやすい．そのため，低い段差および上肢支持できる環境で評価を進めていくとよい．

### 3）段昇降動作（図 14）

日常生活で行われる動作であり，屈曲・伸展運動を片脚で支持しつつ遂行する動作であるため，非常に多くの情報を得ることができる．昇段では，支持脚の膝伸展相のアライメントや支持性を，また先行脚の接地からの膝屈曲相での支持性や筋力を観察する（**図14-A**）．降段では，支持脚の屈曲運動および制動機能，またそのときの全身アライメントを観察する（**図14-B**）．平地歩行と比較し膝関節内圧が上昇するため，膝関節構成体への負荷が強くなり，疼痛も認めやすい．また，膝伸展筋力や股関節・足関節周囲の筋力低下，または疼痛によって筋収縮が十分に発揮できない場合は支持性の低下を招く．

支持脚の支持性がなんらかの原因で低下している場合，先行脚の股関節，膝関節の屈曲運動などの引き上げ運動が困難になるため，つまずきによる転倒のリスクとなる．そのため昇段および降段とも支持脚の機能が重要な評価ポイントとなってくる．先行脚と支持脚，そのどちらかでも機能不全があると，スムーズな動作遂行は成立しないが，特に支持脚の機能評価としてそれぞれ後述するスクワッティングテストと先述の片脚立位テストとを関連づけて分析していくことが必要である．

### 4）スクワッティングテスト（図 15, 16）[7)]

患側を前方に 1 歩踏み出した肢位より片脚での屈伸運動を行う．足位と膝関節の屈伸運動方向を同様にした肢位（neutral 位，**図15-A**），足位を内転位とし膝屈伸運動方向を前方やや外側方向にした肢位（knee-out/toe-in 位，**図15-B**），足位を外転位とし膝屈伸運動方向を前方やや内側方向にした肢位（knee-in/toe-out 位，**図15-C**）の 3 肢位に分けて実施する．下腿骨と大腿骨の位置関係を意図的に変化させ，屈伸運動を行うことで膝関節の疼痛を誘発および軽減する肢位を評価できる．局所の疼痛評価で得られた疼痛増悪肢位や運動方向を想定したうえで，各肢位で膝関節にどのようなメカニカルストレスが加わっているかを推察してから実施する．

注意点として，疼痛を過度に誘発することで，患部の組織損傷を悪化させてしまうことのないよう上肢支持下で行うなど，荷重量を調整する配慮も必要である．また，運動連鎖的観点からの股関節や骨盤・体幹アライメントの変化による各関節

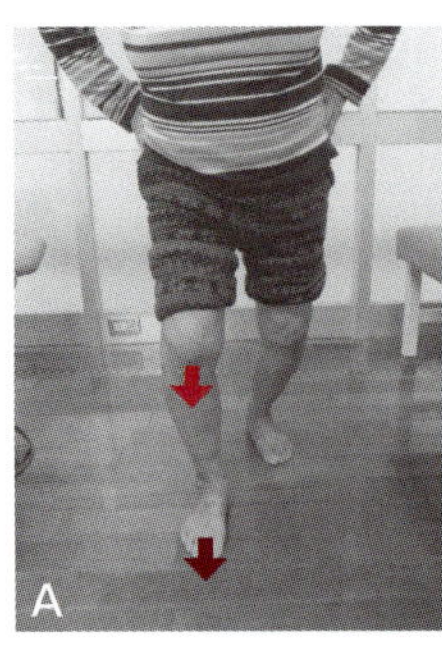

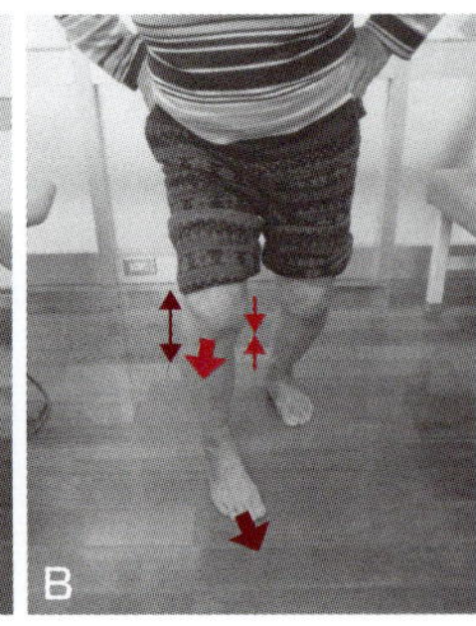

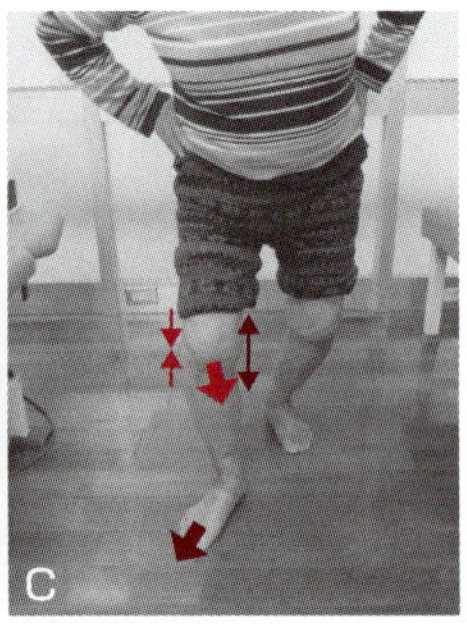


**図15　スクワッティングテスト**（ ：圧縮負荷， ：伸張負荷）

A：neutral位．足位を中間位（neutral位）とし，足尖方向へ膝関節が屈曲するようスクワット運動を行う．このとき足関節背屈・膝関節屈曲・股関節屈曲運動に伴うメカニカルストレスが各軟部組織へ加わることになる．

B：knee-out/toe-in位．足位を内転位（toe-in位）とし，やや外側方向へ膝関節が屈曲（knee-out）するようスクワット運動を行う．このとき足関節軽度背屈・回外，膝関節軽度屈曲・内旋・内反，股関節外転・外旋運動に伴うメカニカルストレスが各軟部組織へ加わることになる．膝関節では内旋・内反による内側の圧縮負荷と外側の伸張負荷が加わりやすい．

C：knee-in/toe-out位．足位を外転位（toe-out位）とし，やや内側方向へ膝関節が屈曲（knee-in）するようスクワット運動を行う．このとき足関節背屈・回内，膝関節屈曲・外旋・外反，股関節内転・内旋運動に伴うメカニカルストレスが各軟部組織へ加わることになる．膝関節では外旋・外反による外側の圧縮負荷と内側の伸張負荷が加わりやすい．

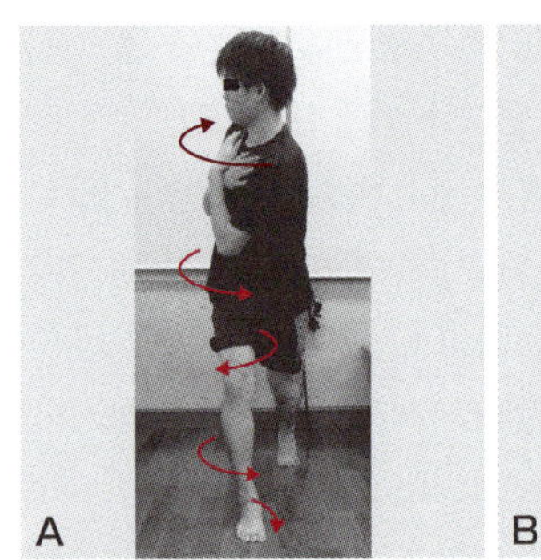

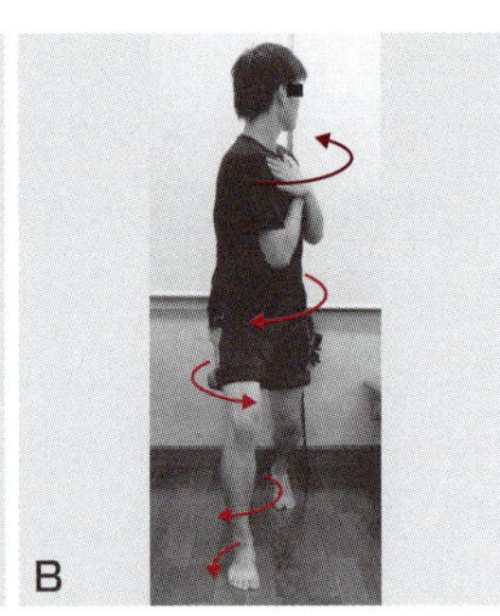


**図16　体幹回旋による運動連鎖的評価**

スクワットポジション（neutral位）での体幹回旋運動による各体節の運動連鎖を示す．ステップ脚に荷重し，骨盤以下はなるべく正中位を保持するよう意識させると，各体節は隣接体節と逆方向の回旋運動を行い，この姿勢を保とうとする．このように体幹部の動きを加えることで，体節間の位置関係（関節肢位）が変化し，膝関節に加わるメカニカルストレスによる疼痛が変化するか評価できる．また，健側と比較することで，どの分節での運動連鎖が破綻しているかを確認することもできる．

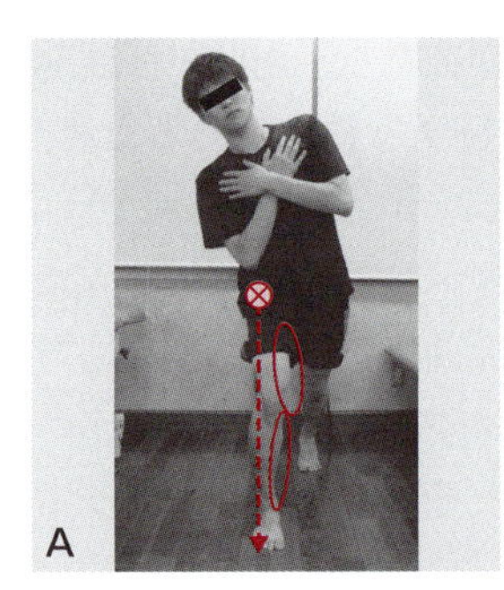

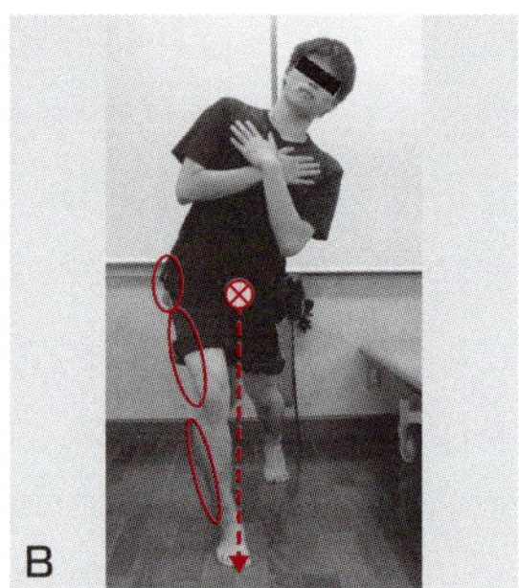


**図17　重心変化に対する筋による姿勢制御機能評価**

スクワットポジション（neutral位）にて，体幹側屈運動を行い身体重心位置を変化させ，それに伴う筋活動の変化と疼痛の増減を確認する．身体重心を膝関節に対し，どのように位置させることで筋収縮による疼痛が増悪するか，軽減するかを確認する．

へのメカニカルストレスの確認（図16）や力学的観点からの身体重心位置の偏位による筋活動量の変化（図17）なども同時に観察および分析する．例えば，体幹部の肢位の変化により，身体重心位置は大きく変化し，膝関節の荷重（圧縮）負荷位置も変化する．下肢のアライメントは変化させず，体幹部のみアライメントと重心位置を変化させることで疼痛の変化が認められれば，体幹機能が膝関節に影響を及ぼしていることが推察できる．このように各関節および筋群に意図的にメカニカルストレスを加えることで疼痛や支持性の変化を確認することができる．

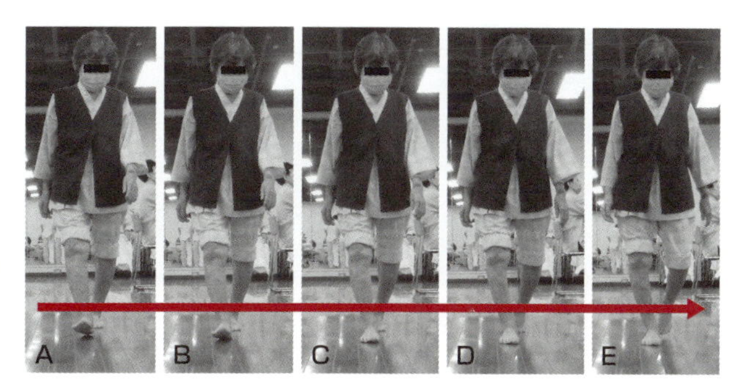


**図18　外側スラスト**
踵接地期（B）より内反モーメントが発生し，荷重が増大するにつれ膝関節の外側への動揺が増強してくる（C, D）．立脚中期（E）には外側動揺が最大となる．下腿の外側傾斜が増強し，股関節は外転位となり，骨盤は対側の下制が生じることが多い．結果，体幹部は支持側へ移動できず，膝内反モーメントを増大させてしまうことになる．

#### 5）歩　行

歩行を観察する際の基本的なみかたとして，まずは全身アライメントとその動き，身体重心移動の流動性やリズムを確認する．次に，歩行周期のどの相でリズムが崩れ，重心移動が停滞または性急になるか，また疼痛の出現するタイミングなどを聴取して，みるべき焦点を絞っていく．また，立脚相のアライメントを中心に確認し，そのときの遊脚側との相互関係を関連づけながら観察する．膝OAの場合，立脚初期から膝関節外側スラストが出現することが多く，この時期から膝関節に内反モーメントが発生し，立脚中期に向かい，さらに外側スラストが増強する（図18）．内反モーメントが増強することで下腿骨と大腿骨の直立化が制限され，膝関節構成体に何らかのメカニカルストレスが加わり疼痛の原因となる．そのため，立脚側への適度な体重移動が不十分となり，対側の遊脚時間短縮へとつながる．

ここで重要なのは，外側スラストの要因である．膝関節の変形や軟部組織の退行変性，膝関節周囲の筋機能低下によるものだけでなく，隣接関節機能や体幹機能の低下が根本的な要因となっている場合が多い．そのため，足部・足関節，股関節の姿勢制御機能や体幹機能など患部外機能との関連性を考慮しつつ，観察および分析を実施する．また，その姿勢アライメントが疼痛を回避するための代償的姿勢であるか，または疼痛を回避できないままの非代償性姿勢であるかを検証するため，足部や体幹部に対する介入前後での動きや疼痛の変化を確認する作業を実施することが重要となる．

# Ⅱ　疼痛に対する理学療法アプローチ

## 1　疼痛に対する対症療法（局所の疼痛軽減を図る）

#### 1）物理療法

急性疼痛の場合，局所の炎症症状を引き起こしている場合が多いため，炎症症状の鎮静化を図る目的で圧痛部位，熱感のある部位に対してアイスマッサージや超音波療法（非温熱作用）を実施する（図19-A）．2次的な筋・筋膜性の疼痛がある場合は，電気治療（高周波や微弱電流）（図19-B）なども併用する．

慢性疼痛の場合は，ホットパックなどの温熱療法（図19-C）が効果的な場合がある．電気治療を併用しつつ，熱感があまり認められない部位に対して行う．ただし，温熱実施後，灼熱感や疼痛が増強しないかを必ず確認のうえ実施する．

#### 2）徒手療法

組織の線維化や拘縮，癒着により組織同士の滑走性が低下することで，生理的な関節運動が制限される．そのため，関節面の摩耗を増悪させ疼痛が引き起こされ，膝周囲筋の過緊張（疼痛逃避反射による garding）および当該筋の血行不良によ

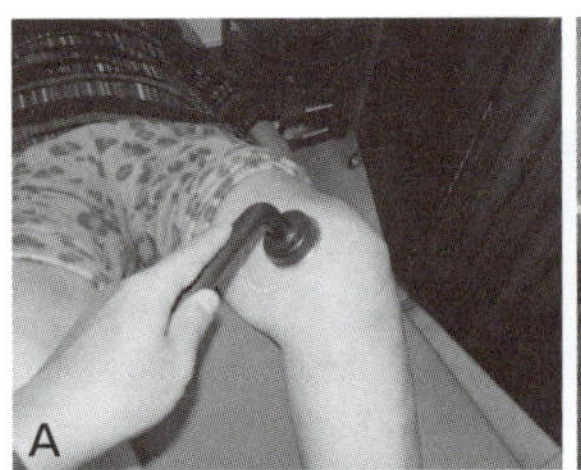


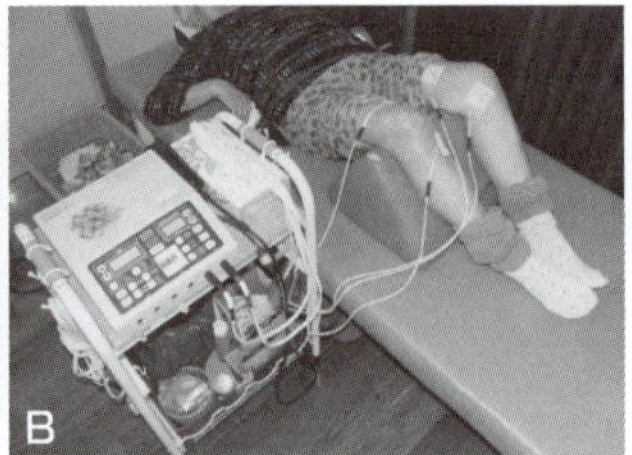


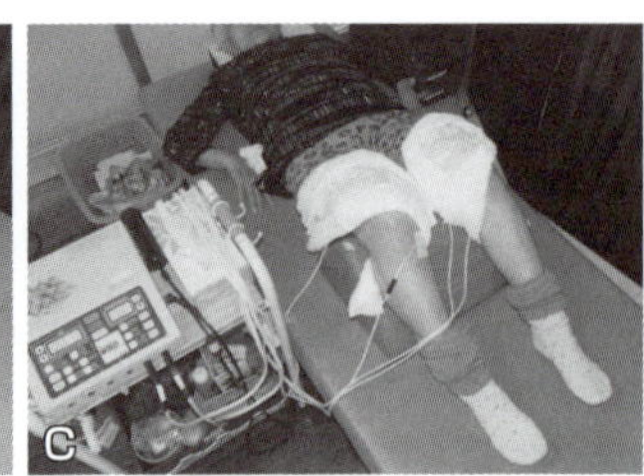


**図19　物理療法**

A：超音波療法．圧痛部位に対し，非温熱作用によって疼痛軽減を図り，軟部組織の癒着や拘縮などが原因による疼痛であれば，温熱作用によって柔軟性および滑走性の改善を図る．
B：電気治療．圧痛部位に対して，マイクロカレントや高周波にて軽減を図る．筋の柔軟性の低下に対しては，低周波などで筋の収縮による滑走性を促し，筋のリラクゼーションを図る．
C：温熱療法．ホットパックなどによる湿性の温熱作用にて組織の血液循環の改善を図る．また，電気治療と併用するとさらに効果的である．膝関節の腫脹・熱感など急性の炎症症状がある場合は適応外となるが，慢性痛の場合，効果的な場合もあるため，施行後の経過観察をこまめに行うことが重要である．

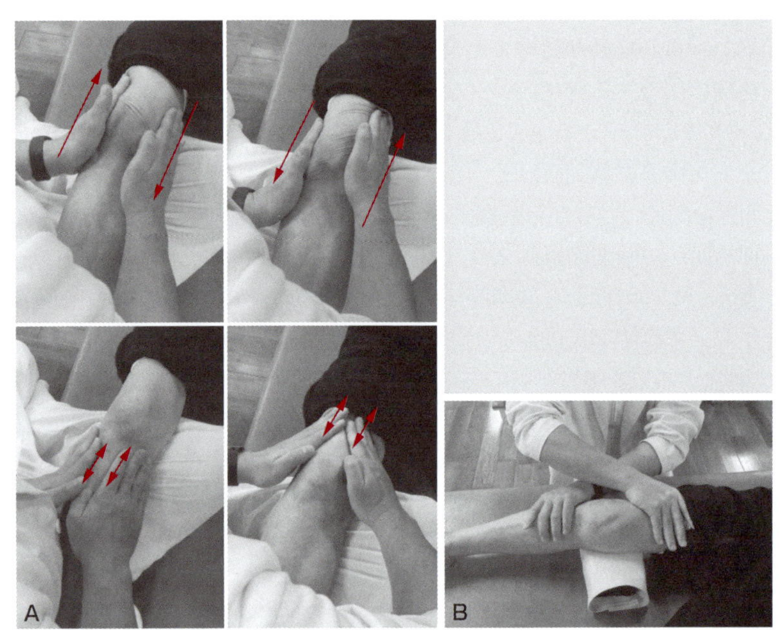


**図20　皮膚，皮下組織，筋膜に対する徒手療法**

A：皮膚，皮下組織の可動性の確認．膝関節周囲の皮膚および皮下組織（浅筋膜）の可動性（滑走性）を評価する．さまざまな方向に皮膚を誘導し，その動きの大きさや左右差などを確認する．可動性が低下している場合，皮下組織の癒着などが考えられ，可動域制限や筋出力の低下に関連していることが多い．
B：皮下組織，筋膜のリリース．皮下組織の可動性が低下している場合，皮下組織のダイレクトマッサージや持続伸張，リリースなどを施行する．

る柔軟性の低下をきたす．関節可動域および筋力，筋機能の改善には，まず関節運動の正常化を図ることが必要であるため，各軟部組織の柔軟性および滑走性の改善が必須となる．徒手療法として，軟部組織のモビライゼーションやマッサージ，筋膜リリースなど多くの効果的な手技があるが，ここでは筆者らが臨床で用いているものをいくつか紹介する．

関節運動の制限となる軟部組織として，皮膚，皮下組織，筋膜，筋腱，靱帯，脂肪体，関節包な

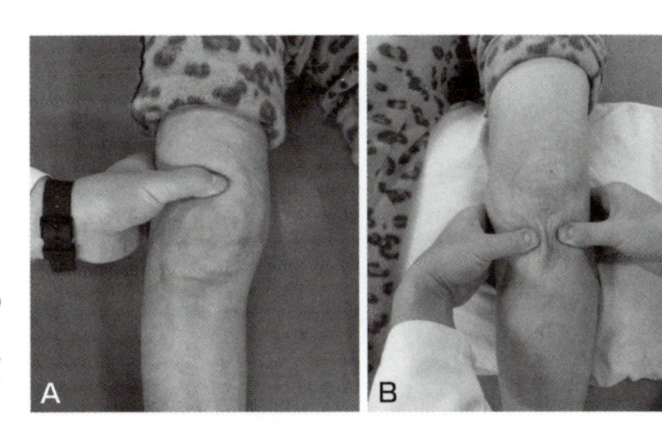


**図21　筋，腱に対するダイレクトマッサージ**

A：大腿四頭筋腱の圧迫．膝蓋骨上端に付着する大腿四頭筋腱の圧迫により大腿四頭筋の緊張を抑制する．
B：膝蓋腱の圧迫とマッサージ．膝蓋腱の圧迫やマッサージにて癒着を改善し，滑走性を向上させる．

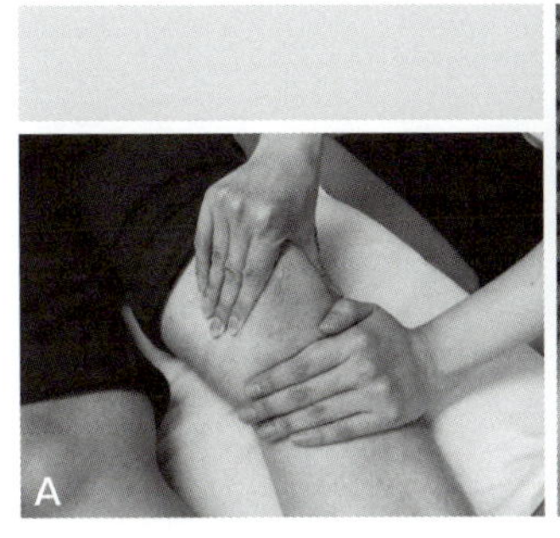

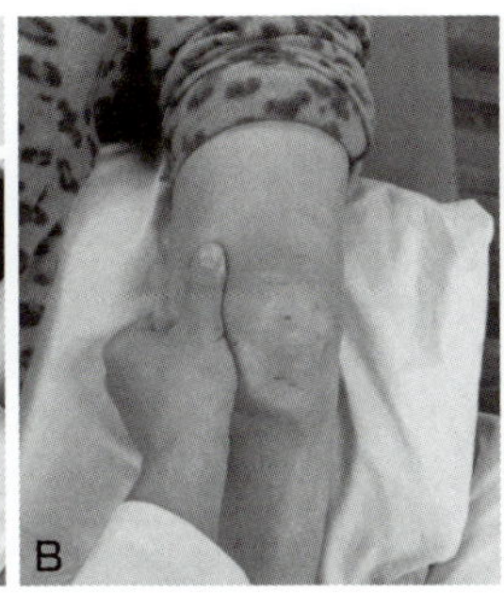

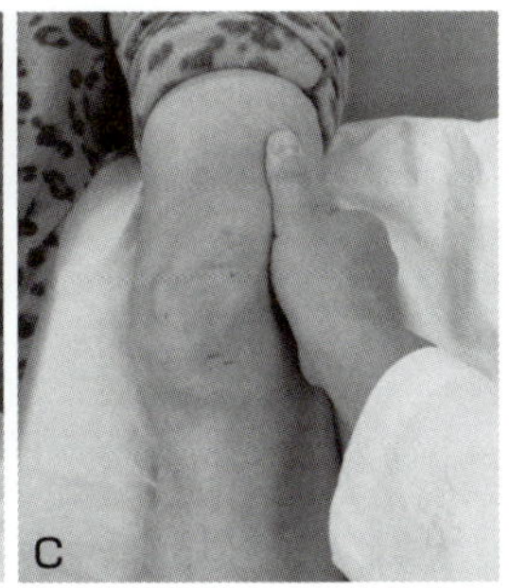


**図22　筋群の滑走性を促す軟部組織モビライゼーション**

A：中間広筋，B：内側広筋および鵞足構成筋群，C：外側広筋および腸脛靱帯．
深層筋に対しては，骨から引き剥がすような牽引操作を行い，上下左右などへねじり操作を加える．また，表層筋と深層筋の滑走性改善に対しては，タッチの強さを調整し表層筋を把持した状態で滑りやねじり操作を加える．いずれも指先に力が入りすぎないよう虫様筋握りを意識し，緩やかな伸張を加えるイメージで実施する．

どがあり，治療対象となりうる．表層から深部へと対象となってくる組織を選り分けてアプローチを実施する．

皮膚や皮下組織，筋膜の滑走性が低下している場合は，組織の粘弾性を改善するようマッサージやリリース（図20）を実施する．皮膚と皮下組織の滑走性を出す必要があるため，皮膚の各方向への可動性を促す．強刺激による筋緊張亢進は避け，愛護的で持続的なタッチによる介入を行い，段階的に強度を調整する．

筋腱においては，筋実質へのダイレクトマッサージや腱の圧迫によるゴルジ腱器官の反射（Ib抑制）などを利用し，筋緊張の正常化と柔軟性の改善を図る（図21）．特に深層の筋群においては骨からの牽引操作やねじり操作を加えることでそれらの癒着を改善し，筋同士の滑走性も促す（図22）．

脂肪体においては，前述したようにIFPの拘縮によりその動態が障害されると膝関節屈曲・伸展ともに可動域制限の要因となる．そのため，腱側と比較するなどし，その硬さや関節運動に伴う動きの確認を行う．特に膝伸展最終域での同部の疼痛や膝蓋骨の下方偏位は同部の拘縮を疑う．よって，ダイレクトマッサージや周囲組織との癒着を改善するための伸張などを行う（図23）．

膝蓋骨の可動性は，膝関節の可動性および伸展筋力において非常に重要であり，その周囲には多くの軟部組織が付着しているので制限を受けやすい．そのため，その可動性は十分に維持・改善しておく必要がある．膝蓋骨上部には大腿四頭筋腱や膝蓋上嚢があり，中間広筋（膝関節筋）は膝蓋上嚢と連結しその動きを助けている．また，膝蓋

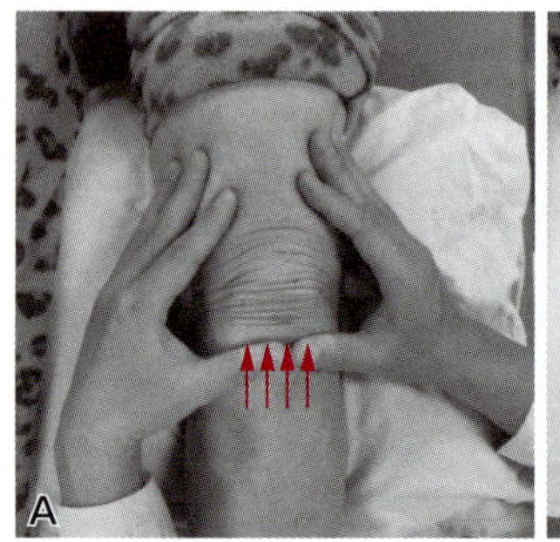

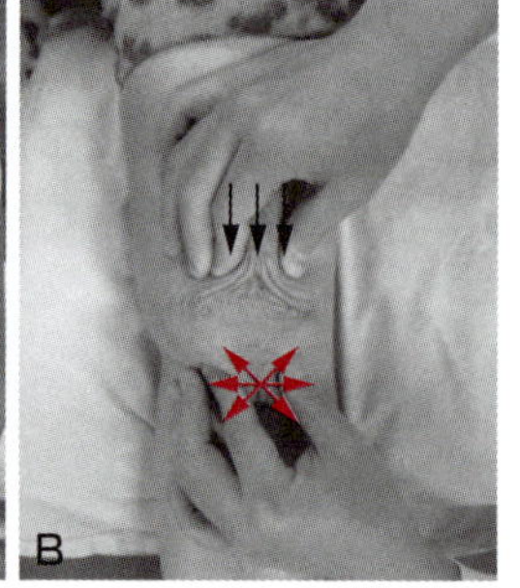


**図23　IFPへのアプローチ**

A：膝蓋骨上方滑りによる支帯の伸張．膝蓋骨下方の支帯や膝蓋腱の柔軟性の低下により膝伸展時に脂肪体が前方に移動できなくなることで挟み込みによる疼痛が生じる場合がある．そのため，膝蓋骨下方組織の柔軟性を改善することで膝最終伸展域での疼痛が改善されることがある．

B：ダイレクトマッサージ．脂肪体実質の線維化や周囲組織との癒着による運動性の低下がある場合，ダイレクトマッサージを行う．膝蓋骨を下方移動させ（黒矢印），周囲の表層組織を緩ませると触診しやすい．超音波療法など施行後に実施するとよい．

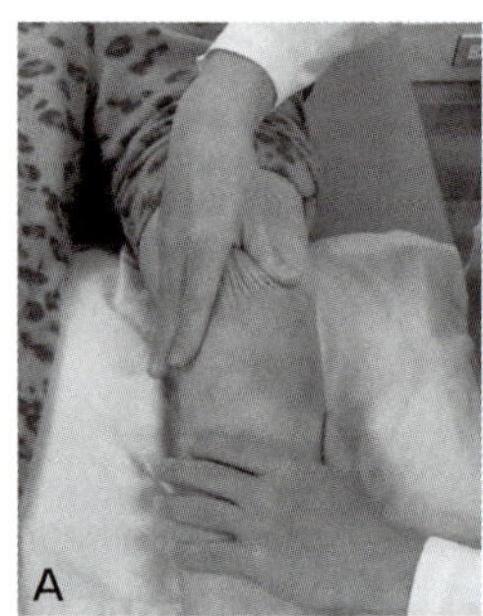

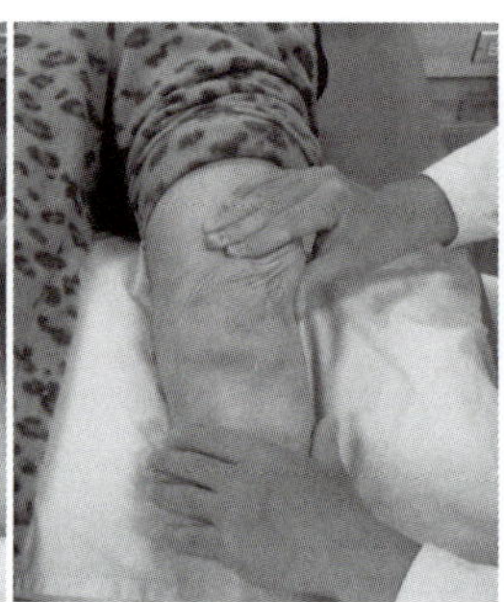
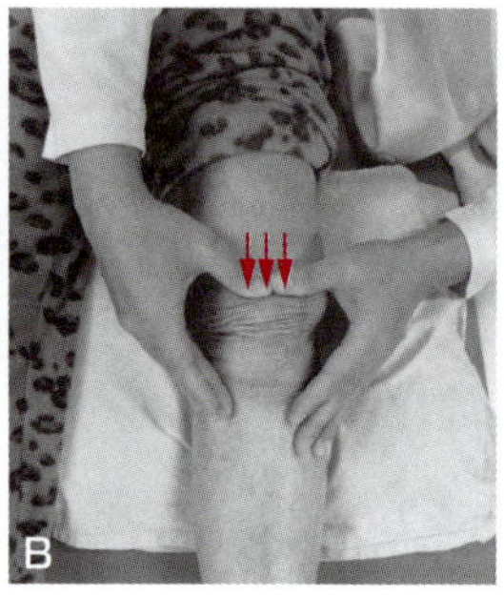


**図24　膝蓋骨上方組織の柔軟性改善アプローチ**

A：膝蓋骨上方組織のマッサージ．膝蓋上嚢，中間広筋，prefemoral fat padのダイレクトマッサージや牽引，ねじり操作にて滑走性を促す．

B：膝蓋骨下方誘導．膝蓋骨の下方誘導にて，膝蓋骨上方組織の持続伸張による柔軟性の改善を図る．

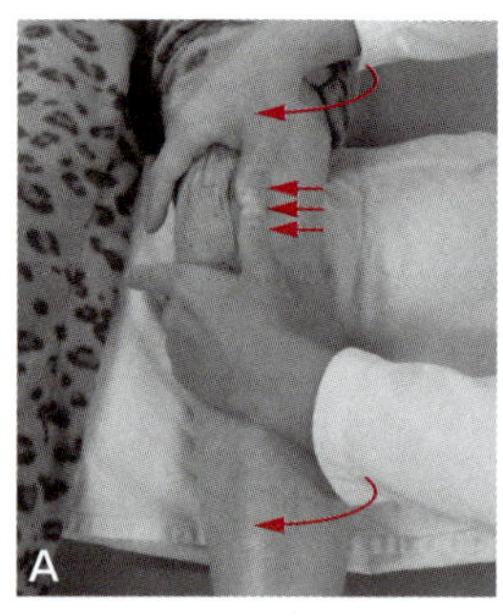

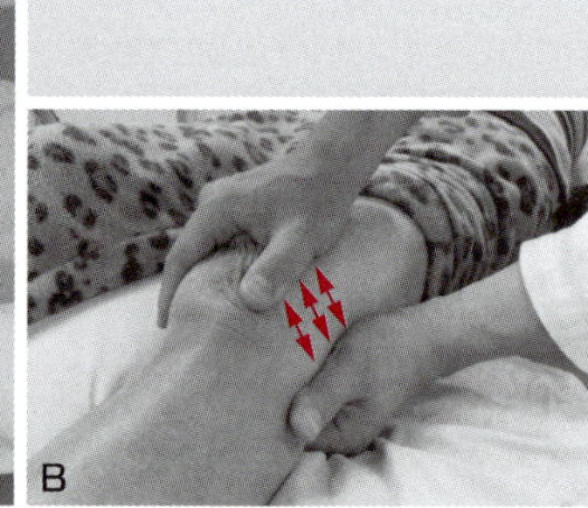

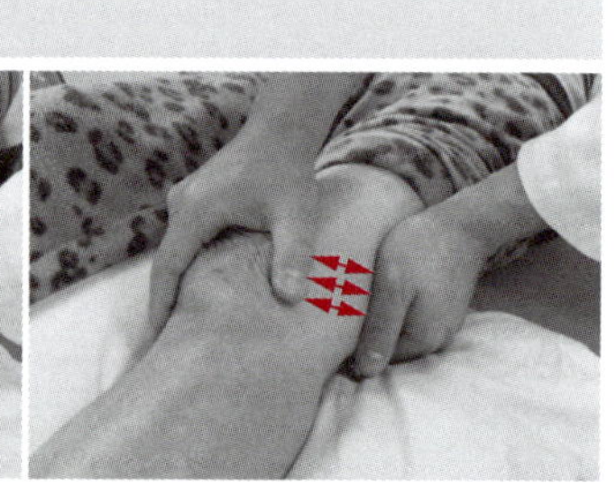

**図25　膝蓋骨外側組織の柔軟性改善アプローチ**

A：膝蓋骨から大腿外側の伸張．膝蓋骨を内側誘導し外側の伸張を加え，さらに大腿骨を内旋させ，大腿筋膜張筋から腸脛靱帯を伸張させる．膝蓋骨内側誘導時，膝蓋骨内側が浮き上がらないよう圧迫を加えておくと外側組織の伸張が得やすい．

B：膝蓋骨と大腿外側組織間のリリース．膝蓋骨外側の膝蓋支帯と連結する線維組織の走行をイメージして持続伸張をかける．横方向（左）だけでなく，斜め方向（右）も実施すると効果的である．

上嚢，中間広筋と大腿骨の間にはprefemoral fat padが存在し，滑走を促す機能を有していると考えられている[6]．それら組織の滑走を促すため，ダイレクトマッサージや骨からの牽引操作およびねじり操作を加え，膝関節の屈曲角を変えつつ膝蓋骨の下方モビライゼーションによる上方の組織の伸張などを行う（図24）．膝蓋骨の内・外側は，支帯や靱帯で覆われ補強されている．特に外側においては，外側膝蓋支帯が外側広筋および腸脛靱帯からの線維と連結しており，外側支持機構への依存が強い場合，膝蓋骨が外側上方へ偏位しやすい．その場合は，外側支持組織のダイレクトマッサージや伸張を行う（図25）．

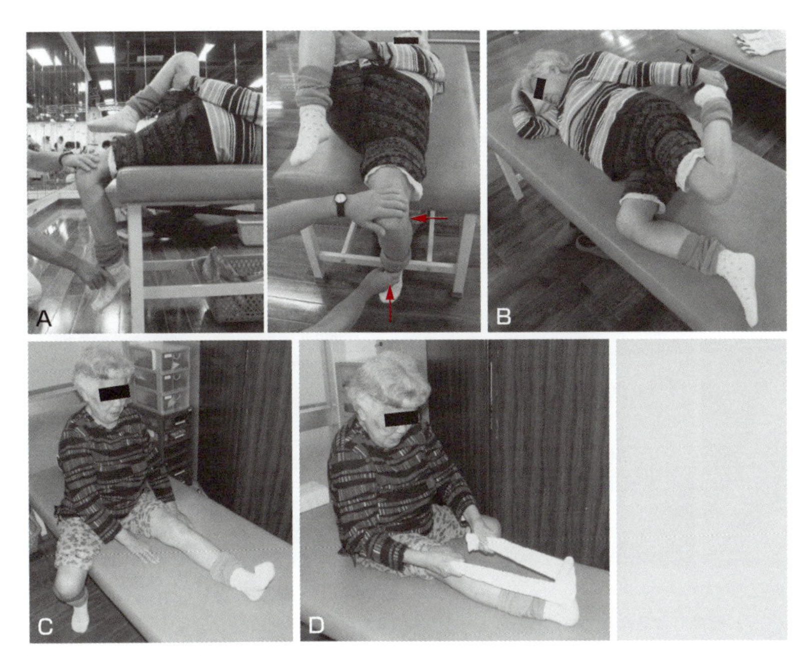


**図26 ストレッチング**

A：大腿直筋．患側膝関節屈曲位となるよう下腿部を下垂させ，対側下肢を屈曲位で抱え込み，骨盤の後傾位を誘導する．そこから膝関節を他動的に屈曲させることで大腿直筋を伸張させる．大腿外側の短縮がある場合，大腿部が外転してくるためそれを制動すると大腿外側も伸張できる．

B：大腿四頭筋遠位部．患側を上方にした側臥位より，膝関節を屈曲させ，足部を把持させる．このとき膝関節遠位部の伸張感を訴える場合が多い．大腿外側が短縮している場合，大腿部が外転してくるためそれを制動するよう注意する．

C：ハムストリングス．脊柱の伸展，骨盤の前傾位をとるよう意識してから股関節屈曲させるとハムストリングの伸張感を得やすい．膝関節が屈曲位とならないよう注意が必要である．また，股関節を外転させることで内側筋群を優位に伸張することができる．

D：腓腹筋．タオルを使用し，足関節を背屈方向へ引きこむ．骨盤前傾位を意識すると腓腹筋の伸張が得やすい．膝関節が屈曲位とならないよう注意が必要である．

## 2 疼痛に対する運動療法

### 1）膝関節の可動域訓練

膝関節周囲の軟部組織や単関節筋の柔軟性を徒手的に改善した後，二関節筋を中心にストレッチングを実施する（図26）．隣接関節である股関節や足関節に関連する大腿直筋や大腿筋膜張筋，ハムストリングス，鵞足構成筋群，腓腹筋の柔軟性が重要となってくる．

### 2）膝関節周囲筋の筋力トレーニング

大腿四頭筋や内転筋群，ハムストリングスの同時収縮による膝関節の固定性を高めるよう個別筋力トレーニングを実施する（図27）．膝伸展筋トレーニングの際，大腿膝蓋関節の摩擦負荷が増大することで疼痛を訴え，十分なトレーニングを実施することができない場合がある．この場合，テーピングにて膝蓋骨の位置とその移動方向を誘導することで疼痛を回避できることがある（図28）．

### 3）患部外トレーニング（メカニカルストレスの軽減を図る）

患部外機能の低下により大腿骨－脛骨の内・外側関節面の荷重応力の分散が偏ることで膝関節構成体への過剰なメカニカルストレスをもたらしている可能性が高い．そのため，荷重下による姿勢や動作中の姿勢制御能を評価した結果から，機能

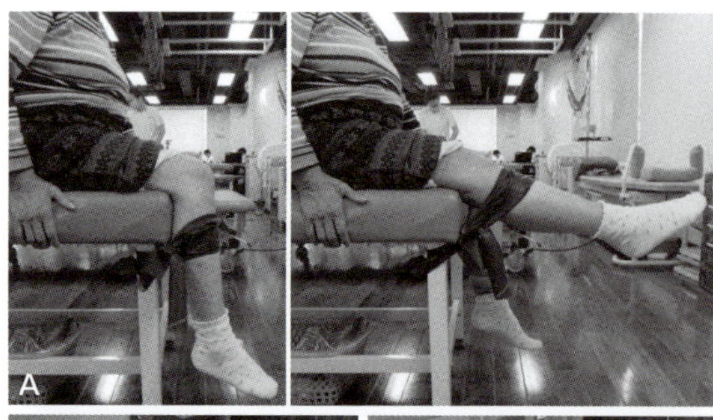
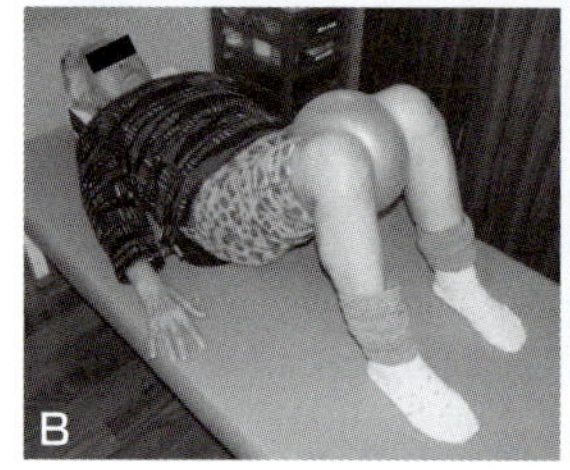
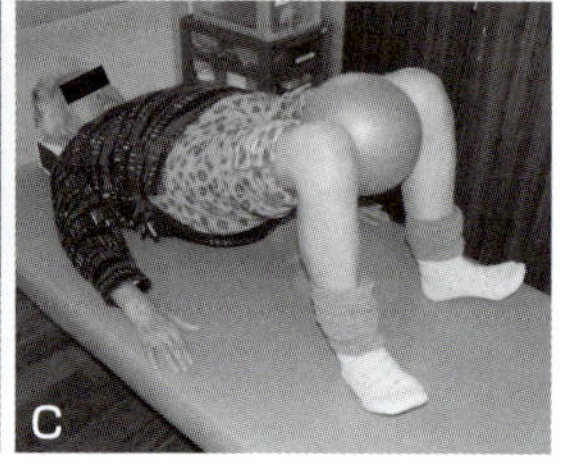

図27 個別筋力トレーニング

A：大腿四頭筋．セラバンド負荷によるレッグエクステンショントレーニング．下腿近位部に設定することで負荷の調整を図る．
B：股関節内転筋群．大腿遠位部でボールを挟み，押しつぶすよう内転筋群の同時収縮を促す．
C：ハムストリングス．膝屈曲位でのブリッジ運動にてハムストリングスを意識させる．また内転筋や大殿筋の同時収縮を促す．

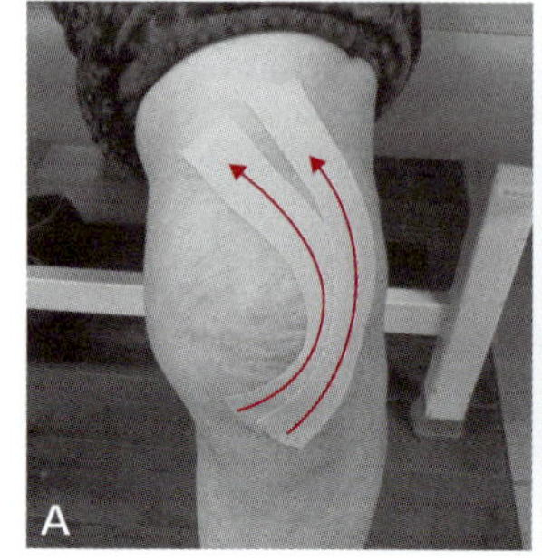
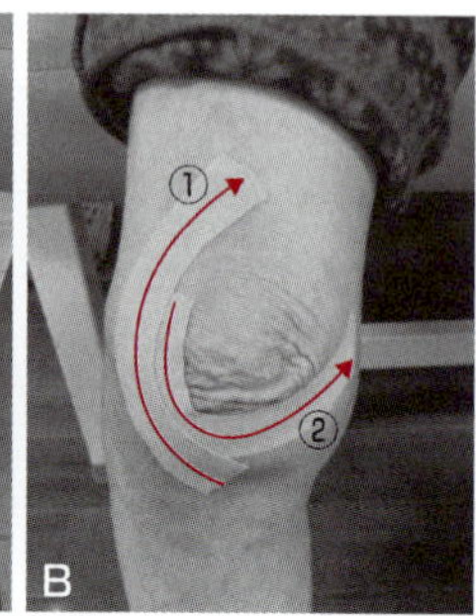


図28 膝伸展筋トレーニング時のテーピング

A：膝蓋骨上外側運動制動テープ．膝伸展運動時に外側広筋が優位となることで膝蓋骨が外側上方へ偏位し疼痛が生じる場合は，膝蓋骨の上外側移動を制動するテープを貼付するとよい．図は左下肢，キネシオロジーテープ（25mm）を使用．
B：膝蓋骨上外側運動制動および外旋誘導テープ．A同様，膝蓋骨の外側上方偏位に加え，内旋が生じることも多い．そのため，外側移動制動テープ（①）と併用して，膝蓋骨外旋誘導テープ（②）を貼付する．図は右下肢，キネシオロジーテープ（25mm）を使用．

不全を起こしている部位を推察し，個別機能評価を実施後，的確なアプローチを行うことでメカニカルストレスの軽減につながる．重要なのは，個々に対するアプローチ前後での姿勢や動作の変化，また疼痛の増減などを確認し，その効果判定を実施することである．

高齢者の場合，加齢に伴う退行性姿勢変化などの原因により，脊柱の後彎（特に胸椎部）や側彎など脊柱アライメントが変化し，可動性が低下することで立ち直り反応や腹圧が低下しやすい．そのため，脊柱の可動性を向上させ（図29），体幹機能である腹圧の向上および座位でのバランス機能の改善を図る（図30）．

股関節機能の低下と膝OAについて関連があるという報告が多くなされている．内反型の膝OAは，重症度が進行すると股関節内旋可動域は低下し，外側スラストの増大や膝屈曲拘縮とも関連している[1]．そのため，股関節の可動性や筋力などの運動機能は非常に重要であり，特に荷重下での膝関節へのメカニカルストレスを考慮しながら股関節機能を改善していく必要がある．個別での股関節周囲筋の筋力トレーニングにより絶対筋力の向上を図り（図31），それと並行して荷重下での起立訓練や多関節機能に配慮したスクワット系トレーニングを実施する（図32）．また，体幹や頭頸部の位置関係より身体重心位置が大きく影響を受けるため，関節アライメントのみでなく，筋活動の過負荷も考慮したトレーニング肢位の決定も重要である．

足部においては，後足部である距腿関節と距骨下関節アライメントが重要と考えている．後足部アライメントは運動連鎖の観点より姿勢制御における重要な機能を有する．踵骨－距骨－下腿骨の関節肢位が上行性に運動を波及させ，膝関節を構

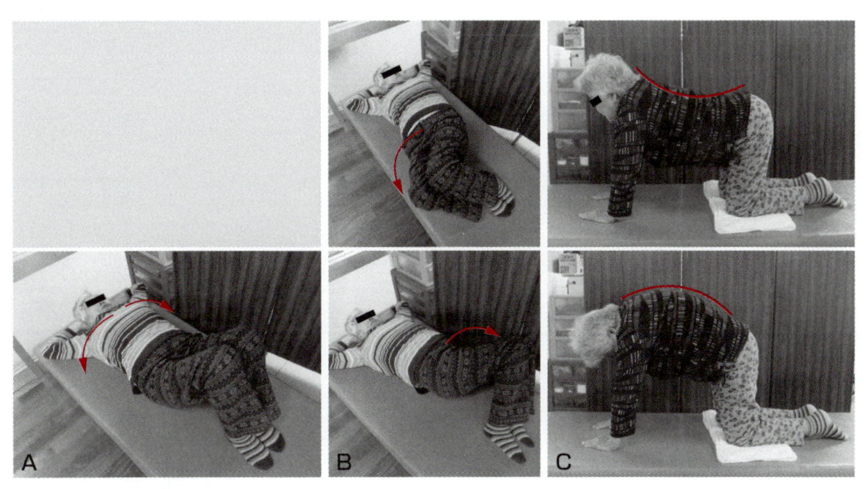


図29 体幹部の可動性改善トレーニング

A：胸椎伸展可動域トレーニング．脊柱の後彎は体幹の回旋や側屈の可動性を低下させる．また，体幹前面筋が短縮しやすいため，まずは持続伸張を行う．呼吸をゆっくりと行い，リラックスすることが重要である．
B：体幹回旋トレーニング．Aの肢位に加え，骨盤帯からの左右への回旋運動を追加する．腋窩部や腰部の短縮がある場合，伸張感を得られるため，ゆっくりとした呼吸に合わせてリラクゼーションを促しながら自動運動を行う．
C：脊柱前後彎トレーニング．脊柱全体の前彎および後彎の可動性を改善させつつ，骨盤前傾運動や腹圧の向上も目的としている．

成する大腿骨から骨盤帯，体幹部へと連鎖反応が及ぶ．そのため，床面に接地する踵骨肢位，その踵骨と距骨で構成される距骨下関節肢位，そして距骨と下腿骨で構成される距腿関節肢位を把握し，膝関節構成体へのメカニカルストレスの要因となっているかを評価で明確にしたうえでアプローチを選択しなければならない．

後述するテーピングによる介入方法でも取り上げるが，まずは，踵骨肢位を内反および外反または中間位とするか，距骨下関節肢位を回内および回外または中間位とするかを決定する必要があり，膝関節の疼痛が軽減する方向が明確になれば，足部周囲筋に対する筋力増強トレーニングを実施し（図33），膝関節へのメカニカルストレスの軽減を図る．また，前足部機能も重要であり，内側縦アーチ，外側アーチ，横アーチの保持に貢献する足部内在筋のトレーニングも実施する（図34）．足部の各アーチが保持され安定することで，立脚中期から蹴り出しにかけての支持性が向上する．また母趾側での荷重が安定することで外側スラストの軽減も期待できる．

## 3 疼痛に対する装具療法

膝OAに対する装具療法として，膝関節を直接的に操作するテーピングやサポーターなどの外固定装具と隣接関節のアライメント調整によって間接的に膝関節を操作するテーピングや補装具を臨床で活用している．テーピングは，治療的な概念より評価ツールとして用いることが多い．皮膚に直接貼付するため，肌荒れの原因となる可能性があり，長期間の貼付は避けるべきである．そのため，評価として短時間で使用するツールとして利便性が高い．また，サポーターなどの外固定，足底板やインソールパッドによる補装具は，非荷重下および荷重下での評価やテーピングによる評価結果より，骨および関節アライメントをどのような肢位に誘導するかを決定したうえで処方することが重要である．

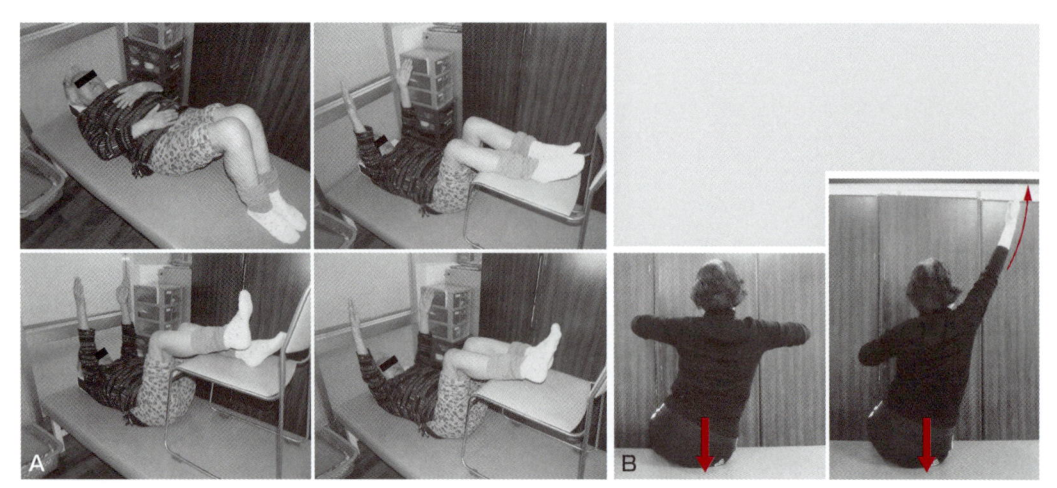


**図30　体幹筋の機能トレーニング**

A：各種腹圧向上トレーニング．膝立て背臥位にて，胸部と腹部に手を置き，その動きを確認しながら腹式呼吸を行わせる（左上）．腹式呼吸を継続しながら四肢の空間位保持を段階的に増やし（右上→左下→右下），体幹の固定性トレーニングを行う．

B：座位バランストレーニング．端座位にて腹式呼吸を行う．また，腹式呼吸の呼気のタイミングで左右の坐骨荷重を意識し体重移動を行う（左）．一側上肢を挙上し，挙上側の坐骨荷重を意識しながら上方へリーチ運動を行う（右）．そうすることで左右への体重移動時の体幹の立ち直り反応を促通することができる．

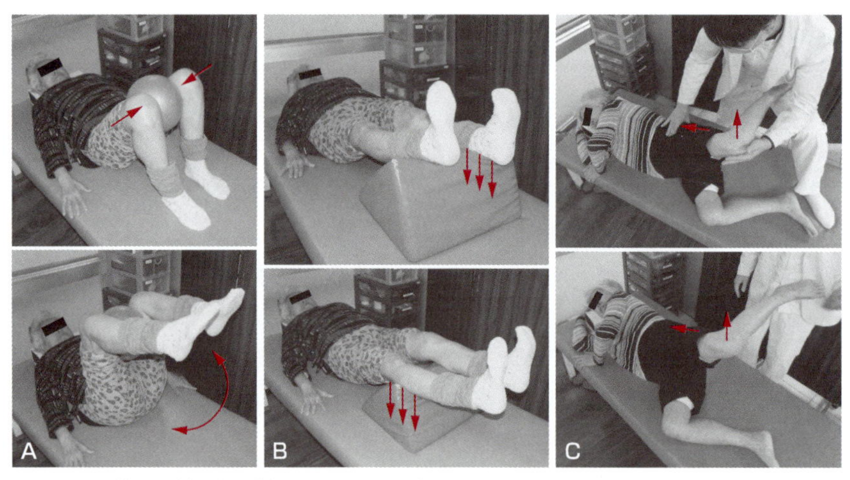


**図31　股関節周囲筋の個別筋力トレーニング**

A：腸腰筋．膝立て背臥位にて両膝間にボールを挟み，膝関節90°屈曲位を保持させる（上）．そこから腹式呼吸の呼気に合わせて股関節90°位まで屈曲させ（下），そのまま上の肢位に戻す．呼気の間に股関節運動を行い，運動の間に吸気を行う．

B：大殿筋．膝関節伸展位にて三角枕などのクッションを足関節（上）または下腿近位部（下）に設置する．大腿四頭筋のセッティング後，クッションをベッド方向に押しつけることで，股関節後面筋の収縮を促す．股関節伸展運動ではなく，クッションをつぶす意識で行うとよい．また膝伸展制限がある場合，ハムストリングスが過剰に収縮することがあるため注意する．

C：中殿筋．側臥位にて，膝関節屈曲位，股関節外転・伸展位を保持させる．股関節の屈曲角を変えることで収縮する筋線維が変化するため，触診にて確認しながら実施する．保持時間は5～10秒とし，大転子を骨盤側へ引きこむよう大腿骨頭の求心位を保持させる．初めは介助下で運動方向と収縮感を学習させ（上），自力での保持練習（下）へと進めていくとよい．

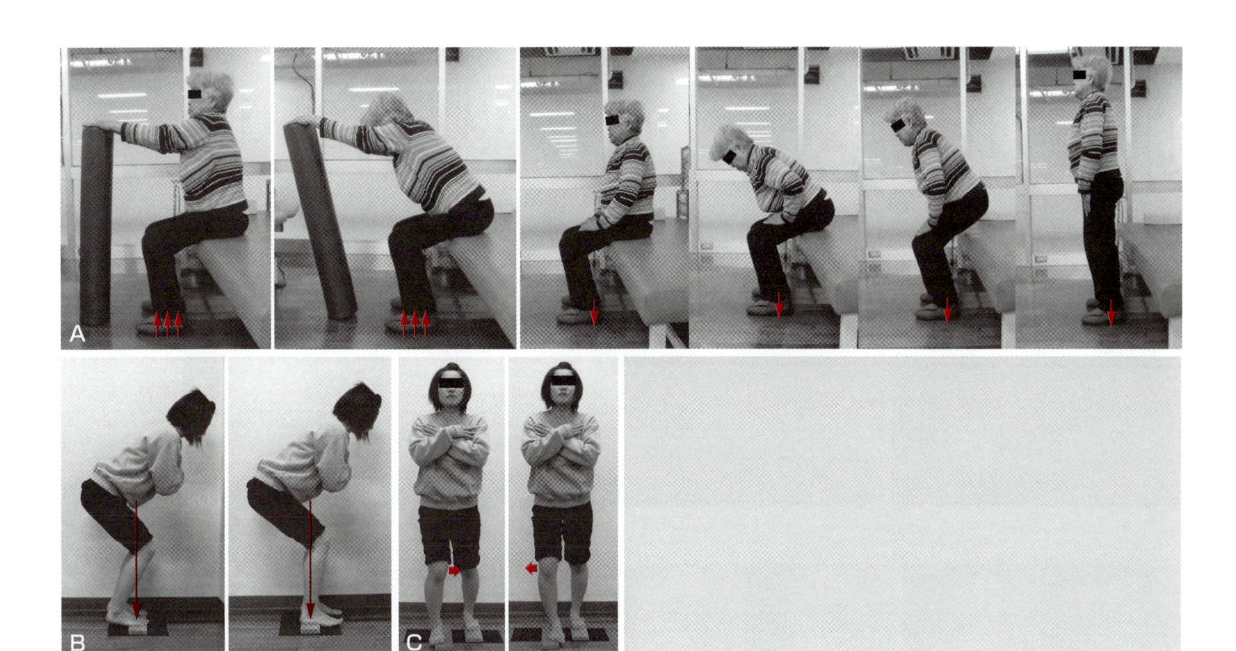


**図32　荷重下での機能的トレーニング**

A：起立練習．起立動作を行う前の準備として，脊柱伸展および骨盤前後傾中間位での座位姿勢（左）からの体幹前傾（骨盤前傾）運動（中）を行う．図のように上肢を前方リーチ位で手部支点とすると脊柱後彎を制動しやすい．また，座位保持の段階で両足底の荷重圧を軽減させるよう意識させる（矢印）と腸腰筋など下部体幹の収縮が得やすくなり，骨盤前傾運動を促しやすくなる．そこから起立動作を開始する（右）．骨盤前傾運動（股関節屈曲運動）から始動させ，ゆっくりと臀部が離地する程度まで重心の前方移動を促す．このとき踵荷重を意識すると股関節運動が促しやすい（矢印）．

B：板上スクワット．足底の荷重位置を変化させることで足関節肢位および下腿骨の前後傾位を調整できる．前足部支持（左）では，背屈および前傾が促され，膝関節が屈曲位となりやすい．また，後足部支持（右）では，下腿骨が垂直位となり下腿後面筋による姿勢制御が制限されるため，骨盤前傾・股関節屈曲運動による重心位置のコントロールが求められる．そのため，股関節後面筋による姿勢制御機能が重要となる．

C：板上フロントスクワット．足底の荷重位置を変化させることで膝関節の内・外反肢位を調整できる．足底内側支持（左）では外反方向に，足底外側支持（右）では内反方向に誘導できる．疼痛の軽減できる肢位を誘導しつつ，フロントスクワットを行うと荷重下での効率的なトレーニングが可能となる．

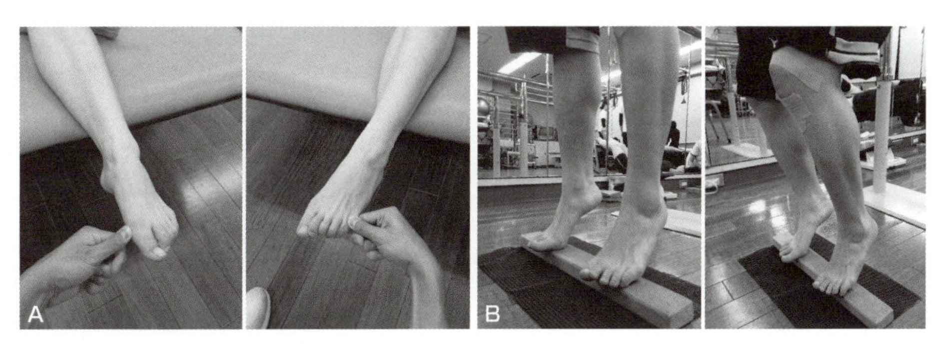


**図33　足部周囲筋トレーニング**

A：足部回内外筋力トレーニング．足関節最大底屈位で保持させ，図のように前足部内・外側から抵抗を加える．内側からの抵抗（左）では後脛骨筋，外側からの抵抗（右）では腓骨筋群が優位に収縮する．足部を回外方向に誘導したい場合は左を，回内方向に誘導したい場合は右を実施し，その前後での歩行の比較を行う．

B：下腿後面筋トレーニング．立位にてヒールレイズを行う．膝関節伸展位では腓腹筋，膝関節屈曲位ではヒラメ筋が優位に働きやすい．最大底屈位からの遠心性収縮による制動機能を意識して行う．図のように，趾球部分で接地させることで足趾屈筋群の活動を軽減できるため，腓腹筋およびヒラメ筋のより選択的なトレーニングとなる．

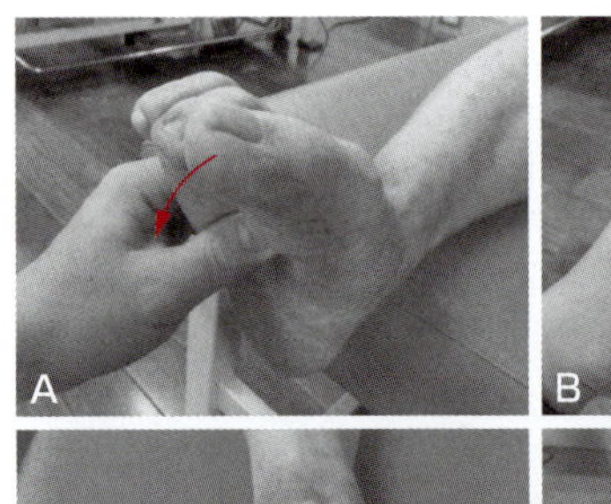
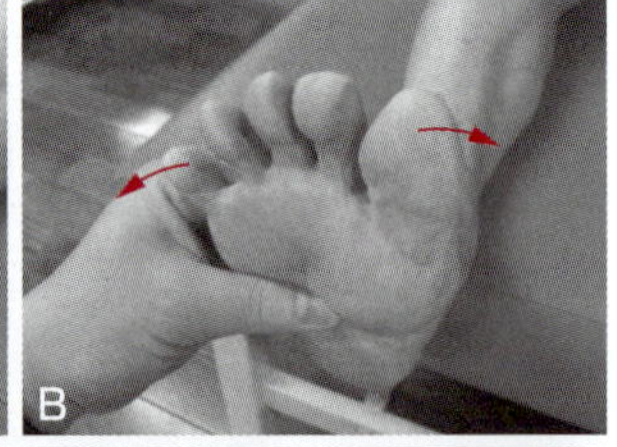
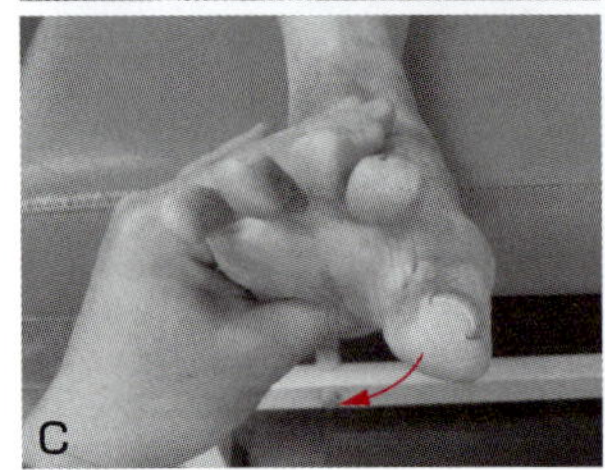
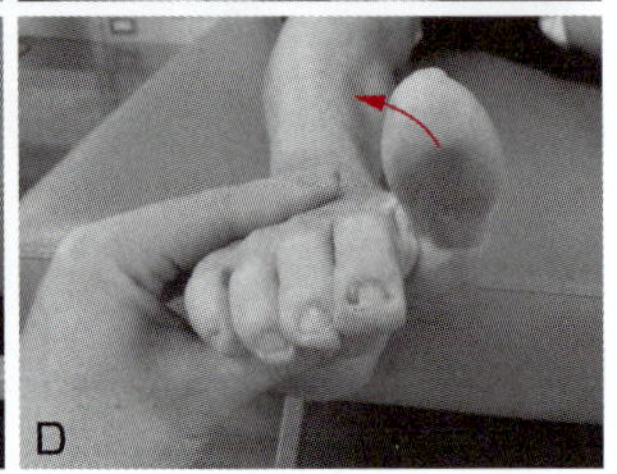

**図34　足部内在筋トレーニング**

まず，足底内在筋の筋機能評価として，足趾の“グー，チョキ（2種），パー”を実施する．内在筋の機能が低下している場合，足趾の分離運動が拙劣となり，外在筋優位な足関節を含めた運動となってしまう．また，足趾の可動域に対して最終域まで動かすことができないなどがある．トレーニングとしては，内側縦アーチにかかわる短母趾屈筋（A），母趾外転筋（B），外側アーチにかかわる小趾外転筋（B），横アーチにかかわる母趾内転筋（C）などが重要であり，触診にてその収縮を確認しつつ，それぞれ図のように最終域での保持（等尺性収縮）をさせるようにして行う．短母趾伸筋（D）についても触診にて確認を行う．

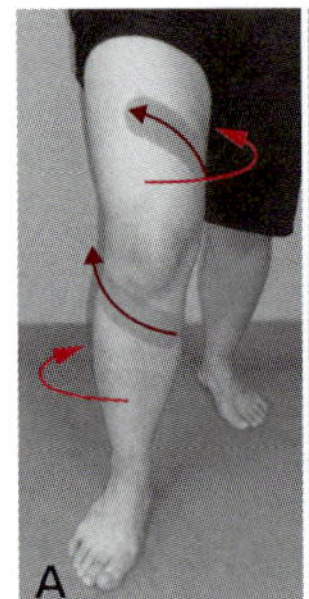
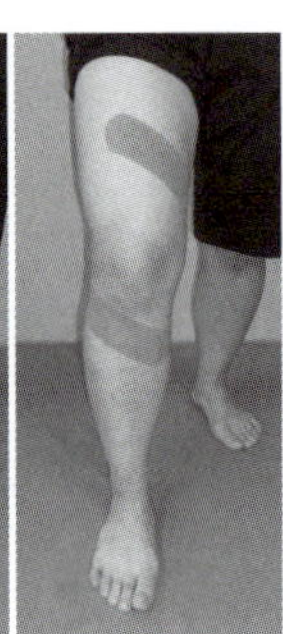
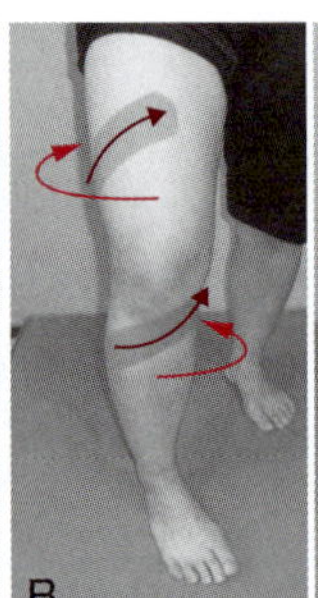
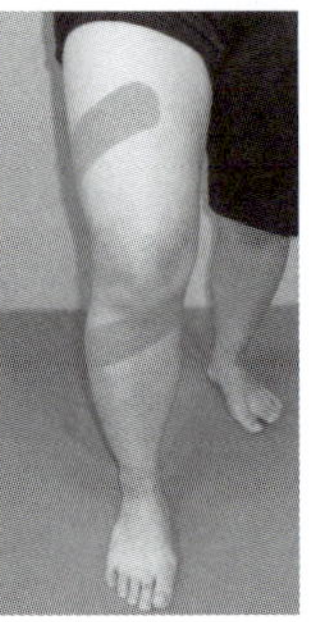

**図35　膝関節内・外反誘導テープ**

A：外反誘導テープ．膝関節軽度屈曲位，下腿骨を外旋位，大腿骨を内旋位とし，knee-in/toe-out 位をとる．テープは下腿内側から外上方へ向かい，膝窩部を通過し，大腿内側から前外側に向かうようなスパイラルテープを貼付する．

B：内反誘導テープ．膝関節軽度屈曲位，下腿骨を内旋位，大腿骨を外旋位とし，knee-out/toe-in 位をとる．テープは下腿外側から内上方へ向かい，膝窩部を通過し，大腿外側から前内側に向かうようなスパイラルテープを貼付する．

### 1）膝関節に対する直接的テーピングと装具

大腿脛骨関節および膝蓋大腿関節に対するテーピングと装具を紹介する．テーピングに関しては，大腿骨に対して下腿骨または膝蓋骨をどのような肢位に誘導すれば疼痛が軽減するかを前述した各種評価より検証したうえで実施し，その効果判定をテープ貼付前後で動作を通じて確認する．

大腿脛骨関節においては，主に膝関節内反または外反を制動することが目的となる．内反を制動するためには大腿骨内旋－下腿骨外旋方向へ，外反を制動するためには大腿骨外旋－下腿骨内旋方向への誘導を行う（図35）．回旋系の誘導のみでは十分に制動できない場合は，膝関節内・外側にテーピングによる“壁”をつくるよう制動テープを貼付する（図36）．また，屈曲および伸展を制動または誘導する場合は，下腿骨の前後方向への誘導を行う（図37）．これらのテーピングによる操作で疼痛軽減方向を明らかにした後に，ストラップつきの軟性サポーターや支柱つき軟性装具などを処方する（図38）．

膝蓋大腿関節においては，何らかの原因によって膝蓋骨の可動性低下や運動方向の変位などをきたし，膝伸展筋力の出力低下の要因となっている場合に用いることが多い．また，歩行や階段昇降などの動作時に膝前面痛を認める場合にも用いる．膝 OA の場合，膝関節の支持性を外側支持機構に依存するケースが多く，外側広筋が優位に活動しやすい．そのため膝蓋骨の位置および運動の軌跡が外側偏位する．その場合，膝蓋骨内側＋下方＋外旋誘導テープ（図28）などを貼付することで疼痛の軽減を図れることが多い．このとき，内側広筋の筋萎縮や筋力低下を併有しやすいため内側広筋促通テープ（図39）を用いる．また，IFP の線維化や癒着により最終伸展位で膝前面に疼痛が出

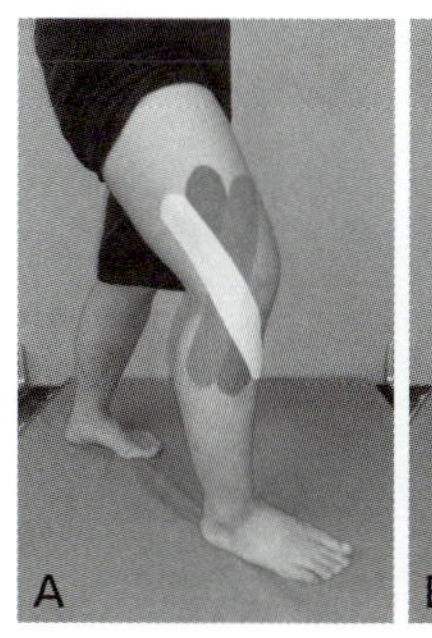

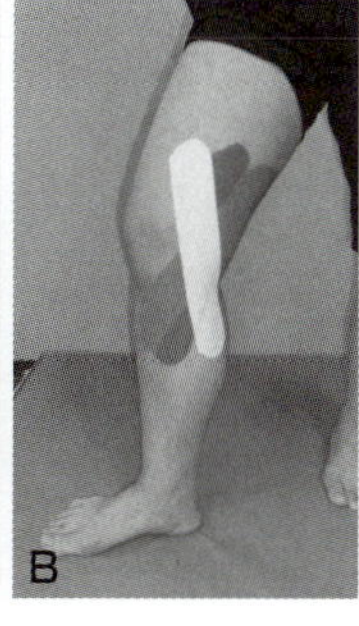


**図36　膝関節内・外反制動テープ**

A：内反制動テープ．膝関節軽度屈曲位，下腿骨を軽度外旋位とする．膝関節外側部にテープの張力がかかるよう大腿部外側から下腿外側部へとXサポートテープ（2～3本）を貼付する．

B：外反制動テープ．膝関節軽度屈曲位，下腿骨を軽度内旋位とする．膝関節内側部にテープの張力がかかるよう大腿部内側から下腿内側部へとXサポートテープ（2～3本）を貼付する．

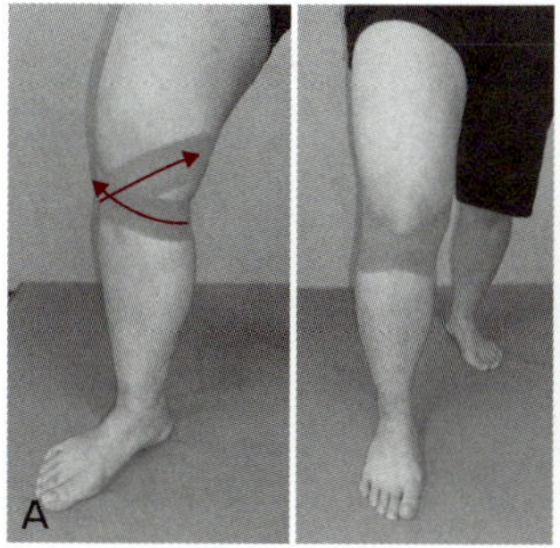

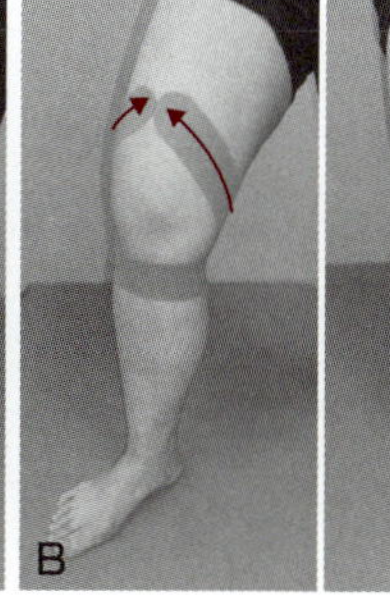

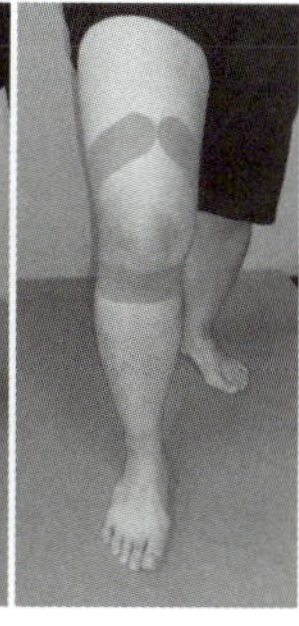

**図37　下腿骨前・後誘導テープ**

A：前方誘導テープ．膝関節軽度屈曲位とし，下腿近位後面部にテープの中心を貼付し，下腿を前方に誘導させながら膝蓋骨下部でテープがクロスするよう大腿前面から内・外側へ貼付していく．

B：後方誘導テープ．膝関節軽度屈曲位とし，下腿近位前面部にテープの中心を貼付し，下腿を後方に誘導させながら膝窩上方部でテープがクロスするよう大腿後面から内・外側へ貼付していく．

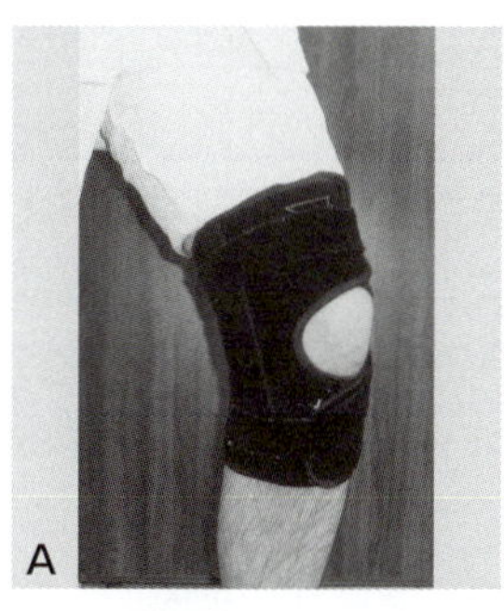

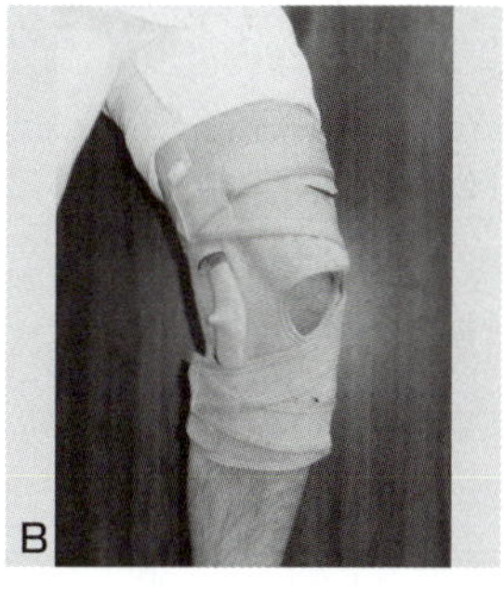


**図38　膝関節における補装具**

A：ストラップつき軟性装具．支柱のない軟性装具で，ストラップつきのため大腿骨と下腿骨のアライメントを誘導することができる．

B：支柱つき軟性装具．内・外側に支柱がついており，内・外反方向の動きを制動する．

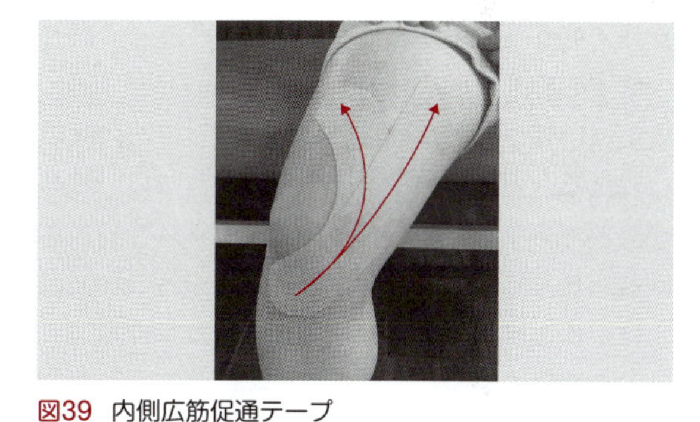

**図39　内側広筋促通テープ**

膝関節屈曲90°位とし，下腿前面近位部より膝蓋骨内側の内側広筋の筋線維走行方向をイメージして，大腿前内側と前面へとわずかに張力をかけて貼付する．

現する場合，膝蓋骨下方の表層組織をテープにてたわませることでIFPの前方移動が可能となり疼痛の軽減を図れる場合もある（図40）．同部周囲の癒着や拘縮がある場合，膝蓋骨の上方運動が制限させるため，膝伸展制限や大腿四頭筋の筋出力低下をきたすこともある．その場合，膝蓋骨上方誘導テープを用いる（図41）．

### 2）足部に対するテーピング[8,9]

治療的概念より評価ツールとして用いることが多い．荷重下の上行性運動連鎖において後足部肢位が重要であり，踵骨－距骨－下腿骨へと連動して運動が波及することで，膝関節にも大きな影響を及ぼす．足部肢位をテープにて誘導することで，膝関節に加わるメカニカルストレスを軽減または増悪させることができる．片脚立位や歩行，階段昇降など荷重下での姿勢・動作を中心に，テーピング実施前後での疼痛やアライメントの変化を観察し，その変化を分析する．前述した各種評価結

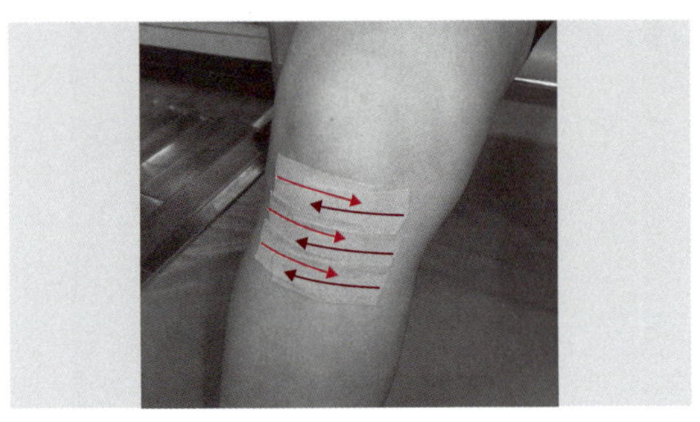

図40 IFP 誘導テープ

膝蓋骨下部の表層組織（皮膚や皮下組織）の伸縮性の低下により，膝伸展時に膝蓋下脂肪体が前方に移動できなくなる．そこで，前方部にテープでたわみをつくることで移動できるスペースを確保する．下腿近位部の内・外側面より皮膚を正中方向に寄せるように，テープを交互に編みこみながら貼付する．

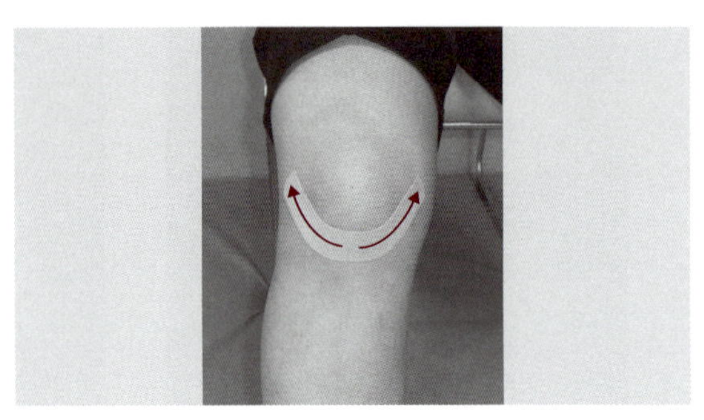

図41 膝蓋骨上方誘導テープ

膝蓋骨下方組織の癒着などで膝伸展運動時や大腿四頭筋収縮時に膝蓋骨の上方移動が制限されてしまう場合に実施する．膝関節軽度屈曲位にて，テープの中央を膝蓋骨下部に貼付し，膝蓋骨を上方へ誘導しつつ，内側および外側上方にそれぞれ張力を加えて貼付する．

果より，疼痛の軽減方向を予測したうえでテーピングを実施することで，その変化の要因を早期に推察することが可能となる．膝 OA の場合，同じ内側型 OA であっても後足部肢位が回内位の場合，または回外位にある場合と個々によってその肢位は異なる．後足部がなぜその肢位をとっているかが重要であり，膝関節へのメカニカルストレスを回避するための代償的な姿勢制御であるのか，または足部機能の低下によりさらにメカニカルストレスを助長させてしまっている非代償的姿勢制御であるのかを探りつつ分析を進めていく．

まず，後足部回内誘導または後足部回外誘導のどちらが良いかを決定する．片脚立位やスクワッティングテストにて，後足部の誘導方向を確認したうえで，まずは疼痛軽減が予測される肢位へ誘導し，その後確認のため反対方向へ誘導し，その違いを歩行などの動作にて確認する．歩行周期のなかでは立脚初期から中期におけるアライメントや重心移動の変化などに注目し，膝関節へのメカニカルストレスを予測したうえで観察を進める．

後足部肢位のとらえ方として，回外誘導は（図42-A），立脚初期から中期で下腿骨を外旋方向へ誘導（内旋の制動）し，相対的に膝関節は外旋位となる．また，足部全体の剛性を高め，踵接地時の支持性を高めることで，前方への推進力を向上させる作用がある．逆に足部の柔軟性は低下するため衝撃吸収能も低下する．過回内足で，膝関節の外側スラストが認められる場合，回外誘導にて足部の剛性を高めることで下腿の外側傾斜が軽減し，垂直方向に誘導できるため，膝関節の内反モーメントを軽減できることもある．回内誘導は（図42-B），立脚初期から中期で下腿骨を内旋方向へ誘導（外旋の制動）し，相対的に膝関節は内旋位となる．また，足部全体の剛性を低下させ，柔軟性の高い足部へと誘導でき，踵接地時の衝撃吸収能は向上する．しかし，支持性は低下し前方への推進力も低下しやすい．膝関節の外側スラストが認められ，後足部が回外位を呈している場合，足底外側荷重が優位となりやすいため，回内誘導にて内側荷重を誘導することで，下腿の外側傾斜を制動でき，膝関節の内反モーメントを軽減できることがある．

第 1 列を背屈・回外誘導または底屈・回内誘導のどちらがよいかを確認する．第 1 列背屈・回外誘導は（図43-A），母趾球荷重より母趾頭（足尖）での荷重を促し，下腿骨を外旋方向へ誘導することになる．そのため，立脚中期以降で足尖での支持性が高まることで足関節の背屈を制動し，膝関節の伸展を誘導することができる．また，下腿骨外旋に伴い，足底荷重は外側方向へ誘導でき

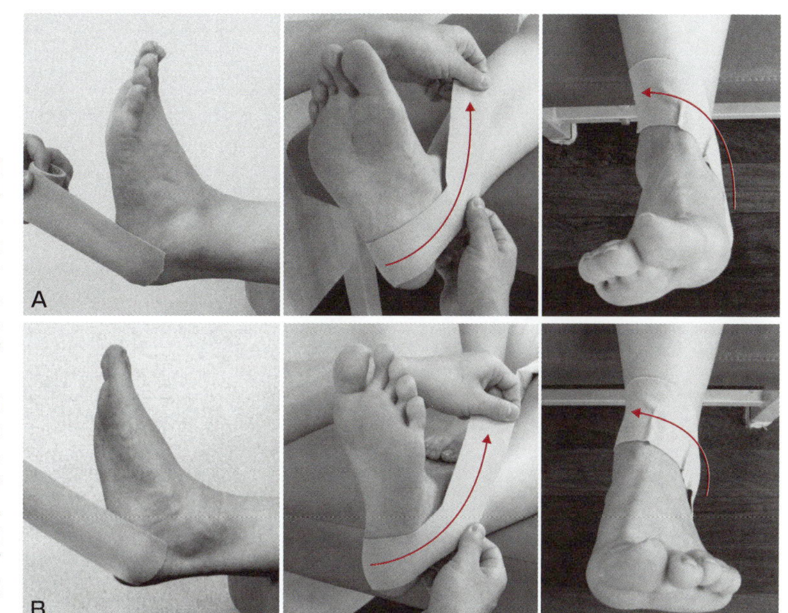


**図42 後足部誘導テープ**

A：回外誘導テープ．足関節底背屈中間位，足部を軽度回外位とし，踵骨外側から前下方に向かって開始する（左）．足底を通過し，載距突起（内果直下）を持ち上げるように走行させ（中），内果を超えたあたりからテープを外側に向かわせ貼付する（右）．テープは載距突起を持ち上げる際のみ，軽く張力をかける．

B：回内誘導テープ．足関節底背屈中間位，足部を軽度回内位とし，踵骨内側から前下方に向かって開始する（左）．足底を通過し，外果直下を持ち上げるように走行させ（中），外果を超えたあたりからテープを内側に向かわせ貼付する（右）．テープは外果直下を持ち上げる際のみ，軽く張力をかける．

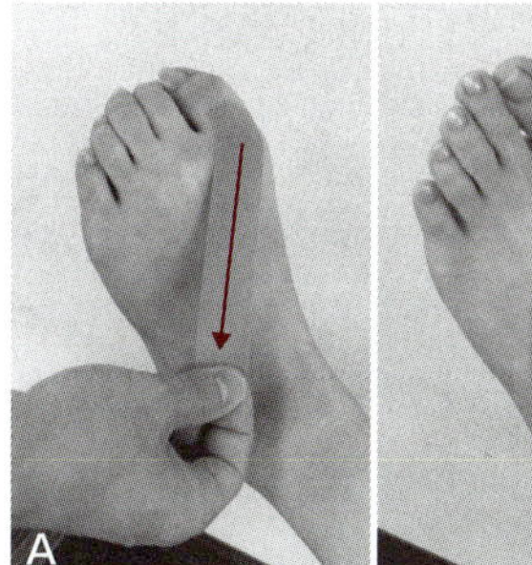

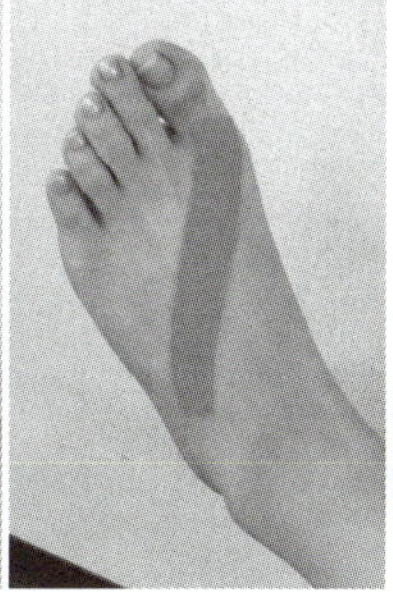
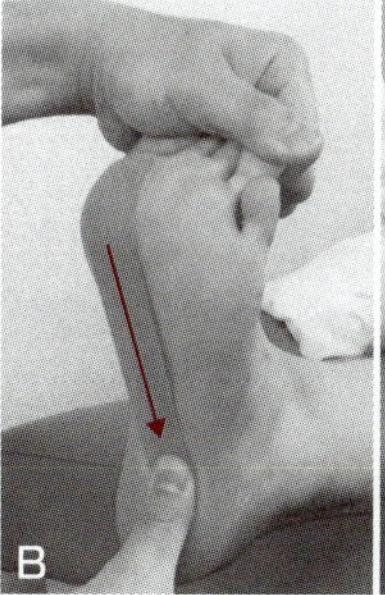

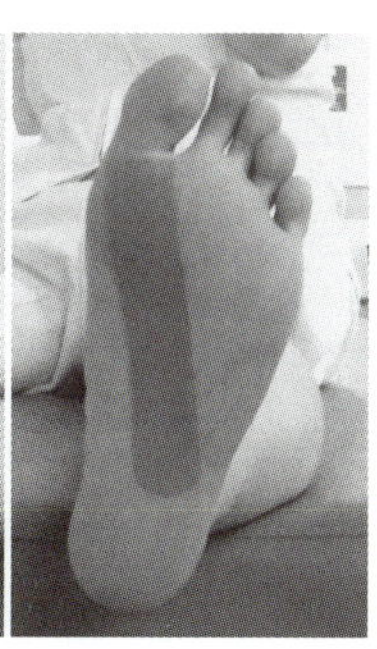

**図43 第１列誘導テープ**

A：背屈・回外誘導テープ．第１趾の中足趾節関節を屈曲位とし，基節骨背側部より立方骨に向かって開始する（左）．テープは，全体的に張力を軽くかけた状態で貼付する（右）．

B：底屈・回外誘導テープ．第１趾の中足趾節関節を伸展位とし，基節骨底側部より立方骨に向かって開始する（左）．テープは，全体的に張力を軽くかけた状態で貼付する（右）．

る．しかし，歩行立脚相で足底外側荷重が強く，小趾側での蹴り出しや膝関節の外側スラストが強い場合はさらにその現象を助長させてしまう場合がある．また，底屈・回内誘導は（図43-B），母趾球荷重を促し，下腿骨を内旋方向へ誘導することになる．そのため，立脚中期以降で足関節の背屈および膝関節の屈曲を誘導できる．また，下腿骨内旋に伴い足底荷重は内側方向へ誘導できる．よって，過度な足底外側荷重で膝関節の外側スラストが出現している場合，足底荷重を内側に誘導することができ，膝関節の内反モーメントの軽減を図ることもできる．

第５列は，立脚中期における重心の側方移動と関連があり，特に足圧中心が外側から内側に移行する時期を操作することができる．内がえし誘導は（図44-A），外側から内側への重心移動を遅延させ，足底外側荷重が優位となりやすい．内側型の膝OAでは，重心が外側に偏位することで内反モーメントを増強させてしまう可能性がある．外がえし誘導は（図44-B），外側から内側への重心移動を早め，足底内側荷重を促すことができる．外側型の膝OAでは，重心が内側に偏位することで外反モーメントを増強させてしまう可能性がある．また，誘導なしの場合もあるため，誘導の有無によるアライメントや疼痛の変化を確認することが重要である．

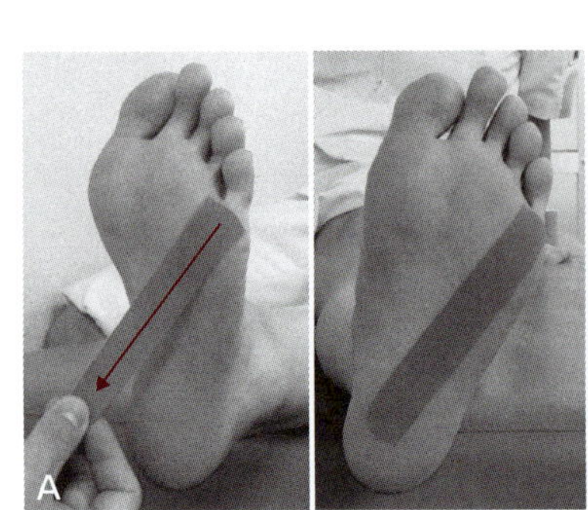


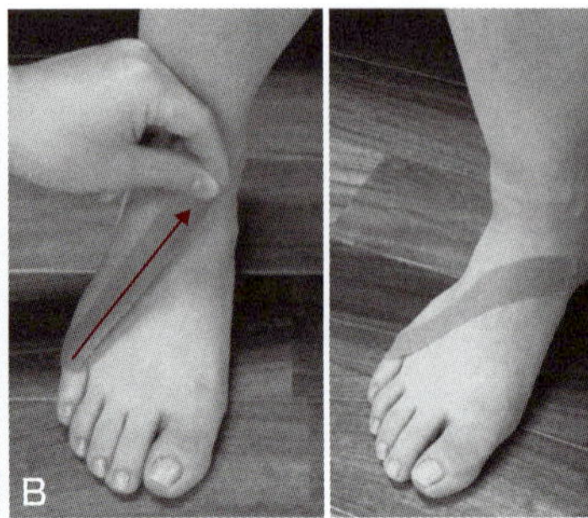


**図44　第５列誘導テープ**

A：内がえし誘導テープ．第５趾の中足骨頭を底側に誘導し，基節骨底側部より舟状骨に向かって開始する（左）．テープは，全体的に張力を軽くかけた状態で貼付する（右）．

B：外がえし誘導テープ．第５趾の中足骨頭を背側に誘導し，基節骨底側部より舟状骨に向かって開始する（左）．テープは，全体的に張力を軽くかけた状態で貼付する（右）．

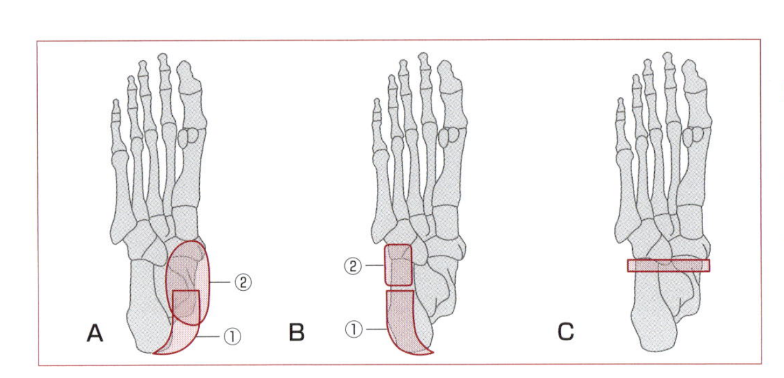


**図45　後足部におけるパッドの処方**

A：回外誘導パッド（①:内側ヒールウェッジ，②:内側縦アーチ載距突起部パッド）．

B：回内誘導パッド（①:外側ヒールウェッジ，②:外側アーチ踵骨－立方骨部パッド）．

C：距骨前傾制動パッド．過回内足の場合，踵骨が過度な前傾を呈していることが多い．内側部の回外誘導パッドのみでなく，当パッドを処方することでさらに効果的なアライメントの調整ができる場合がある．

### 3）インソール（足底板）[8, 10]

古くから内反型の膝 OA に対し外側楔状足底板により膝内反モーメントが減少するなどの効果があるといわれており，足部肢位を調整することで全身アライメントや姿勢制御機能を向上させ，膝関節に加わるメカニカルストレスの軽減を図る目的で用いる．各種インソールパッド（ソルボ線維，ウレタンフォームなどの衝撃吸収素材）を用いることで臨床で簡便に活用できる．前述したテーピングによる評価結果より，膝関節へ加わるメカニカルストレスを軽減できる肢位を明確にしたうえで処方することが重要である．また，高さ調整も非常に重要であり，高さによっては評価結果と異なる結果がでる場合もあるため，慎重にその変化と効果検証を行うことが必要となる．

後足部から中足部においては，踵骨のアライメントが重要であり，踵骨肢位を整え，そのうえの距骨や下腿骨との関節面が適合することで，骨性支持が向上する．その際，前額面だけでなく矢状面からの調整が必要な場合が多い．具体的には，後足部回外誘導の場合，内側ヒールウェッジと内側縦アーチ載距突起部パッドを組み合わせて処方する（図45-A）．また，後足部回内誘導の場合，外側ヒールウェッジと外側アーチ踵骨－立方骨部パッドを組み合わせて処方する（図45-B）．ヒールウェッジのみの場合やヒールウェッジの内・外側，載距突起部パッドと踵骨－立方骨部パッドを高さを変えて同時に処方する場合もある．踵骨を内・外側から支え，前方への傾斜を制動することで安定性が向上しやすいため（図45-C），踵接地時の後足部の支持が高まり，下腿の内外側への不安定性も軽減させることができる．

踵接地後の足底外側での支持期は，外側アーチによって調整でき，特に外側スラストに対する処方として重要である．この時期に下腿が外側に傾斜することで膝関節内反モーメントが増強しやすい．そのため，踵骨から立方骨，第５列へのパッドはその動きの観察を十分に行ったうえで処方しなければならない（図46）．また，片側性の膝 OA で膝伸展制限を認める場合，脚長差が生じやすく，短縮側への墜落性跛行によって膝関節のみならず下肢全体へのメカニカルストレスが増強しやすい．

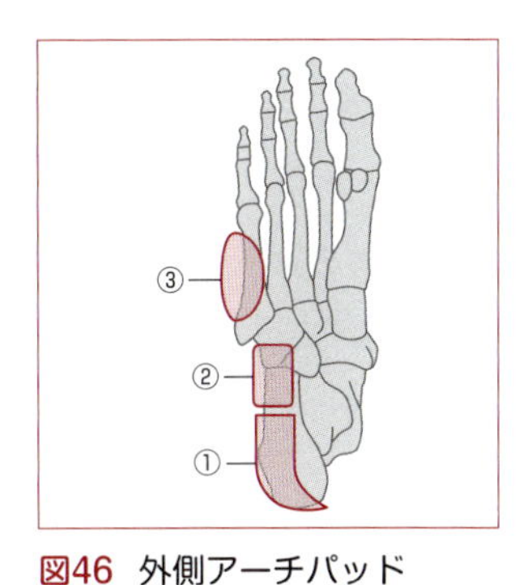


**図46　外側アーチパッド**

①：外側ヒールウェッジ，②：踵骨－立方骨部パッド，③：第5列外がえしパッド

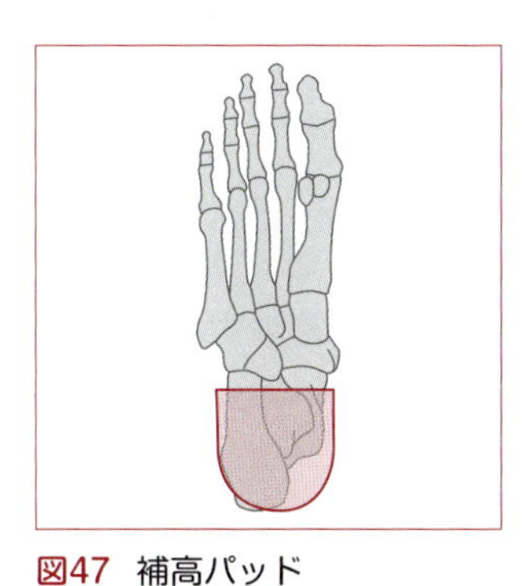

**図47　補高パッド**

踵骨部にパッドを挿入し，脚長差の補正を図る.

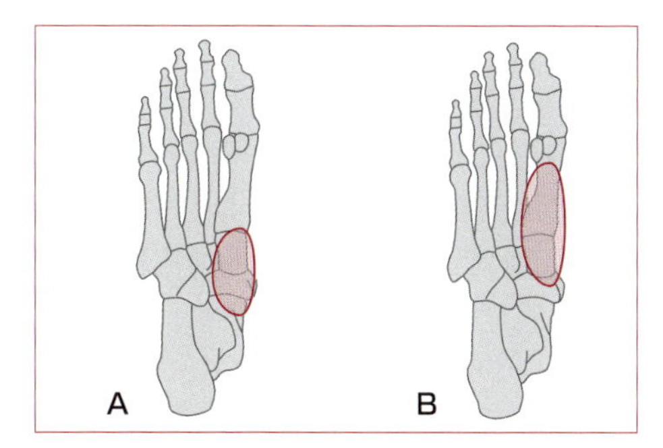


**図48　第1列におけるパッドの処方**

A：底屈誘導パッド．第1列の前方部分である第1中足骨が底屈位となるようその近位部にパッドを処方する.

B：背屈誘導パッド．第1列の前方部分である第1中足骨が背屈位となるよう母趾球近位部までパッドを処方する.

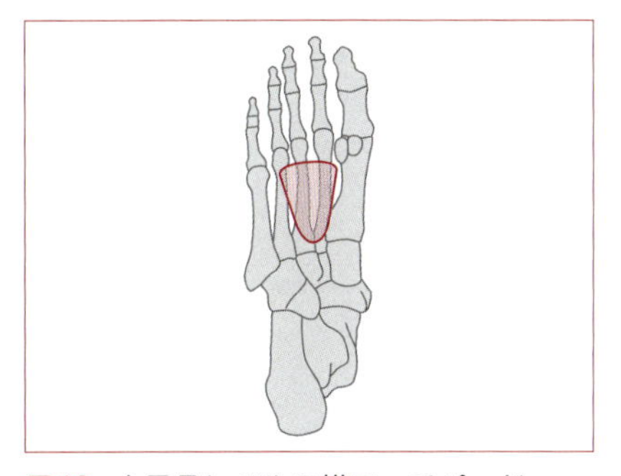

**図49　中足骨レベルの横アーチパッド**

第2列を頂点に滑らかにアーチを描くようなパッドで，中足骨頭にはかからないようその近位部に処方する.

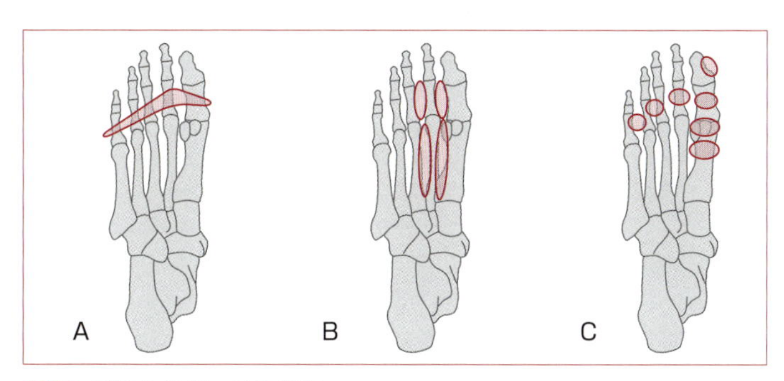


**図50　足趾へのパッドの処方**

A：基節骨パッド．中足趾節関節伸展，足趾屈曲位などの変形のある場合などに処方し，足趾の中間位を促す.

B：足趾間隙パッド．開張足による足趾間の間隙が著明な場合などに処方し，足趾機能の促通を図る.

C：接地促通パッド．外反母趾や足趾の屈曲拘縮によって荷重集中による胼胝部の疼痛がある場合，その荷重を分散する目的で地面との接地していない部分へパッドを処方する.

そのため，踵部のみ，または足底全面を補高することで左右の骨盤の高さを正中化させる脚長の補正をすることが重要である（図47）.

中足部から前足部おいては，第1列の底屈または背屈誘導パッドや（図48），中足骨レベルの横アーチパッド（図49），第5列の内がえしまたは外がえしパッドなど，前足部での支持性や母趾側での蹴り出しを円滑に促すよう調整する．中足骨レベルの横アーチにおいては，その高さによって前方への重心の移動を調整できる．高めに処方することで前方への重心移動を停滞させ，下腿の前傾を制動し，膝関節を伸展方向に誘導できる．また，低めに処方することで前方への重心移動を早め，下腿の前傾を促し，膝関節を屈曲方向に誘導できる.

足趾においては，外反母趾や内反小趾など足趾の変形や爪の変形がある場合，足趾の配列を整え，荷重分散を行うことで足趾が機能しやすくなる．よって，基節骨パッドや足趾の間隙を埋めるパッド，接地面を増やすパッドなどを処方し（図50），膝関節へのメカニカルストレスの軽減につながるかを観察する.

## おわりに

膝 OA の最大の問題は疼痛である．膝関節構成体の退行変性や変形の重症度など構築学的な変化のみで治療の方向性を判断するのではなく，疼痛部位の局所における組織学的情報やその疼痛を引き起こしているメカニカルストレスとその要因を多角的評価から推察し，そのメカニズムを正確に推論することが重要である．仮説と検証を繰り返し，その問題の根底が何であるのか，その本質を見極めていくことがより効果的で適切な理学療法を提供するための道筋であると考えている．

### 文献


1）古賀良生（編）：変形性膝関節症．病態と保存療法，南光堂，東京，2-85，2008
2）宗田　大（編著）：膝痛を知る．膝痛　知る診る治す，メジカルビュー社，東京，2-29，2007
3）Dye SF et al：Conscious neurosensory mapping of the internal structures of the human knee without intraarticular anesthesia. Am J Sports Med 26：773-777, 1998
4）山田英司：運動器疾患の理学療法における臨床推論のパラダイムを考える—変形性膝関節症をモデルとして—．理学療法 32：680-686，2015
5）木藤信宏：変形性膝関節症の理学療法．標準理学療法学　骨関節理学療法学，吉雄雅春ほか（編），医学書院，東京，128-152，2013
6）林典雄著：運動療法のための運動器超音波機能解剖　拘縮治療との接点，文光堂，東京，115-142，2015
7）川野哲英：ファンクショナル・テーピング，ブックハウス・エイチディ，東京，33-34，2005
8）入谷　誠：入谷式足底板　基礎編，運動と医学の出版社，神奈川，84-110，2011
9）小柳磨毅（監）：足関節・足部．アスリートケアマニュアル　テーピング，文光堂，東京，2010
10）橋本雅至ほか：足部・足関節のスポーツ障害　理学療法による overuse 障害への対応．臨スポーツ医 31：674-684，2014

# 膝OAの外科的治療を理解し術後に活かす

木下 和昭，橋本 雅至

**術後理学療法を展開するための着眼点**

- 術式を理解し，軟部組織への侵襲に対する理学療法を展開する．
- 変化するアライメントに対し，必要な運動療法を考慮する．

外科的治療後は急なアライメント変化が多く観察されることや術侵襲による機能低下が起こることを考慮し，新しい身体機能に一早く順応することが重要である．

## I 人工膝関節全置換術（total knee arthroplasty：TKA）

### 1 TKAとは

#### 1）TKAの種類

TKAは図1のような関節構成をしている．脛骨コンポーネントの挿入のため，前十字靱帯は切除しなければならないことがほとんどである．人工関節の種類は，大きく以下の3つが選択される．

1）後十字靱帯温存型（cruciate retaining：CR，図2）：後十字靱帯を温存したTKA．
2）後十字靱帯切離型（posterior stabilized：PS，図3）：後十字靱帯を切除したTKA．
3）後十字靱帯代用型（cruciate substituting：CS，図4）：インサートのデザインにより後十字靱帯機能を代用しようと意図されたTKA．

CRは後十字靱帯（PCL）を温存しており，PCLに問題のないことが前提である．PSに比較し，靱帯組織が残存しており，固有受容器の機能が保たれていることが期待される．しかし，変性したPCLや術者の力量により，関節運動の異常を引き起こすことや関節可動域制限の原因になることもある．

PSは図2のようなポスト・カムにて，脛骨側の後方脱臼を防ぎ大腿骨のロールバックが再現できるように構成されている．それにより，伸展メカニズムを効率的に引き起こすことが可能である．

PSはCRに比較し中間屈曲可動域では，内・外反の動揺が大きくなっている[1]．しかし，どちらも正常のロールバックや回旋運動は再現できておらず，正常膝関節の運動を再現することはむずかしい．またCRとPSでの関節可動域や筋力，階段の昇段の差も認められていないため[2]，現時点では，どちらの種類がリハビリテーションの進行を良好にするかは，ほかの要因をふまえて判断しなければならない．

PSはPCLを切断し，インサートに頼った機械的なロールバック機構を発生させるため，CRと

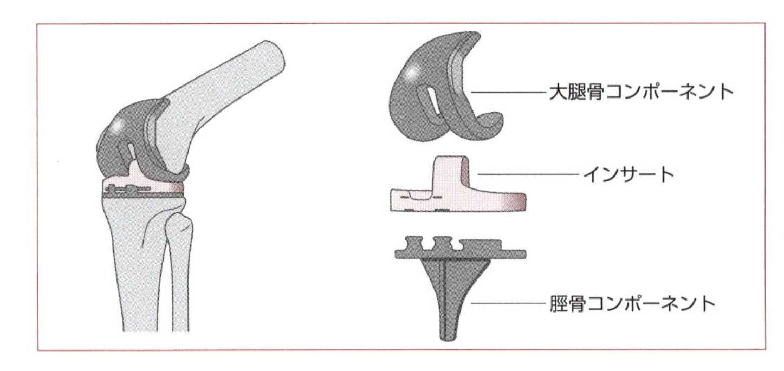


**図1　人工膝関節の構成**

人工膝関節は基本的に大腿骨関節面（大腿骨コンポーネント），インサート，脛骨関節面（脛骨コンポーネント）で構成されている．インサートはコンポーネント同士が接触するのを防ぎ，滑らかな関節運動を得る役割がある．インサートの形状により，関節運動をコントロールする人工関節も多数存在する．

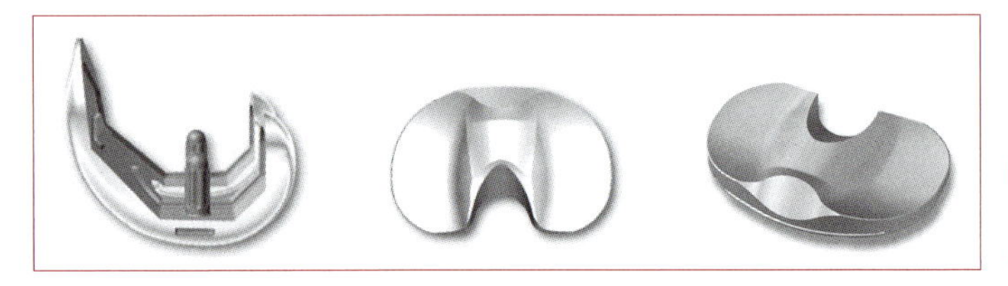

**図2　CR**

ポスト・カムが存在せず，PCL が走行する部分に隙間があるインサートを挿入している．

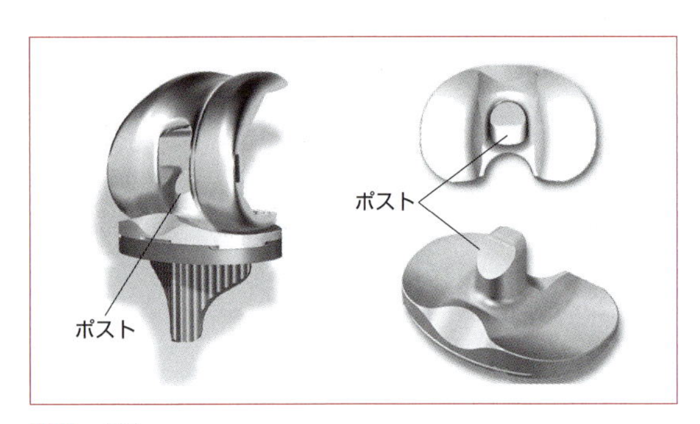


**図3　PS**

インサートにポスト・カムが存在し，脛骨側が後方へ落ち込むことを防いでいる．

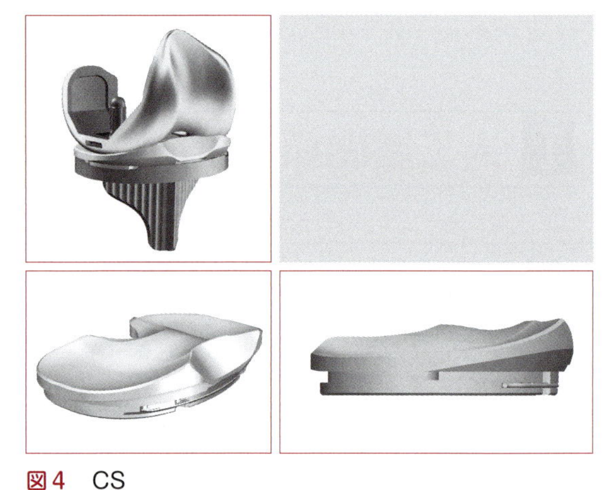

**図4　CS**

インサートの前面が高くなっており，脛骨側の後方落ち込みを制御している．

比較して膝関節機能に依存することは少ない．また，PCL 不全による後方への不安定性は，PS を用いることで対応が可能である．しかし，PS にはポスト・カムの脱臼の報告や摩耗，ポスト・カムを挿入するためのスペースづくりのため，余分な骨切りが必要である（**表1**）．

CS はポスト・カム機構を有さず，インサートのデザインにより PCL 機能を代償しようと意図されたインプラントで，機種によりその拘束性や運動の自由度はさまざまである．基本的には PCL を切離しても支障はないというデザイン設計ではあるが，PCL 切離時に CR や PS と同様ロールバックや回旋運動が再現できているか否かについては議論の残るところである．用いられた CS インプラントの特徴，および術中操作を理解する必要がある．

また不安定膝では，その程度により半拘束型（semiconstrained）や拘束型（constrained）のインプラントが用いられる（**図5**）．これは，膝関節の屈伸運動のみ可能であり，回旋運動は起こらな

**表1　CRとPSの比較**

| | CR | PS |
|---|---|---|
| 内・外反の動揺(中間屈曲可動域のみ) | 小さい | 大きい |
| 正常のロールバック機構 | むずかしい | むずかしい |
| 可動域 | 差がない | 差がない |
| 筋力 | 差がない | 差がない |
| 階段の昇り | 差がない | 差がない |
| ロールバック機構の安定性 | 低い | 高い |
| 運動 | 不規則 | 規則的 |
| 前後方向の不安定性 | 対応がむずかしい | 対応が可能 |
| ポストカムの脱臼 | 起こらない | 起こりうる |
| 摩耗 | 起こりにくい | 起こりやすい |
| 骨切り | 小さい傾向にある | 大きい傾向にある |
| 固有受容器 | 多い | 少ない |
| その他 | PCLの変性による機能異常の発生 | |

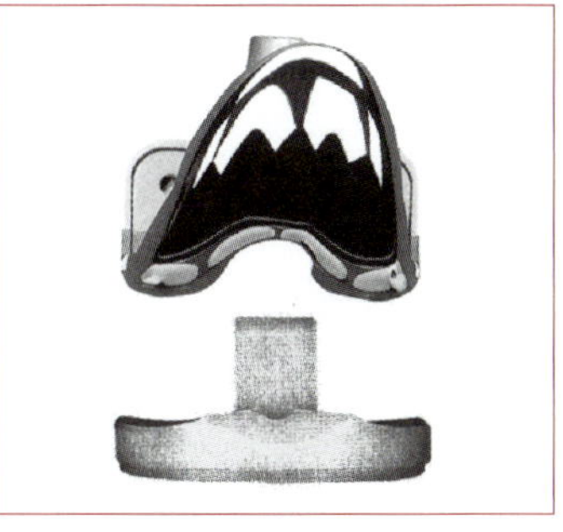

**図5　半拘束型**
PS型に比べ，ポストの面積が大きく，素材が硬くできている．そのため拘束性が高くなる．半拘束性は運動性の少しの余裕を残すが，拘束性は余裕がない．

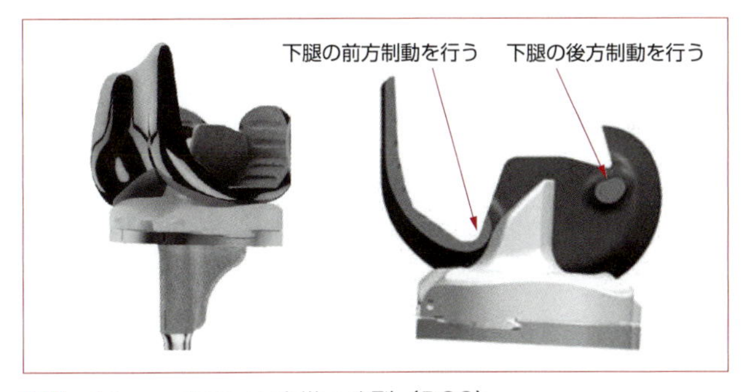


**図6　bi-cruciate stabilized型（BCS）**
脛骨側の前方制動と後方制動の両方を機能させる．

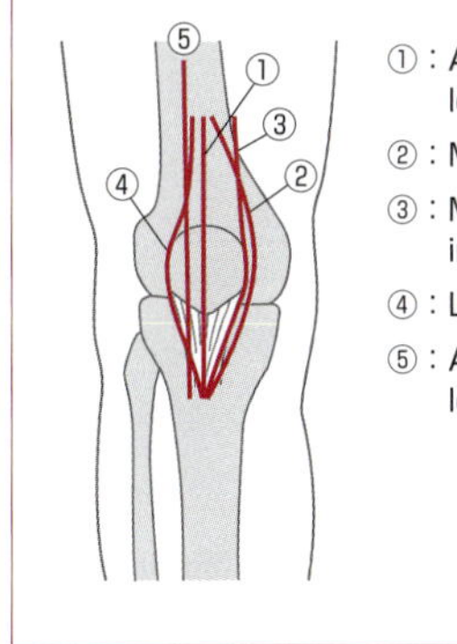


**図7　TKAの皮膚切開**
わが国では③のmedial gentle curved incisionが用いられることが多い．その理由に日本人は床上動作や膝立ち動作など膝を床につくことが多く，術創部が床に直接接しないことがある．

い．そのため，運動中にステムと骨間にストレスが生じ，ルーズニングなどの原因となり，耐久性の問題がある．また手術中の骨切りも大きく，骨セメントで大きく固定されるため，再手術が困難になりやすい．よって，現在では，骨欠損や靭帯機能の消失，高度の動揺膝にのみ用いられることが多い[3]．

近年では，bi-cruciate stabilized型（BCS）の施行例も出てきている．BCSは，ポスト・カム構造に前十字靭帯と後十字靭帯の両方の機能を持たせている．またインプラントの形状により正常の膝関節運動の機能を再現させる目的にて開発された（図6）．わが国ではまだ報告が少ないが，欧米では屈曲に伴う回旋が正常膝と同等の動きをすると

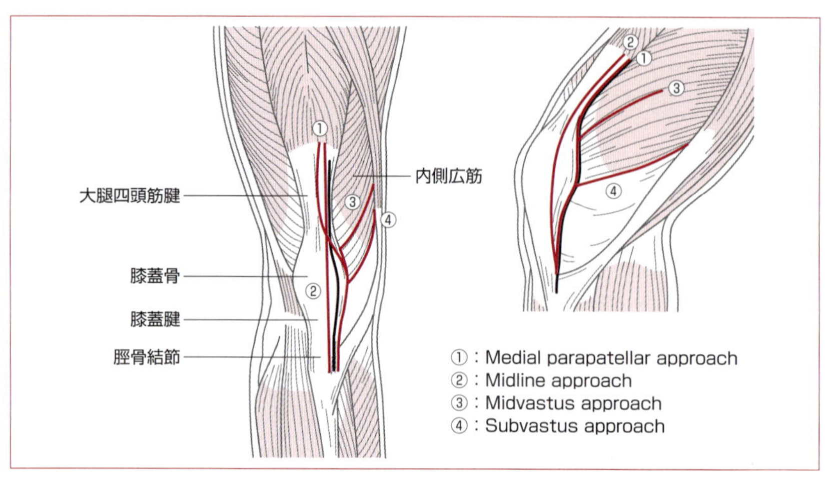


図8　関節内の進入方法（内側）

赤線は基本的な関節内への侵入を示す．しかし，medial parapatellar approach と midline approach は黒線の変法を用いられることが多い．medial parapatellar approach は変法を用いることにより，直接的な大腿四頭筋腱への侵襲を回避している．

［切離筋］

①：Medial parapatellar approach：大腿四頭筋腱を避けて，内側広筋の筋腱移行部を切離し，膝蓋骨内側縁に沿って切離する．

②：Midline approach：大腿四頭筋腱の内側 1/3 を縦に切開し，膝蓋腱の内側縁に沿って切開する．

③：Midvastus approach：内側広筋の筋腹を線維方向へ切開し，膝蓋骨内側縁に沿って切離する．内側広筋と大腿四頭筋腱付着部は侵襲されない．

④：Subvastus approach：内側広筋の下縁に沿って切開し，膝蓋骨中央から内側縁に沿って切離する．

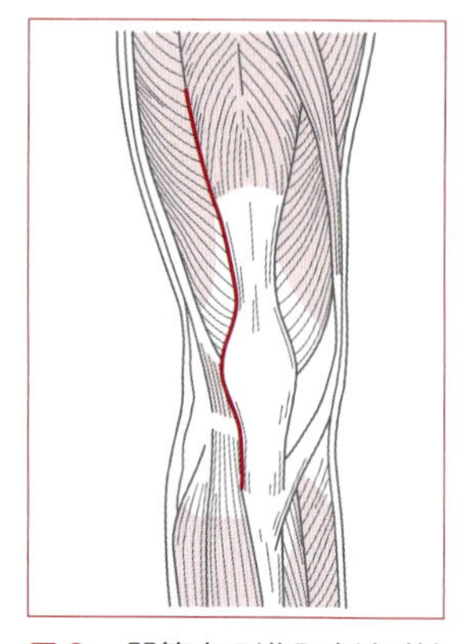

図9　関節内の進入方法（外側）

されている[4]．また前十字靱帯を温存した人工関節も欧米で開発され，わが国での使用もごく少数ではあるが始まっている．

### 2）TKA の皮膚切開（皮切）と膝関節の展開

TKA に用いられる皮切の方法は，主に図7に示す5通りがある．特にわが国では medial gentle curved incision が用いられることが多い．その理由に日本人は和式生活（床上動作や膝立ち動作など）で膝を床につくことが多く，術創部が床に直接接しないことがある．また，再置換術例は，前回実施された手術瘢痕を利用することが多い．それは，術創部の周囲の血行が悪く，皮膚壊死の可能性があるためである．

膝関節内の侵入は，内側からの進入方法（図8）と外側からの進入方法（図9）がある．内側では medial parapatellar approach がよく用いられる．

#### ① 内側からの進入方法

1）Medial parapatellar approach：大腿四頭筋腱の内側 1/3 を長軸方向に切開する方法であるが，現在は大腿四頭筋腱の内縁と内側広筋の筋腱移行部で切開する変法が用いられている場合が多い（図8）．大腿四頭筋腱の内縁と内側広筋の筋腱移行部から内側膝蓋支帯，膝蓋腱内側を切開していく．膝蓋下脂肪体は可能な限り温存するが，術中視野や膝蓋骨の反転作業が困難な場合は，切除する場合もある．本法は内側広筋と大腿四頭筋腱，膝蓋骨を切離する．

2）Midvastus approach：内側広筋と大腿四頭筋腱の付着部はほぼ損傷されないが，内側広筋の筋腹を切開するため出血が多くなる．また膝蓋骨内側に沿い，内側広筋付着部と内側関節包を切開し，脛骨粗面近位まで切

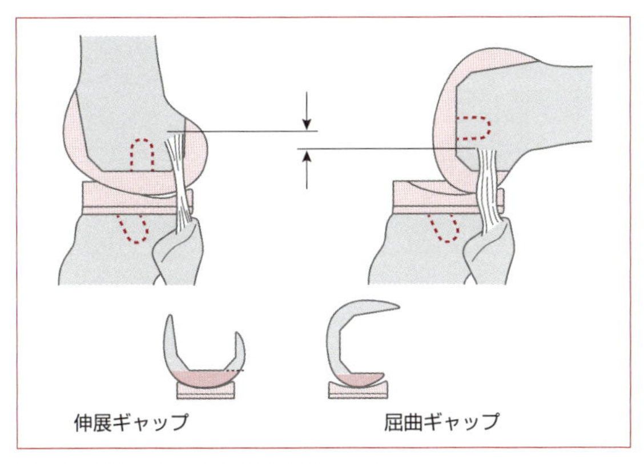

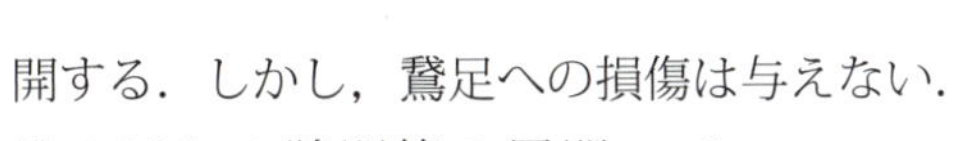


**図10　屈曲ギャップと伸展ギャップ**

伸展位での大腿骨コンポーネントと脛骨の隙間の距離を伸展ギャップ，90°屈曲位での大腿骨コンポーネントと脛骨の隙間の距離を屈曲ギャップと呼ぶ．主に骨切りの程度やインプラントの形，インサートの厚みなどで調整が可能である．

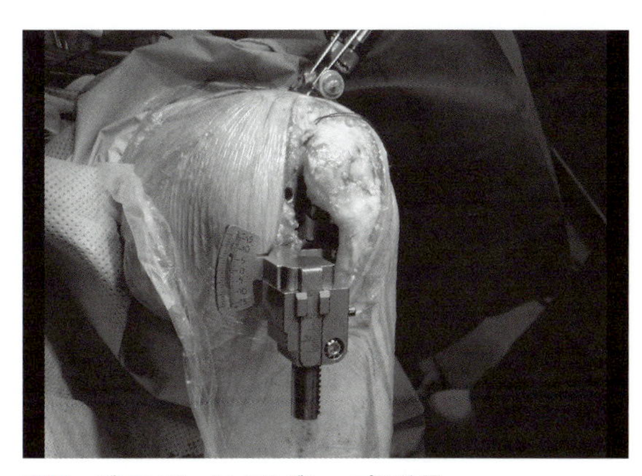

**図11　バランサーによるギャップの確認**

開する．しかし，鵞足への損傷は与えない．

3）そのほかの膝関節の展開：subvastus approachは，リハビリテーション面を考慮すると膝伸展機構の温存が可能であり，術後疼痛が少なく，大腿四頭筋の筋力回復も優れていると考えられるが，実際は展開が困難な者や膝蓋骨の反転がむずかしく，術視野も狭いため，この選択肢は慎重に行うべきとされている[5]．

**② 外側からの進入方法（図9）**

外側からの進入方法は，外反膝の症例に適応されることが多い．その理由として，外反膝の多くは，外側関節包や腸脛靱帯の拘縮をきたしていること，膝蓋骨の外側亜脱臼を呈し膝蓋骨の外側での癒着が存在するため，外側の剥離が必要となることが多く，容易に剥離が可能な点があげられる．また外反膝は，内側の関節包がゆるんでいることが予想され，内側から侵入すると，両側の剥離を実施しなければならず，さらに内側の侵襲により内側がゆるんでしまうことや膝蓋骨の主要な血行が損傷されるため，外側からの進入法を試みる[5]．

### 3）軟部組織バランスの獲得

軟部組織バランスは，伸展位から深屈曲位までの内・外側の軟部組織の緊張状態を示し，以前は伸展ギャップ（大腿骨コンポーネントと脛骨の隙間の距離）と90°屈曲ギャップが均等であり（図10），他動での内・外反の動揺も均等であれば良好とされていた．しかし，現実的には困難であり，現在では膝伸展での内・外反の差3°以内かつ伸展ギャップ≦屈曲ギャップ差3mm以内は軟部組織バランス良好といえる．軟部組織バランスの確認方法は術中にバランサーを用いることが望ましいが（図11），経験から徒手的に行われることも多い．

変形性膝関節症（knee osteoarthritis：膝OA）の手術適応である症例の多くは，変形側と同側に骨棘が形成され，変形に合わせて同側の側副靱帯が短縮しているため，この側方の侵襲が強くなることが予想される．手術中の軟部組織の処理は，必要程度に段階的に解離される（表2）．変形が高度な場合は，拘縮や内側側副靱帯の解離での相対的な短縮，変形側の対側の靱帯が弛緩しているため，後十字靱帯の解離が必要になる場合が多い．

### 4）膝蓋骨の置換

膝OAにおいて，膝蓋大腿関節の変性を伴っている症例も少なくない．しかし，膝蓋骨の置換は，いまだ術者により善悪の意見が分かれているのが現実である．欧米のメタアナリシスの結果，膝蓋

**表2　軟部組織の段階的な侵襲部位**

| 段階 | 内反変形の場合 |
|---|---|
| 1 | 内側関節包，内側側副靱帯（鵞足は残存） |
| 2 | 後方関節包，半膜様筋腱 |
| 3 | 鵞足の前方 |
| 4 | 内側側副靱帯遠位で骨膜下の解離 |
| | 外反変形の場合 |
| 1 | 腸脛靱帯 Gerdy 結節前方 1/3〜2/3 |
| 2 | 後外側関節包，外側側副靱帯 |
| 3 | 膝窩筋腱（大腿骨側） |
| 4 | 大腿二頭筋腓骨付着部 |

一例を示す．術者により組み合わせや順序が変化する場合がある．

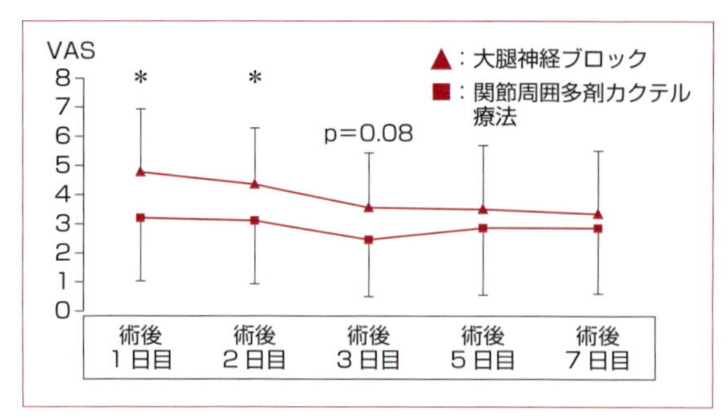


**図12　関節周囲多剤カクテル療法と大腿神経ブロックを用いた2群の術後疼痛変化**

術後3日間の疼痛は関節周囲多剤カクテル療法を用いたほうが少なかったことがわかる（＊：p<0.05）．

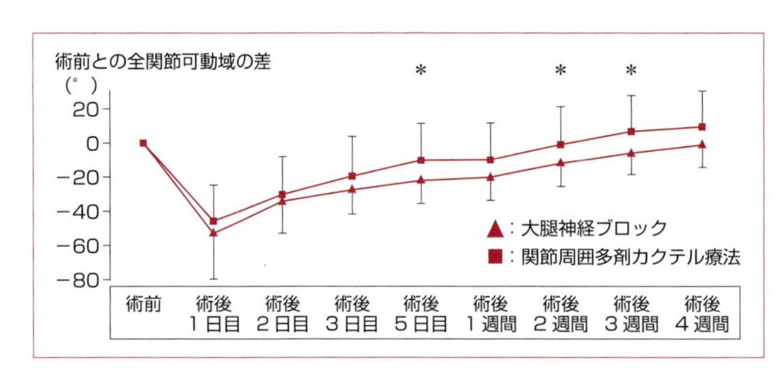


**図13　関節周囲多剤カクテル療法と大腿神経ブロックを用いた2群の術後関節可動域の回復**

術後早期の疼痛が少なかった関節周囲多剤カクテル療法のほうが，関節可動域の再獲得が有意に早い傾向であった（＊：p<0.05）．

骨置換術を受けた者は受けなかった者より，膝関節前方の疼痛の発生率や患者満足度は同等であったが，追加の外科的治療は有意に少ないことを報告している[6]．

### 5）術後の鎮痛処置

TKA後の機能回復は，疼痛の管理が非常に重要になる．そのため，近年ではさまざまな方法が用いられており，特に深部静脈血栓症の予防薬の併用が可能な持続大腿神経ブロックの報告が多い．近年，そのなかでオピオイドを含めた関節周囲多剤カクテル療法の使用が報告されている．筆者は関節周囲多剤カクテル療法（ロピバカイン，エピネフリン，デキサメタゾン，ケトプロフェン，モルヒネ塩酸塩の5種類）と大腿神経ブロックを用いた2群の術後機能の回復を比較した．結果，関節周囲多剤カクテル療法を用いた群が，有意に術後早期の疼痛が少なく，関節可動域の再獲得が早期であった（図12, 13）．

ここで理学療法士として考えることは，術後早期の疼痛をいかに緩和できるかが，いかに術後早期の関節可動域と自動運動の再獲得につながるかということである．

### 6）コンピュータナビゲーションシステム

TKAは，正確なアライメントや軟部組織バランスの獲得が運動性，支持性，安定性において重要になる．よって正確なコンポーネントの設置が重要であり，不適切なコンポーネントの設置はポリエチレンの摩耗，早期のゆるみ，膝蓋骨の脱臼や骨折などさまざまな問題が生じる[7]．コンポーネントの設置の精度は，術者に依存するのが現状である．

そのなか，コンピュータ支援手術は，コンピュータに取り込んだ術前のCT画像や位置センサーからの情報を3次元仮想空間に再構築し，手術中における手術器具の設置位置が術前計画どおり，より最適な位置に設置されるように誘導す

**図14　ナビゲーションシステム**
図はギャップを調整しているところ．TKAを設置する位置や角度をコンピュータにて随時確認し，骨を正確に切ることが可能で，術者はより正確にTKAを骨に設置することができる．しかし，大腿骨部と脛骨部にピンを挿入するため，侵襲箇所が増えることや手術時間の延長，コスト面が欠点としてある．

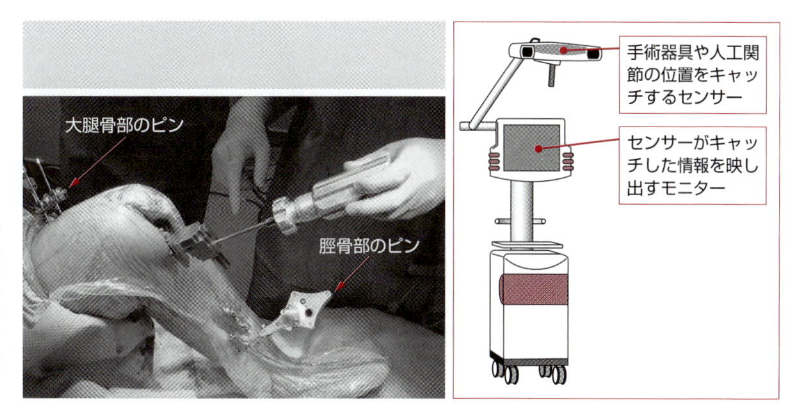


る装置である．ナビゲーションシステムを用いることにより，通常のTKAと比較して正確なコンポーネントの設置がなされるという報告が多数存在する．また術中に運動学的な測定をすることが可能であり，術中因子の評価・介入が可能である．欠点としては，大腿骨部と脛骨部にピンを挿入するため，侵襲箇所が増えること（図14）や手術時間の延長，コスト面である．

ナビゲーションシステムを用いた場合，大腿部や脛骨側への侵襲があることを理学療法をするうえで理解しておかなければならない．しかし，ナビゲーションシステムによる侵襲が理学療法を遅延させるとの報告はない．筆者はごく稀にピン挿入部の腫脹が強く，疼痛を訴える症例を経験したが，そのことにより理学療法が遅延した経験はない．いまだナビゲーションシステム使用後の影響は周知されておらず，今後普及が進むことにより解明されるであろう．

### 7）Minimally invasive surgery（MIS-TKA）

MIS-TKAは，皮切が7.5〜10cmであり，膝蓋骨の反転を必要とせず，大腿四頭筋への侵襲が最小限である．MIS-TKAはその展開が重要になり，図15のように展開される．展開が小さく，軟部組織にストレスが加わり，損傷を起こしやすいため，術者の力量が問われる．使用機器は，主にPSと同じものが用いられる．術後成績は，術後早期の疼痛軽減や筋力・関節可動域の早期の再獲得，出血量の最小化などが報告されているが，術後経過するとほぼ変化がみられないとする報告もあり，そのリスクに対しての適応は考えなければならない点である．

## 2　術後理学療法への展開

### 1）人工関節の種類

近年，施行されている多くのTKAはCRかPSであり，統計的にCRは24.4％，PSは67％と報告されている[8]．これらの2機種は，術後の機能的な差がないとされている．そのこともあり筆者は，この2機種において機能の回復や歩容の向上に重要となるのは，下肢アライメントであると考えている．

下肢アライメントでは，下肢機能軸，脛骨コンポーネントの後傾が重要である．下肢機能軸は，正常下肢アライメントとTKAで再建しようとするアライメントは異なり，TKAにて再建しようとするアライメントは，やや膝関節外反位になることに注意する．また，術前と術後のアライメントの急激な変化による膝関節自体の機能変化に加えて，症例がどのような姿勢戦略で動作をするべきか，またそのことにより必要な筋機能の向上はどの筋かを考慮し，全身的な機能改善を考慮した理学療法プログラムを立案することが重要である．

脛骨コンポーネントの過度な後傾は膝関節伸展制限を招き，水平位や過度な前傾は膝関節の過伸

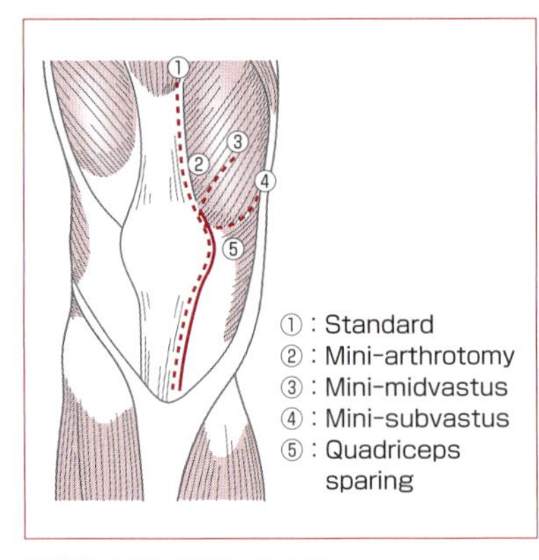


**図15　MIS-TKAの皮切**

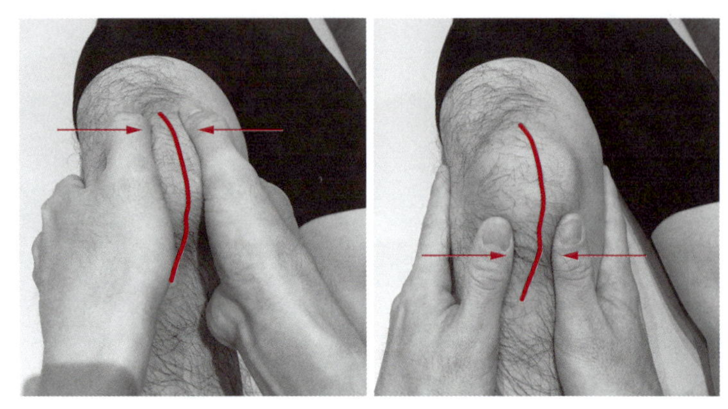

**図16　術創部のストレスを考慮した関節可動域訓練**

両側より皮膚を矢印の方向へ寄せながら術創部に伸張ストレスがかからないように膝関節の運動を行う．強く寄せすぎても，術創部に撓みによるストレスがかかるため注意する．

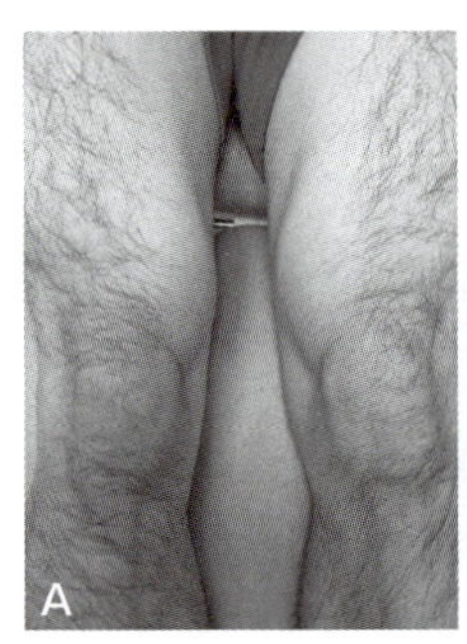


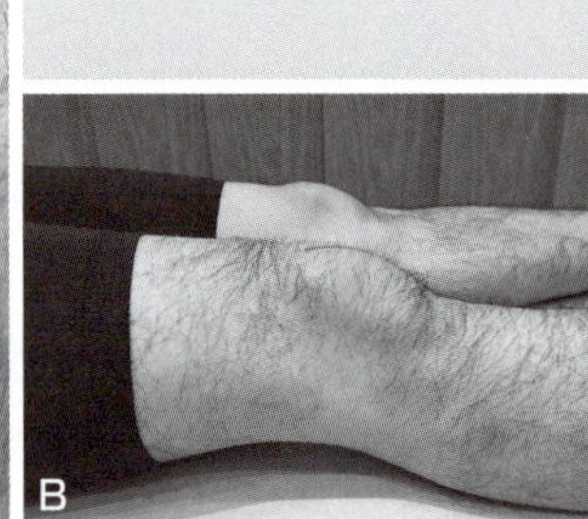


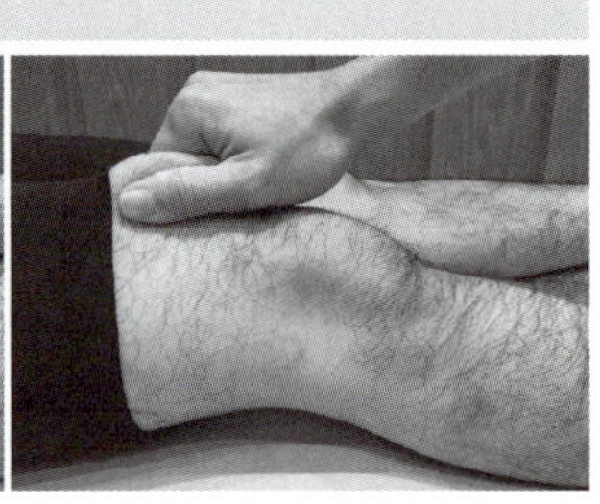

**図17　膝蓋上嚢のモビライゼーション**

A：基本的には大腿四頭筋セッティングにて自動運動で実施する．
B：膝蓋骨の上方の軟部組織を牽引し膝蓋上嚢部を引き離すように繰り返す．およそ膝蓋骨から10cm程度の位置まで繰り返している．

展になりやすいことを理解して理学療法プログラムを考えなければならない．

### 2）軟部組織の展開

皮膚・皮下組織がどのように切開されるのかを理解することは，術後の関節可動域訓練を行う際の一助となる（**図16**）．特に術創部の上方と下方は，皮膚の伸張ストレスが加わりやすいため[9]，注意を要す．また関節可動域の再獲得の報告によれば，術後2日目から関節可動域訓練を開始したほうが，術後まもなくから関節可動域訓練を開始するより，屈曲可動域の回復が良好であったとの報告もある[10]．

理学療法のポイントとして，術後早期からいかに術創部のストレスを減らし，患者の恐怖心や防御性収縮を緩和させ，関節可動域を再獲得していくべきかが重要となる．また皮膚レベルと関節レベルの展開には，違いがあるので考慮しておく．

関節の展開でのmedial parapatellar approachでは，術後の大腿四頭筋の機能低下に対する注意が必要である．大腿四頭筋の機能が回復しなければ，膝関節の伸展機構の破綻や膝蓋大腿関節の障害につながり，膝関節前面の疼痛を訴える症例の要因となっている可能性が考えられる．また大腿四頭筋の回復遅延は，膝蓋上嚢の癒着に反映されやすく，特に回復が遅延している場合はその柔軟性に注意をすべきである（**図17, 18**）．midvastus approachは大腿四頭筋の回復が比較的早く，早期のリハビリテーションの進行が可能である．し

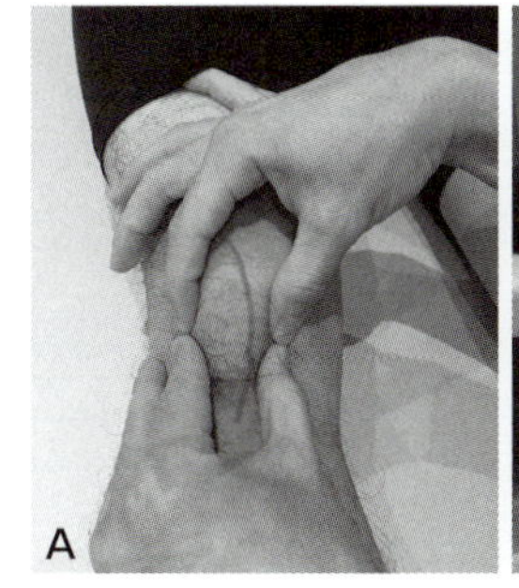
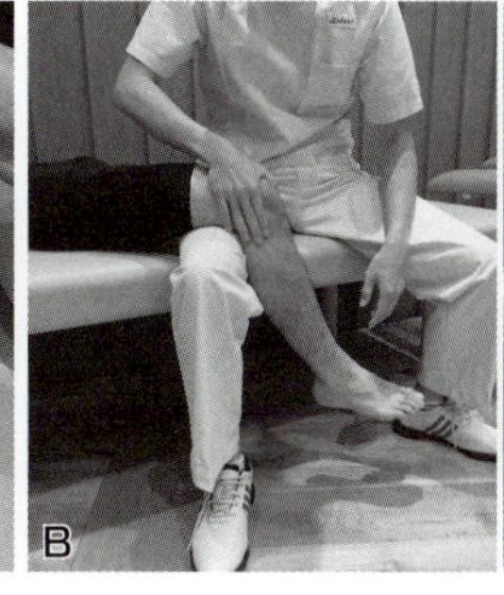
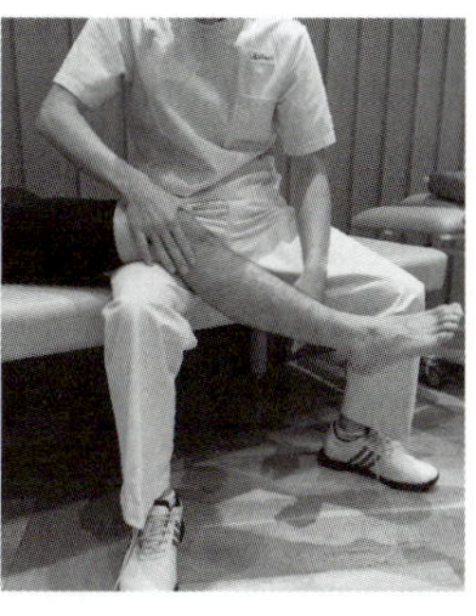

**図18 膝蓋下脂肪体のモビライゼーション**

A：膝蓋下脂肪体は膝屈曲位では顆間窩に入り込むため，膝伸展位で実施する．両側から摘み，左右へ動かす．

B：膝蓋骨を引き下げ，膝伸展運動を行う．膝蓋骨が大きく動き，脂肪体の柔軟性の改善につながる．

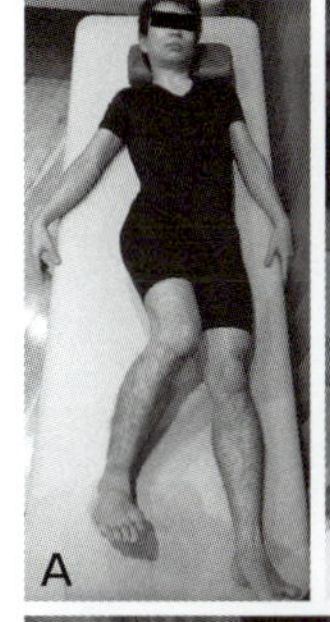
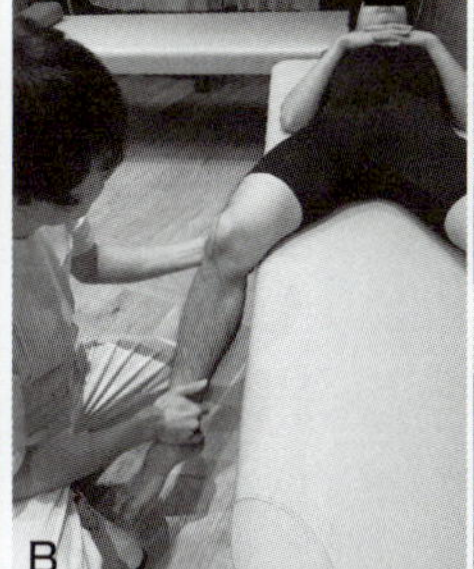
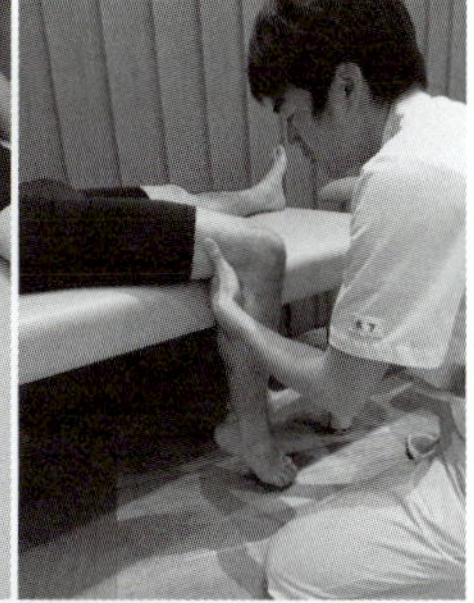
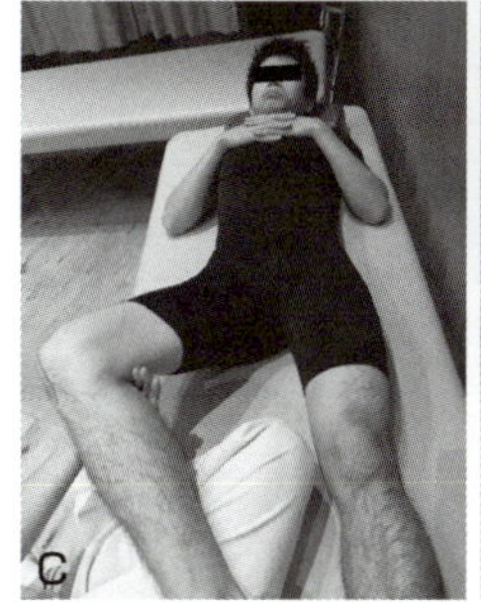
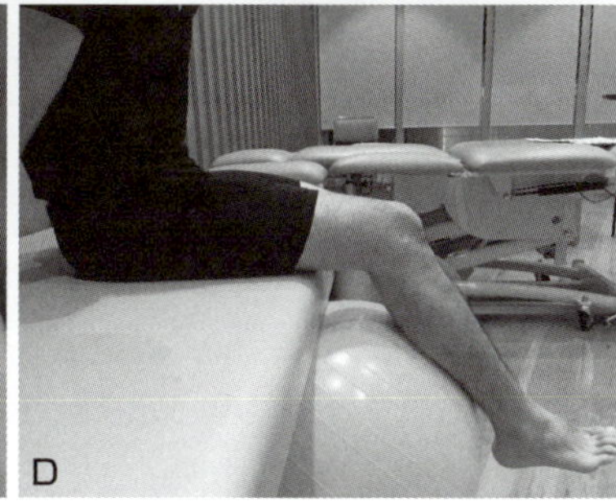

**図19 内側支持組織を考慮した理学療法**

A：典型的な術後の疼痛回避姿勢．股関節屈曲・内転・内旋，膝関節屈曲がみられる．その姿勢から膝関節屈曲可動域運動を実施したり，ハムストリングスの収縮を促しても，股関節屈筋群が代償して膝関節を屈曲させる．

B：股関節を屈曲0°位にして，ハムストリングスの収縮を促す．このことにより，腸腰筋などの股関節屈筋群の防御性収縮を制御する．特に膝関節の浅屈曲位では半膜様筋の収縮，90°以上では半腱様筋の収縮が促せる．また股関節を外転位にさせておくことで，大腿二頭筋を弛緩状態にさせ，内側ハムストリングスを中心とした収縮・弛緩訓練が可能である．

C：股関節を屈曲・外転・外旋位にさせることにより，膝関節は内旋が誘導できる．そこから膝関節屈曲運動を行うことにより，内側ハムストリングス優位に運動をさせる．実際には触診にて，狙っている運動が起こっているか確認をする．

D：疼痛が強い場合には，浅屈曲位でのhold-relaxにて膝関節周囲の緊張を緩和することにより，スムーズな膝関節屈曲運動と関節可動域の再獲得が可能である．

かし，術直後の内側広筋の疼痛や腫脹の管理が重要になる．

どのアプローチも術創部の閉鎖時に皮下脂肪組織を寄せて縫合ができれば，膝関節前面の滑液包が再建され，大腿四頭筋と皮下組織との癒着が防止できるので，手術情報として考慮しておくべきである．

また，展開により，切離や切開された軟部組織や筋を理解したうえで，癒着の予防や機能の向上を目的とした理学療法プログラムの構築が必要となる．特に術後は，疼痛回避姿勢をとりやすく，緊張による股関節の疼痛や可動域制限を引き起こしやすいので注意する（図19）．

### 3）軟部組織バランス

軟部組織バランスは，1の3）で示したとおり，術者により伸展ギャップと屈曲ギャップ，膝伸展位での内・外反の動揺性で決定される．柔軟性に富すぎると不安定性の高い膝関節になるであろうし，硬すぎると非常に硬い膝関節が形成される．そのため，軟部組織バランスは下肢荷重動作や関節可動域の再獲得などリハビリテーションを行ううえで最も重要になる項目である．

術前リハビリテーション時から徒手的に変形矯正が可能であるか確認しておくことは重要である（図20）．この評価により，徒手で矯正が可能であれば，軟部組織の侵襲が少ないことが予想され

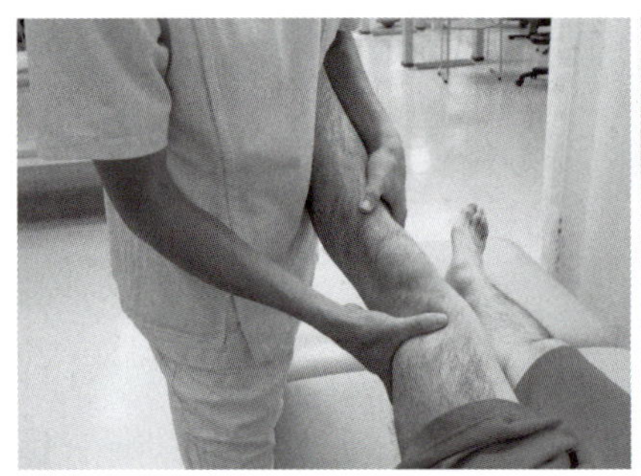
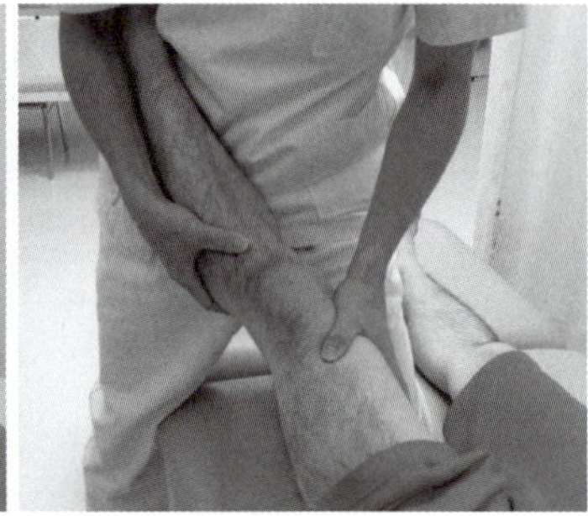

図20　内・外反ストレステスト
膝関節伸展位での内・外反ストレステストにて内・外反の動揺性を確認しておく．徒手で矯正が可能であれば，軟部組織の侵襲が少ないことが予想される．

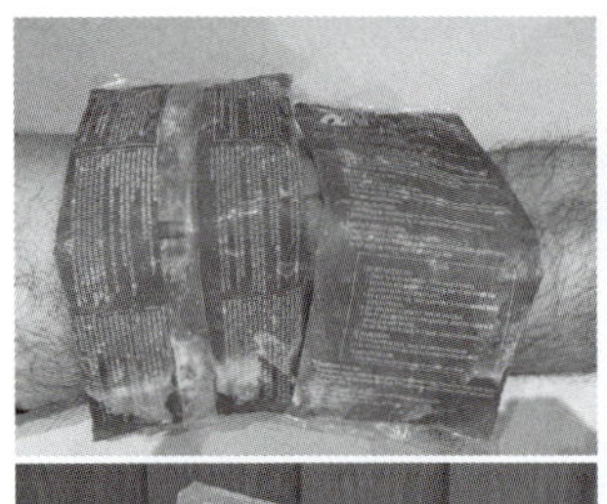
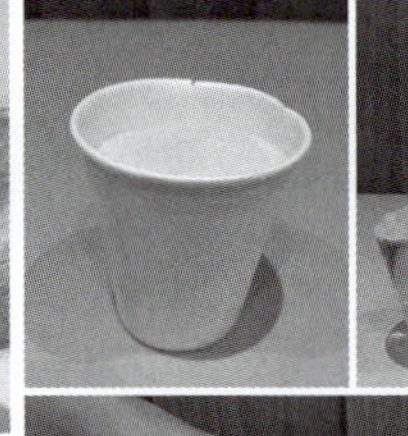
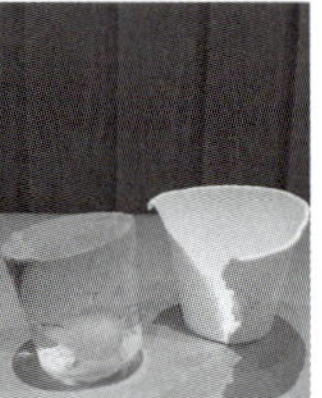
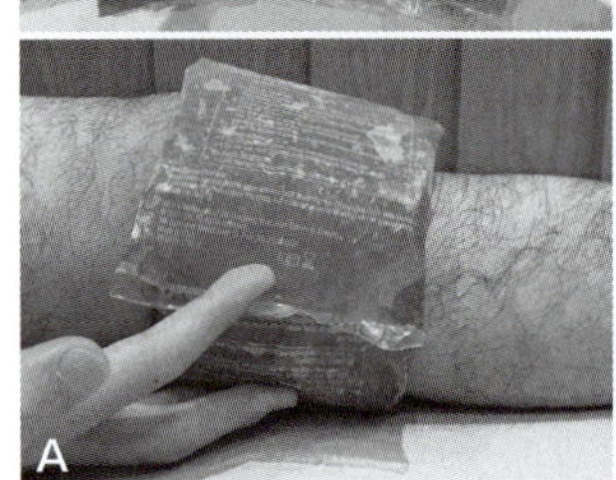
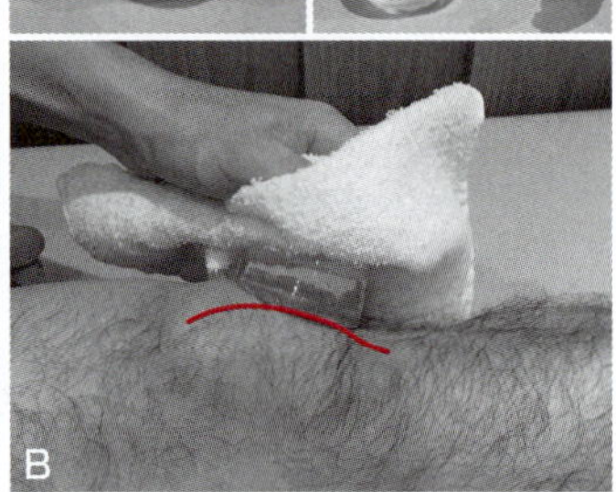

図21　RICE処置とクライオセラピー
A：RICE処置．アイシングは前面のみに実施しても膝蓋骨が存在するため，膝関節の冷却効果に疑問が残る．そのため，下図のように膝関節を包み込むようにアイシングを行い，膝関節内の冷却を意識的に実施する．
B：クライオセラピー．特に術創部痛が強い場合や術後すぐの筋緊張が強い場合などでは，直接氷で擦り，疼痛感覚を鈍麻させ筋緊張を低下させてから理学療法を実施する．

る．つまり，変形側の軟部組織の侵襲程度を予測でき，術後に必要な理学療法を考慮しておける．また，その対側の軟部組織（特に靱帯）のゆるみも評価が可能であり，術後理学療法に役立てることが重要となる．

可能な限り術侵襲を少なくする考慮がなされているが，軟部組織バランスの獲得のため各組織が侵襲される．侵襲部位により，炎症や疼痛部位が変化するため，急性期にはRICE処置（図21）を用いながら疼痛改善に努め，組織治癒過程では癒着を最小限にするように注意する．

# Ⅱ TKA以外の外科的治療

## 1 単顆片側型人工膝関節置換術（unicompartmental knee arthroplasty：UKA）

UKAは前・後十字靱帯を温存し，障害されたコンパートメントの表面のみを置換して膝関節の少なくとも2/3を残し，術後に膝関節の生理学的運動を保つ術式である[11]．よって，変形病変が軽度な症例が適応となる．皮切は図22のように実施され，関節の展開はsubvastus approachにて切離されることが多い．軟部組織の解離は内側関節包の骨棘直下まで，骨切りに必要な最小限で行われる．

術後の成績は，除痛や膝関節機能が長期的に良

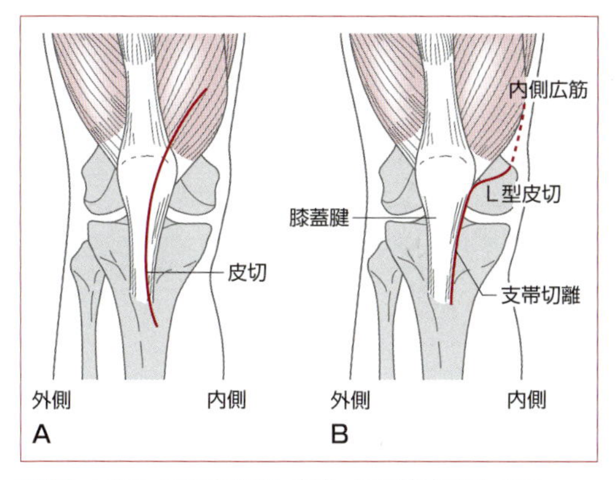


図22 UKAの皮膚切開（A）と関節内進入（B）

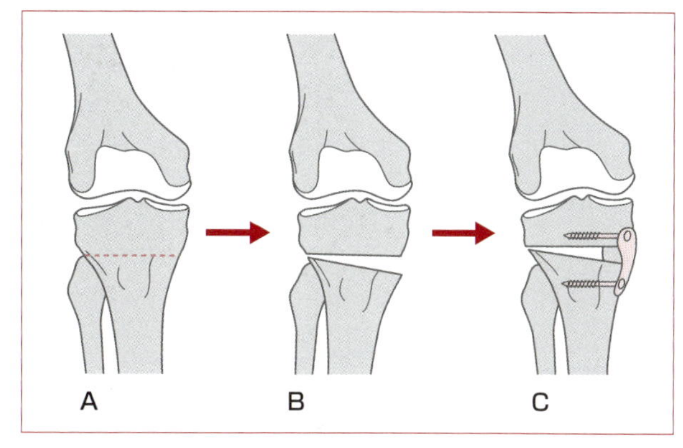


図23 opening wedge法
脛骨近位の骨切りを行い（A），骨切り面を開いて（B），人工骨を挿入させて（C），アライメント変化を狙う．

好な状態に維持されるとの報告が多い[11]．

## 2 高位脛骨骨切り術（high tibial osteotomy：HTO）

HTOは，膝関節内反アライメントを軽度外反へ矯正することができる手術であり，膝蓋大腿関節や大腿脛骨関節外側での問題がない場合，もしくは軽度な関節症に留まる場合に選択される．その名のとおり，脛骨結節より近位で骨切りが実施される．

膝OAの外科的治療の多くはTKAがなされているが，TKAには再置換術や感染，深屈曲が多いわが国の生活習慣が問題になることがある．欧米ではTKAの前段階の外科的治療としてHTOが選択されるが，近年では良好な長期成績も報告されており[12]，可能な限り関節の温存が重要とされる現在の考えから，需要が高まることが考えられる．

筆者が所属していた医療機関では，関節可動域制限が少なく活動性の高い膝OA症例や内反アライメントを伴う大腿骨内顆の軟骨損傷症例，半月板損傷症例を適応としている．

HTO自体は以前から存在した観血的治療であるが，固定性の問題や矯正不足，感染，骨折，神経損傷などのさまざまな問題があった．しかし近年では，ロッキングプレートや人工骨の開発，術式の改良などによりHTOの有用性が見直されている．

術式にはopening wedge法とclosed wedge法が使用されている．固定にはロッキングプレートによる内固定，骨移植（人工骨など）が用いられる．骨切り術を行う前に，関節鏡視にて関節内の状態を確認し，半月板や軟骨に対する処置（ドリリングや骨軟骨柱移植など）を行うことが多い．また術前に目指した正確なアライメントを調整することや再現ある手術を目指すため，コンピュータナビゲーションシステムを併用することもある．

### 1）HTOによる術式

#### ① opening wedge法

骨切り面を開くことから，この名がついている（図23）．皮切は膝蓋腱内側から脛骨結節までなされ，膝蓋腱の内側縁にて関節支帯を切離し，半腱様筋および薄筋と内側側副靱帯浅層の一部を骨膜から剥離する．脛骨内側関節面から約35mm下方から骨切りが実施される．この際，脛骨粗面は矢状断面に骨切りする（図24）．

骨切り部を開大して外反アライメントへ矯正する．一般的に矯正角は，大腿骨頭中心から足関節中心を結ぶ荷重軸が脛骨内・外幅の62.5％を通過するように調整される．骨切り部に，開大幅に合わせた楔状の人工骨を挿入後，ロッキングプ

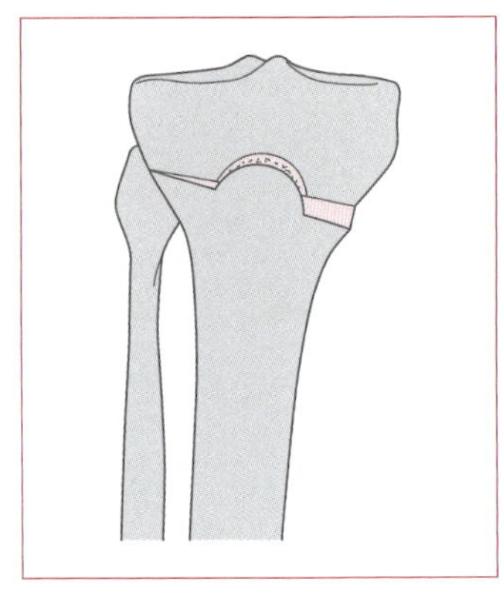

図24 opening wedge 法による骨切り

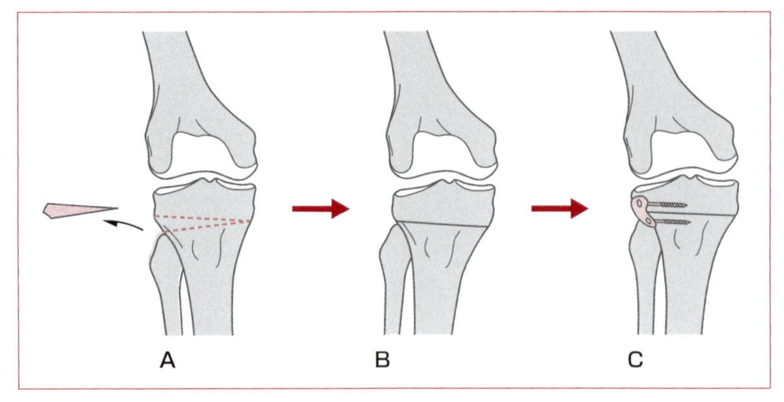


図25 closed wedge 法
脛骨近位の骨切りを行い，骨片を除去し（A），骨切り面を合わせて（閉じて）（B），プレートにて固定を行い（B），アライメント変化を狙う．

レートにて固定する．

closed wedge 法に比べて手術侵襲が少なく，術中に開大幅の調整が可能である．また人工骨の使用とロッキングプレートの改良によって早期より荷重訓練が可能となっている．骨切り術によって内側関節面の荷重ストレスが減少して関節軟骨の再生することが知られている．挿入された人工骨は，術後2〜3年で吸収され自家骨に置換される．しかし同手技の短所としては，内側の軟部組織の緊張が高くなりやすいこと，膝関節伸展制限の解除がむずかしいこと，ロッキングプレートが鵞足の滑液包を刺激し疼痛が生じる可能性があること，矯正の範囲に限界がある（前額面上の矯正であり，3次元での矯正は不可）こと，膝蓋大腿関節障害への対応がむずかしいことなどがある．

また理学療法を進めるうえでの注意点は，骨切り部を開大するため脚長差が生じることである．鵞足の縫合は非常に脆弱になることが多いため，2週間程度は薄筋や縫工筋の収縮を伴う下肢伸展挙上や股関節内転と膝関節屈曲の筋力強化を積極的に行わないように注意する．

② closed wedge 法

骨切り面を閉じることからこの名がついている（図25）．下腿中央外側から長軸方向に皮切する．筋間より腓骨を露出させ，2〜3cm程度の腓骨の部分切除を行う．次に骨切り部のため脛骨稜外側から長軸方向に皮切され，前脛骨筋近位付着部を含め，骨膜下まで剝離する．脛骨外側より骨切りを行い，楔状骨片を除去する．骨切り面が接するように合わせ，プレート固定を行う（図25）．

本法は適切な下肢アライメントを獲得した症例の良好な成績が報告されており，比較的大きな変形でも対応が可能である．しかし，脛骨近位を外側から楔状（三角）に骨切除を行い，外反方向へ矯正するため，腓骨は切断しなければならないことがある．その操作により，腓骨神経麻痺を合併する可能性も考慮しなければならない．また下肢長の短縮を起す可能性を考慮しておくことが重要である．

## 3 関節鏡視下手術

膝関節前面に1cm程度の術創部を2〜3箇所開ける（図26）．その部位から，光ファイバーと高性能カメラである内視鏡を挿入し，直接関節面の確認を行う．この手術では，変性した半月板や軟骨の切除，増殖した滑膜・骨棘の切除が可能である．理学療法においては，膝蓋下脂肪体が術侵襲されており，その部位の拘縮や癒着に注意が必要である（図18）．

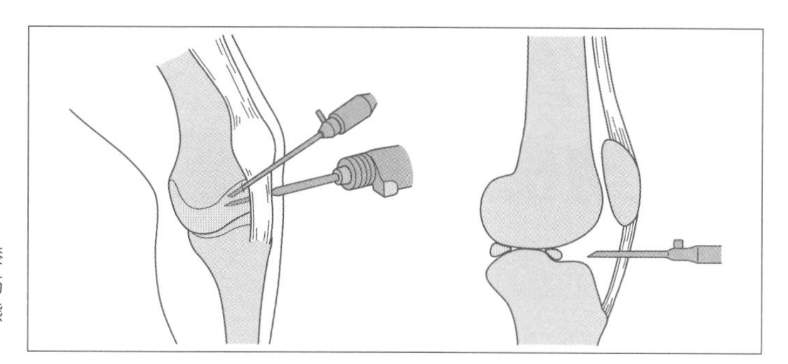

**図26 関節鏡視下手術**

関節鏡視下手術は侵襲が少なく，回復は早いが，軟部組織（特に膝蓋下脂肪体）の侵襲がある．膝蓋下脂肪体は，膝関節伸展制限や大腿四頭筋の筋力低下，膝前面痛の原因となる要素があり，状態には注意が必要である．

## おわりに

本稿では代表的な外科的治療について解説した．膝OAの外科的治療では，急なアライメント変化が多く観察されることや術侵襲による機能低下が起こることを考慮しなければならず，術式や軟部組織への侵襲の理解は治療成績を向上させるうえで大変重要である．

執筆協力：石田一成（神戸海星病院）
岡　真也（神戸海星病院）

## 文献

1）Hino K et al：Mid-flexion laxity is greater after posterior-stabilised total knee replacement than with cruciate-retaining procedures：a computer navigation study. Bone Joint J Apr 95：493-497, 2013
2）松井宣夫：人工膝関節の種類と選択．人工膝関節置換術［TKA］のすべて―安全・確実な手術のために―，第1版，勝呂　徹ほか（編），メディカルビュー社，東京，294-304，2007
3）長谷川正裕ほか：内反膝，屈曲膝，不安定膝．人工膝関節置換術［TKA］のすべて―安全・確実な手術のために―，第1版，勝呂　徹ほか（編），メディカルビュー社，東京，148-158，2007
4）眞島任史：人工膝関節．人工臓器 41：199-201，2012
5）野崎博之：膝関節内進入法．人工膝関節置換術［TKA］のすべて―安全・確実な手術のために―，第1版，勝呂　徹ほか（編），メディカルビュー社，東京，100-110，2007
6）Pilling RW et al：Patellar resurfacing in primary total knee replacement：a meta-analysis. J Bone Joint Surg Am 94：2270-2278, 2012
7）中村卓司：ナビゲーション手術．人工膝関節置換術［TKA］のすべて―安全・確実な手術のために―，第1版，勝呂　徹ほか（編），メディカルビュー社，東京，176-183，2007
8）矢野経済研究所：2010年度版メディカルバイオメカニクス（人工臓器）市場の中期予測と参入企業の徹底調査，第21版，2010
9）和田直子ほか：膝関節屈曲動作時の膝周囲の皮膚の伸張性について．関西理学 12：41-44，2012
10）福島浩史ほか：人工膝関節置換術後の可動域訓練開始日による膝関節可動性の相違．理学療法科学 24：391-395，2009
11）齋藤知行：単顆片側型人工膝関節置換術．人工膝関節置換術［TKA］のすべて―安全・確実な手術のために―，第1版，勝呂　徹ほか（編），メディカルビュー社，東京，263-270，2007
12）荒武正人ほか：高位脛骨骨切り術の進歩．Bone 23：79-84，2009

# 膝OAの術前・術後評価を運動機能の改善に活かす

加賀谷 善教

## 術前・術後評価のための着眼点

- 膝 OA の治療においては，手術療法の回避が大きな目標となる．
- 保存療法においては，下腿内旋と screw home movement の獲得，さらに膝内反アライメントを制動する筋機能の向上が重要となる．
- 術後はリスクに配慮しつつ，可及的早期に関節可動域（ROM）を改善し，修正されたアライメントに適応できる筋機能の再学習を図る．

膝 OA の患者は内旋 ROM が減少することで下腿は外旋位となり，結果として膝伸展や screw home movement が阻害されると考えられる．これらの改善と同時に，膝内反を制動する筋機能を向上させることで痛みの軽減と運動機能の改善を図る．

## I 手術を回避する保存療法の重要性

変形性膝関節症（knee osteoarthritis：膝 OA）は，関節軟骨の退行性変化により，関節裂隙の狭小化と辺縁部の骨増殖変化などの病理的特徴を有し，慢性痛や機能障害を引き起こす．また，関節内組織全体に変性が生じるのも特徴で，痛みや関節水症のみならず，軋轢音や局所炎症，ROM 制限などの多様な症状を呈する．

膝 OA の発症リスク要因としては，肥満（body mass index：BMI>25），膝外傷の既往，女性，高齢などがあげられる．

膝 OA の有病率に関して，X 線像による Kellgren-Lawrence（KL）分類（**表 1**）で grade 2 以上を膝 OA と定義した場合，2005 年から開始された大規模コホート研究では 40 歳以上の男性は 42.0 %，女性は 61.5 %が膝 OA を有すると報告された[1]．その有病率は 40 歳代の男性が 9.1 %，女性 11.4 %であるのに対し，80 歳代では男性 51.6 %，女性 80.7 %となり，高齢であるほど有病率が高く，女性に多いことが明らかになっている．

重症例に対しては人工膝関節全置換術（total knee arthroplasty：TKA）を実施することが多く，2013 年度には約 8 万件行われている．TKA の実施による経済的損失は大きく，膝 OA の治療においては手術療法の回避が大きな目標となる．その意味では理学療法の役割は大きく，治療だけでなく予防に対する貢献も期待される．

膝 OA の術前評価と術後評価のポイントを理学療法アプローチに活かすためには，適切な保存療法が実践されていたかどうかが重要で，“手術療

**表1　Kellgren-Lawrence（KL）分類**

| |
|---|
| Grade 0：正常. |
| Grade 1：関節裂隙の狭小化と骨棘形成が疑われるもの. |
| Grade 2：明らかな骨棘形成があり，関節裂隙の狭小化の可能性のあるもの. |
| Grade 3：中等度の骨棘形成が多数あり，明らかな関節裂隙の狭小化があり，骨硬化や骨変形の可能性のあるもの. |
| Grade 4：大きな骨棘形成があり，関節裂隙の狭小化が顕著で骨硬化が重度で，骨変形が明らかであるもの. |

法を回避する保存療法" の考え方は，術後の理学療法アプローチに活かす方法につながる.

# Ⅱ 保存療法の着眼点

## 1 アライメント

### 1）病態の理解に必要な科学的根拠

膝OAの下肢アライメントとgradeの進行には密接な関係があり，膝関節内反アライメントの増加は，膝関節裂隙の狭小化や骨棘の増加に影響を及ぼす.

2009年にTanamasらによって報告されたシステマティックレビューによると，膝関節マルアライメントは膝OAの進行における独立した危険因子である．内側型膝OAにおいては膝関節内反アライメントが増加し，gradeの進行とともに大腿脛骨外側角（femorotibial angle：FTA）は有意に増大する．また，歩行時の立脚中期に生じる外側スラストも膝OAの進行要因である.

Changら[2]は401膝の内側型膝OAを対象に18ヵ月後の膝OAの進行度を調査し，初回評価時に外側スラストが認められたのは17％で，膝OAの悪化は外側スラストのない膝が15％だったのに対し，外側スラストを有する膝は40％に達したことを報告した.

膝関節内反アライメントが進行すると，荷重時の床反力が下肢軸の内側を通るため膝関節内側面に対する負荷が増大し，痛みだけでなく内反変形が増強するという悪循環に陥る．理学療法評価に際しては，内反アライメントの程度を見極めることが重要となる.

### 2）アライメント評価の実際

静的アライメントに関して，膝関節ではO脚とQ-angleを，足部・足関節ではfoot angleと距骨内・外側頭，外側アーチを評価する（図1）．また，骨盤の前後傾についても確認しておくことが望ましい.

内側型膝OAにおいては，膝内反が大きいにもかかわらずQ-angleが増大している例が多い．一方，foot angleは増大例だけでなく，脛骨内捻の影響で減少例が認められる．この場合，距骨内・外側頭アライメントと外側アーチを確認することが重要である．脛骨内捻を修正することはむずかしいが，距骨頭外側が前方位にあることでfoot angleが減少している場合は改善が可能である.

動的アライメントに関しては，両脚スクワット時の膝内・外反と骨盤前後傾，重心位置を確認する．片脚立位が可能で痛みの軽度な中高年に対しては，片脚スクワットや片脚カーフレイズを用いた動的アライメントテストを実施している（図2）[3].

評価のポイントは膝関節屈曲時に内反または外反するかをみるだけでなく，片脚立位から最大内・外反位までの膝の軌跡を追うことでtibial trackingを推定することも重要となる．若年者の大多数は，片脚スクワット時に膝外反が生じる[3]．一

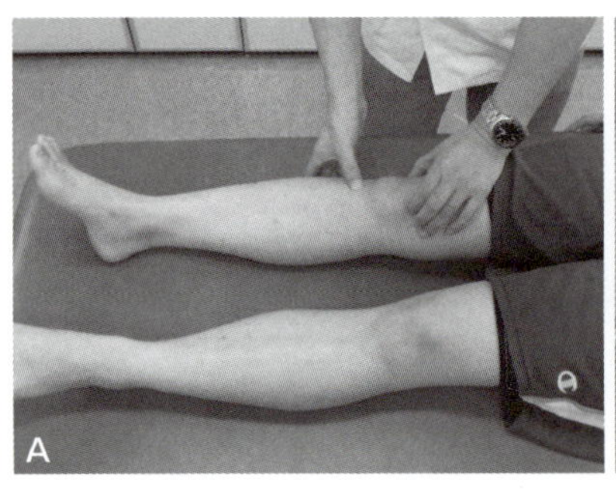
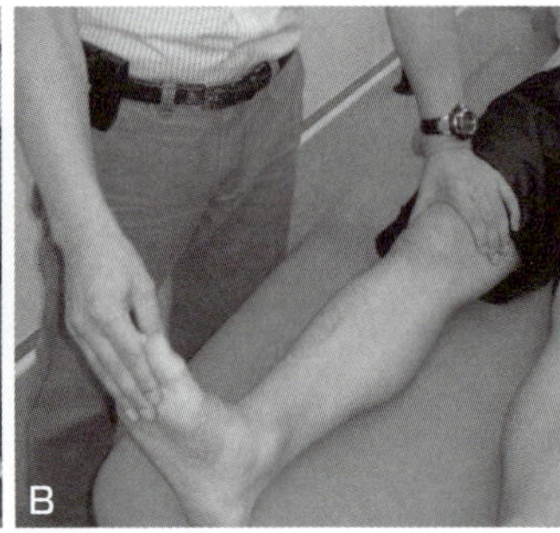
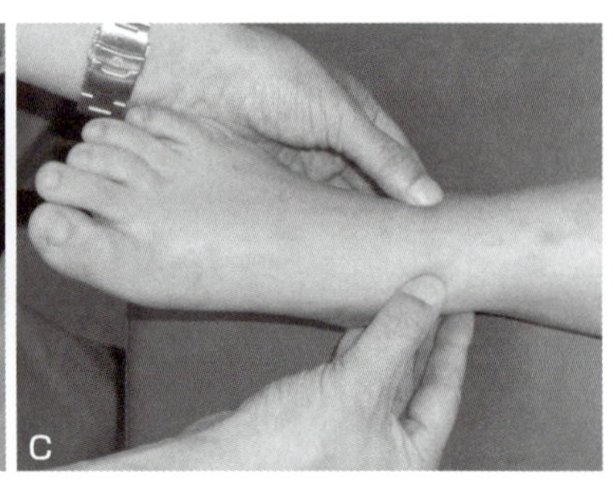

図1　静的アライメントの評価

A：背臥位での Q-angle 評価，B：背臥位での foot angle 評価，C：距骨内・外側頭アライメント評価
Q-angle が増大していても，脛骨内捻が強い例では foot angle は逆に減少している．この場合，距骨内・外側頭アライメントと外側アーチを確認する．距骨内・外側頭アライメントは，foot posture index（FPI-6）に準じて，距骨頭内側触知可で外側触知不可（+2），距骨頭内側触知可で外側わずかに触知可（+1），距骨頭内・外側が同等に触知可（0），距骨頭内側わずかに触知可で外側触知可（−1），距骨頭内側触知不可で外側触知可（−2）で評価する．

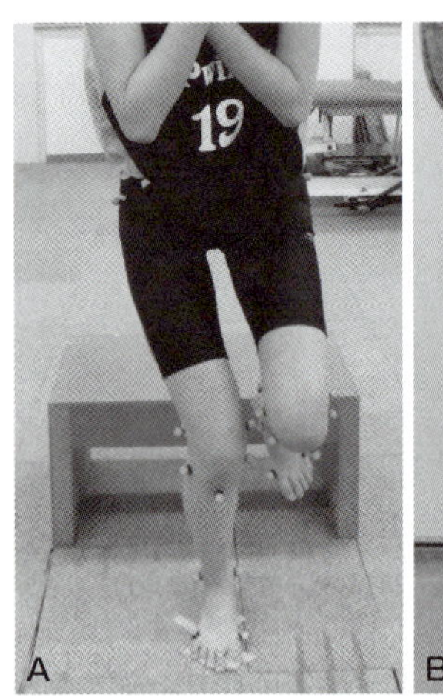
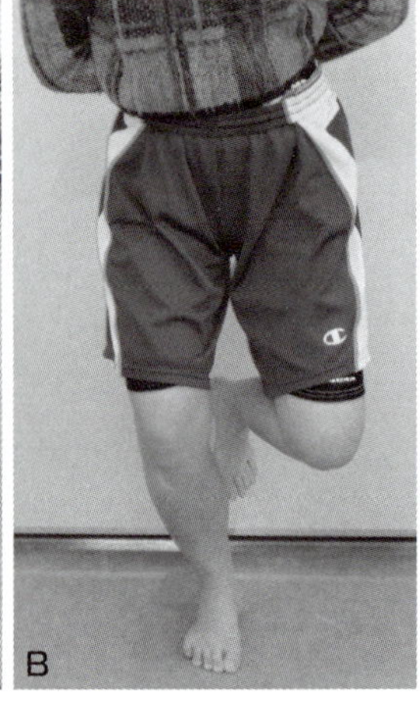

図2　片脚スクワット時における膝内・外反の評価

A：外反タイプ，B：内反タイプ
膝 OA では片脚スクワット時に膝内反する例は多いが，膝屈曲時に外反する場合でも伸展位で内反する例が認められる．

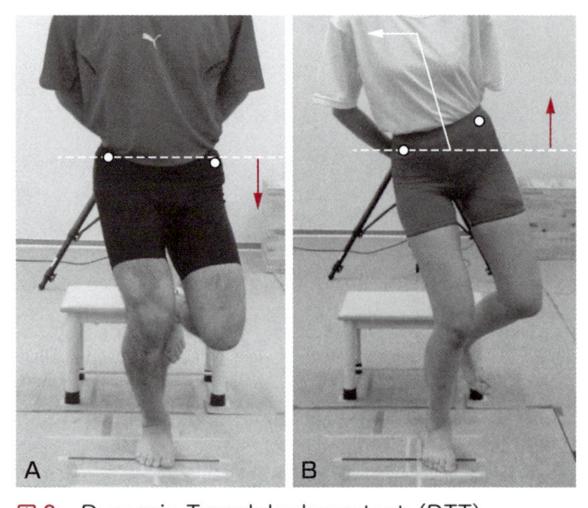

図3　Dynamic Trendelenburg test（DTT）

A：DTT 陽性（+），B：Duchenne type（D）
膝関節を約 60° まで屈曲し，対側骨盤が水平位より下降するものを陽性（+），水平または挙上するものを陰性（−）と判断する．ただし，対側骨盤の過剰な挙上や体幹側屈が認められるものを Duchenne type（D）と判定する．

方，膝 OA では膝内反例が多く，膝屈曲時に外反する場合でも伸展位で内反する例が認められる．

また，動的 Trendelenburg テスト（dynamic Trendelenburg test：DTT）と動的 heel floor テスト（dynamic heel floor test：HFT）を用いて，股関節外転筋機能と後足部機能を同時にチェックする．

DTT は片脚スクワット時に対側骨盤が水平位より下降するものを陽性（+），水平または挙上するものを陰性（−）と判断するテストであるが，対側骨盤の過剰な挙上や体幹側屈が認められるものを Duchenne type（D）と判定する（図3）．

HFT は片脚立位時の床面に対する踵骨軸の傾斜角を基準とし，片脚スクワットおよびカーフレイズ時の変化量を評価する．片脚立位時の基準角から各動作時の傾斜角の変化量を計測し，5°以内の外反は陽性（+），5°以上の外反は強陽性（++），5°以内の内反は陰性（−），5°以上の内

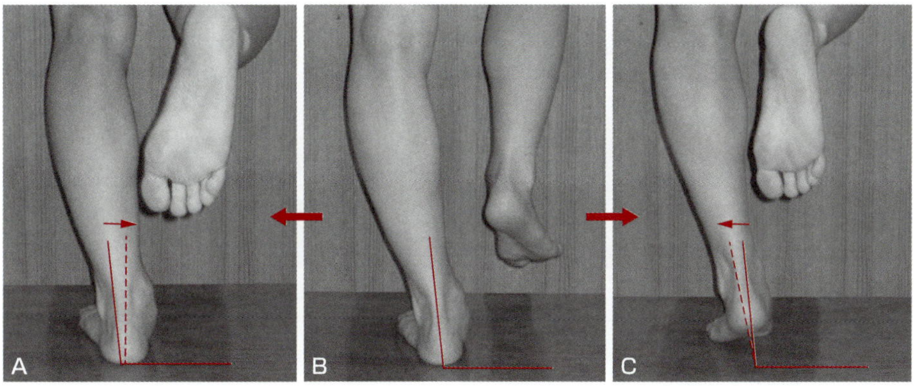

**図 4　Dynamic heel floor test（HFT）**

A：約 60°膝屈曲（片脚スクワット），B：膝伸転位での片脚立位（基準肢位），C：つま先立ち（カーフレイズ）

片脚立位時の基準角から各動作時の傾斜角の変化量を計測し，5°以内の外反は陽性（＋），5°以上の外反は強陽性（＋＋），5°以内の内反は陰性（－），5°以上の内反は強陰性（－－），変化なしは（±）で判定する．

反は強陰性（－－），変化なしは（±）で判定する（図 4）．

若年者においては，片脚スクワット時の DTT および HFT 強陽性例の膝外反が大きくなることがわかっているが[3]，膝 OA では DTT 陽性であっても膝内反が生じる例や Duchenne type も少なくない．また，外側スラストを有する症例は，片脚立位になった瞬間に膝内反の増大が認められる場合が多く，歩行の立脚相を反映している可能性が高い．

片脚立位が困難な患者に対しては平行棒や椅子の背などを軽くつかませて行う場合もあるが，この場合は支持する手を代えて両側をみる必要がある．例えば右片脚スクワットの際に左手で支持した場合は DTT が陰性なのに対し，右手で支持した場合は Duchenne type となる例がある．

## 2　ROM と tracking

### 1）病態の理解に必要な科学的根拠

臨床上，膝 OA 患者の ROM 制限は頻回に経験し，歩行においても膝関節だけでなく，股関節，足関節の ROM が健常者に比べて小さくなることが知られている．また，歩行の立脚期には膝関節内反の増大だけでなく，屈曲が減少することが諸家によって報告されている．

そのなかでも特に着目すべき点は，下腿の回旋と screw home movement である．Nagao ら[4]は，膝 OA の grade I および grade II の患者はコントロール群と比較して，膝 20°屈曲位からの膝伸展時の下腿外旋量が有意に小さいことを報告した．Saari ら[5]は，正常膝は屈曲 50°で下腿内旋 5.6°を呈し伸展するのに伴い外旋したが，OA 膝は屈曲 50°で内旋が減少しており，40°までにわずかに内旋した後，外旋に転じることを示した．これらから，膝 OA の患者は内旋可動性が減少し下腿は外旋位にあるため，結果として膝伸展や screw home movement が阻害されると考えられる．

### 2）ROM と tracking の評価の実際

ROM はその制限因子を特定することが重要で，関節包内運動や筋スパズム，痛みによる制限の有無などを確認する．特に，伸展制限は screw home movement の阻害だけでなく，痛みや内反変形の増強に影響すると考えられるため，その改善を優先する．

下腿の回旋 ROM は，膝 90°屈曲位と 30°付近で評価する（図 5）．正常では，CT や MRI を用いた方法で約 10°の内・外旋角が報告されており，Q-angle や foot angle を参考にして左右差を比較

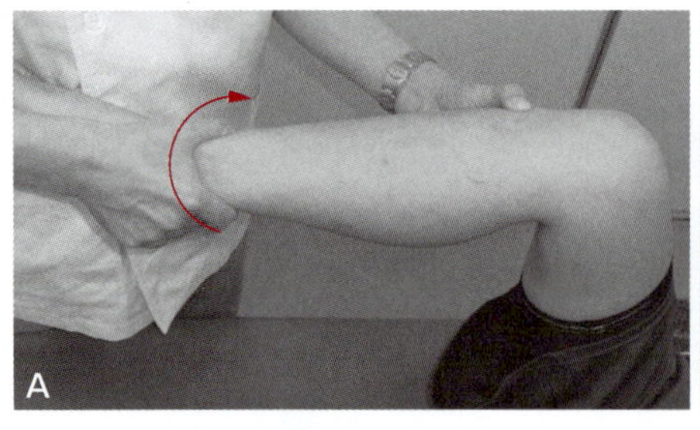
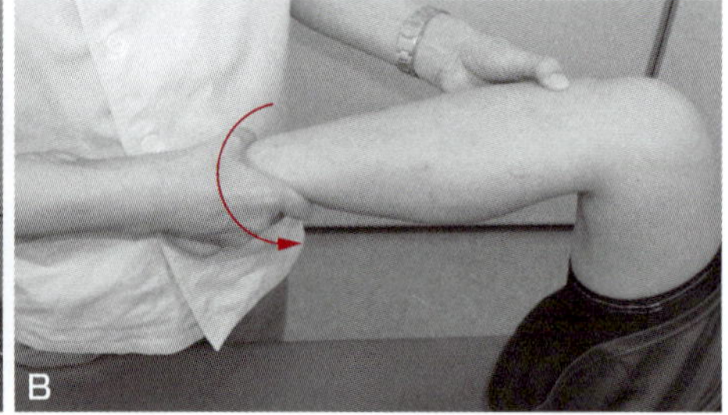

図5　下腿回旋の評価

A：膝90°屈曲位での外旋，B：膝90°屈曲位での内旋
下腿回旋は伸展位で減少するのが一般的だが，伸展制限のある膝OAでは膝90°屈曲位と比べて，30°屈曲位でほとんど回旋が生じない例も多い．

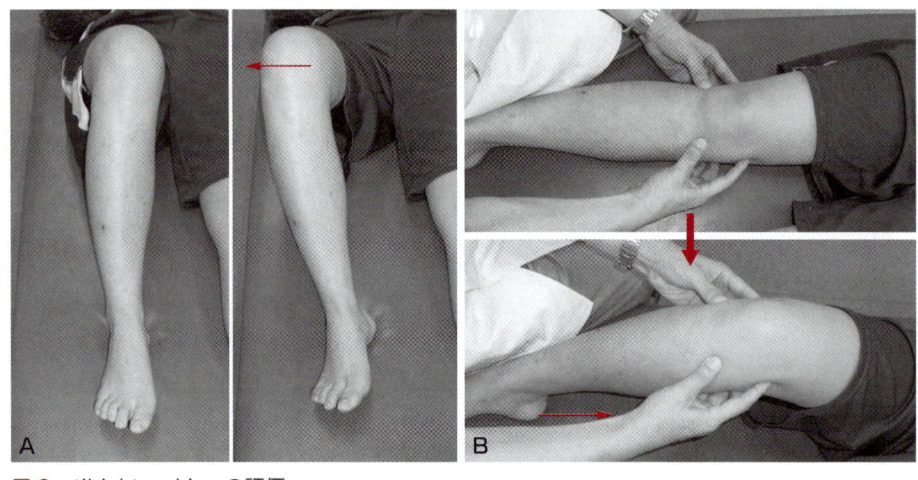

図6　tibial trackingの評価

A：膝屈曲・伸展自動運動．膝蓋骨を上方に向け踵を滑らせるように屈伸自動運動を行わせる．内反変形が強いと踵は同側の坐骨結節より内方に動く．縫工筋の活動が強いと股関節は外転・外旋する．
B：大腿骨と脛骨を触知しtibial trackingを評価する．検者の母指を脛骨内・外側顆に，示指を大腿骨内・外側顆に置き，屈伸運動の際の脛骨の動きを評価する．

する．膝蓋骨の上下可動性は，患側に合わせた最大伸展位で評価する．伸展制限を有する膝OAでは，完全伸展位をとれないため可動性は小さいものの，正常膝と比較して明らかに制限が認められる例は多い．また必要に応じて，距骨下関節と股関節の伸展ROMを確認しておく．

tibial trackingに関しては，背臥位での自動運動で評価する（図6）．まず，膝蓋骨を上方に向け踵を滑らせるように屈伸自動運動を行わせ，その際の内反の程度をチェックする．膝蓋骨を上方に向けたまま屈伸が可能な症例は，内反変形が強いと踵は同側の坐骨結節より内方に動く．一方，縫工筋の活動が強いと屈曲に伴い股関節は外転・外旋し，膝蓋骨を上方に向けておくことができない．続いて検者の母指を脛骨内・外側顆に，示指を大腿骨内・外側顆に置き，屈伸運動の際の脛骨の動きを評価する．

最終伸展でscrew home movementがみられる膝をnormal type，伸展域のscrew home movementは確認できないが，屈曲域で内旋が生じる膝をneutral typeと判断する．一方で，屈曲時に外旋し伸展時に内旋が生じる例をreverse typeとする．neutral typeは膝伸展ROMの改善に伴いscrew home movementがみられる可能性はある

表2　tibial tracking から考察される問題点

| | neutral type | reverse type |
|---|---|---|
| アライメント | 脛骨外旋位 | 脛骨外旋位 |
| ROM | 伸展・内旋制限 | 伸展・内旋制限 |
| 伸展時：関節包内運動 | 脛骨内側での滑り減少 | 脛骨内側での滑り制限 |
| ：筋緊張 | 半腱様筋，半膜様筋，膝窩筋 | 半腱様筋，半膜様筋，膝窩筋 |
| ：過収縮 | | 縫工筋 |
| 屈曲時：関節包内運動 | 脛骨外側の転がり減少 | 脛骨内側での滑り制限 |
| ：筋緊張 | 膝蓋靱帯 | 縫工筋，薄筋 |
| ：過収縮 | 半腱様筋，半膜様筋，膝窩筋 | 大腿二頭筋，腸脛靱帯 |

が，reverse type は屈曲時の内旋を阻害する因子にアプローチする必要がある（表2）．

## 3 筋力・筋機能

### 1）病態の理解に必要な科学的根拠

膝 OA に対する筋力評価や筋力増強運動の効果は，大腿四頭筋との関連が数多く報告され，患者に指導する運動療法の第一選択肢として広く活用されている．

実際に，膝 OA 患者の大腿四頭筋の筋力は明らかな低下が認められており，Palmieri-Smith ら[6]は，コントロール群と比較して有意に，22％低下していることを報告した．しかし，内側型膝 OA における最も問題となるマルアライメントは，前額面上の膝内反である．膝関節内反角は大腿四頭筋の筋力と関連があったという報告はあるものの，前額面上の動きを制動する筋に着目することが必要である．Hinman ら[7]は，膝 OA 群はコントロール群と比較して有意に股関節周囲筋の筋力が低下し，特に股関節伸展筋力は 16％，股関節外旋筋力は 27％の低下が認められることを報告した．

理学療法評価に際しては，大腿四頭筋だけでなく股関節周囲筋や足部・足関節の筋機能をみることが重要となる．

### 2）筋力・筋機能評価の実際

大腿四頭筋の筋機能に関しては，大腿四頭筋セッティング（quadriceps setting：QS）と下肢伸展挙上（straight leg raising：SLR），両膝立て背臥位（crook lying）からの膝伸展動作を評価する（図7）．

QS は内側広筋および外側広筋の収縮を視覚的および触診で判断する．

SLR は筋力の左右差だけでなく，下腿遠位抵抗に対して膝伸展位を保持できるかをチェックする．膝蓋骨の可動性が低下し大腿四頭筋の張力を効率的に伝達できない例では，SLR 時に膝伸展位を保持できない．また，固定に必要な対側体幹・骨盤機能が低下していると，対側骨盤の前方回旋が強くなり上前腸骨棘部が浮き上がってくる．これらの所見を同時に確認しておくことも重要となる．

crook lying からの膝伸展動作においては，両膝の位置を維持したまま一方の膝伸展が可能かを評価する．この動作では，股関節肢位を固定した状態での膝関節運動が求められるため，座位での膝伸展に比べて難易度が高くなる．

股関節周囲筋の筋機能に関しては，側臥位での股関節外転筋保持テストや背臥位での膝正中位保持テスト，片脚ヒップリフトテストなどで評価する．

股関節外転筋保持テストは，側臥位で大腿水平位を保持したまま抵抗下での下肢屈曲・伸展が可能かをチェックする．股関節外転筋機能が低下している例では，屈曲に伴い内転する．また，股関節外旋筋機能も低下している例では，屈曲に伴い内転・内旋が生じる（図8）．

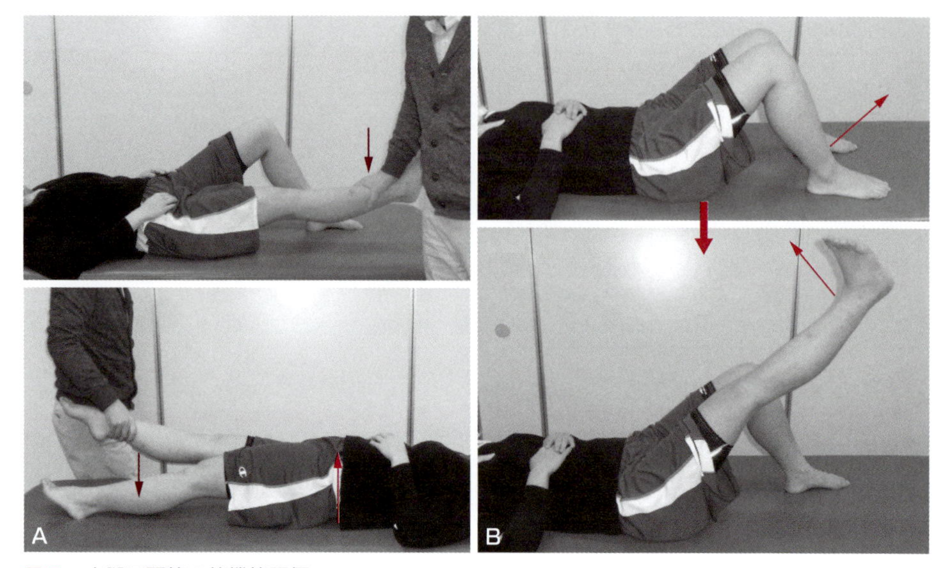


**図7　大腿四頭筋の筋機能評価**

A：下肢伸展挙上（SLR）．抵抗に対して膝伸展位を保持できるかを評価する（上）．体幹の固定性が低い例は骨盤（体幹）回旋で代償する（下）．
B：両膝立て背臥位からの膝伸展．両膝の位置を維持したまま膝伸展が可能かを評価する．

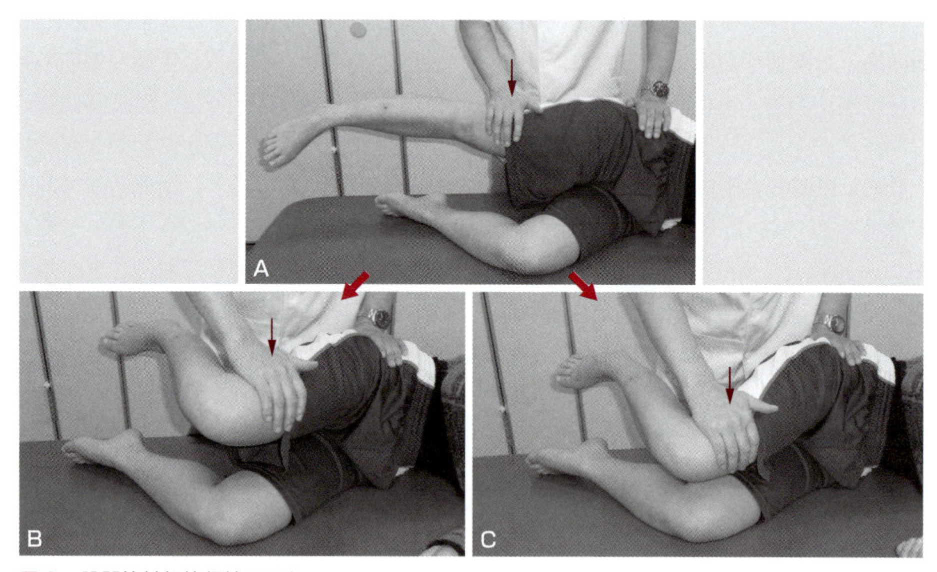


**図8　股関節外転筋保持テスト**

A：徒手筋力検査（MMT）に準じて抵抗を加える．B：屈曲しても大腿水平位を保持できる．C：大腿水平位を保持できず内転する．

膝正中位保持テストは，背臥位で tibial tracking を評価する際に膝外方および内方から抵抗を加える．股関節外転・外旋筋機能の低下が認められる例では，膝外方からの抵抗に抗することができずに容易に内転・内旋が生じる．股関節内転・内旋筋機能の低下が認められる例では，膝内方からの抵抗に抗することができずに容易に外転・外旋が生じて膝正中位を保持できない（図9）．膝内方からの抵抗に際しては，屈曲時に膝正中位が保持できても，膝伸展に伴い股関節外転（外旋）が

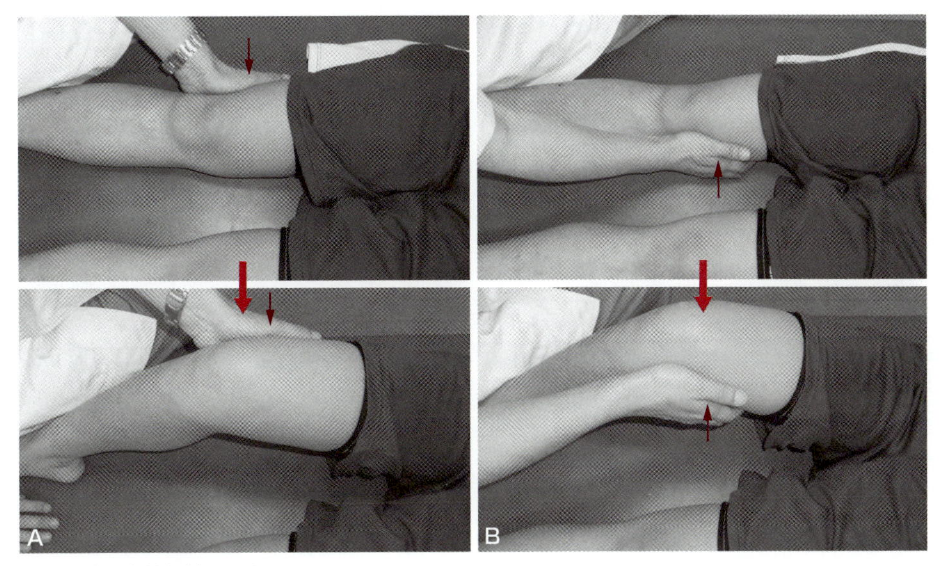


図9　膝正中位保持テスト

A：膝外方抵抗．股関節外転・外旋筋機能の低下が認められる例では，膝外方からの抵抗に抗することができずに容易に内転・内旋が生じる．
B：膝内方抵抗．股関節内転・内旋筋機能の低下が認められる例では，膝内方からの抵抗に抗することができずに容易に外転・外旋が生じる．

生じる場合もあるため，動作パターンに注目することも必要となる．

片脚ヒップリフトテストは，crook lying から片脚でヒップリフトを行わせ対側骨盤を水平位保持できずに下降するものを陽性とする（図10）．支持脚の股関節内旋・外転筋機能が低下している例では，骨盤を水平に保持することができない．この機能は，歩行時の loading response（LR）から terminal stance（TSt）で遊脚側骨盤を前方回旋し，支持脚の股関節伸展・膝伸展を誘導するために必要となる．

足部・足関節周囲筋に関しては，外側アーチに関連する腓骨筋群や小趾外転筋の機能が重要となる．特に長腓骨筋は立方骨を支持し，内側縦アーチと横アーチにも関係するため，足部からの問題が疑われる場合には必ず評価しておく（図11）．

長腓骨筋の筋機能評価は，母趾球を底側・外反方向に蹴り出せるかを確認する．荷重位では片脚カーフレイズが最もその機能を反映するが，膝 OA では片脚が困難な例が多いため，両脚カーフレイズで母趾球荷重が安定して可能かを評価する．

これらのテストの特徴は，評価のためのテストではなく，テストがそのまま理学療法アプローチに活用できることである．すべてのテストを用いる必要はなく，症例に合わせて選択することが望ましい．

## 4　歩行機能と日常生活活動

前述の評価結果は，歩行や日常生活活動（ADL）に反映される．特に歩行時の内反負荷は膝 OA の進行に大きな影響を与えるため，アライメントや ROM，筋力・筋機能との関連性を考察することが重要となる．膝 OA は健常者と比較して立脚期の股関節屈曲および伸展モーメントが減少し，進行例では体幹前傾が大きく，股関節外転および大腿四頭筋モーメントは小さいことが知られている．また，膝内反モーメントの減少には，体幹の外側傾斜や toe-out 角の増大[8]が関連することが報告されている．

膝 OA の病態や評価結果を総合すると，骨盤後

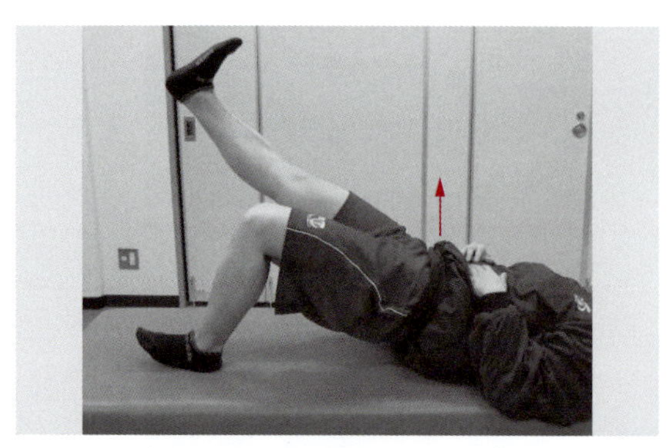

図10 片脚ヒップリフトテスト
crook lying から片脚でヒップリフトを行わせ，対側骨盤を水平位保持できずに下降するものを陽性とする.

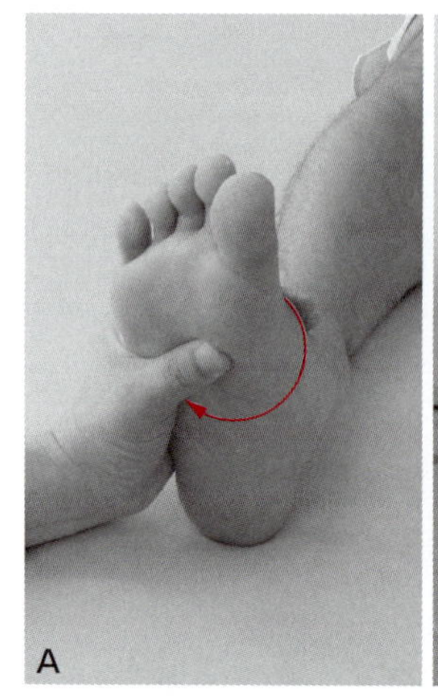


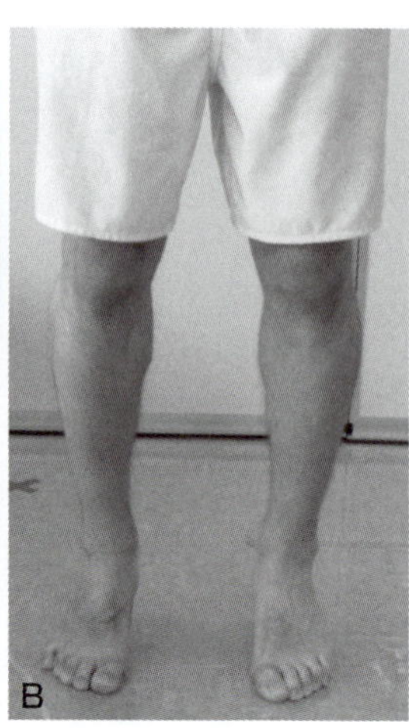


図11 長腓骨筋の筋機能評価
A：長腓骨筋の筋機能評価．母趾球を底側・外反方向に蹴り出せるかを評価する.
B：母趾球荷重カーフレイズ．母趾球荷重で安定してカーフレイズが可能かを評価する.

傾に伴う大腿外旋と膝屈曲が立脚期の股関節伸展モーメントの減少や screw home movement を阻害し，下腿外旋と外側アーチの降下で対応しているうちに脛骨内捻や内側縦アーチ，横アーチの低下につながると想像できる．進行例では膝内反モーメントを減少させるために体幹を同側に側屈させ，股関節周囲筋機能や大腿四頭筋筋力の低下を招くといった悪循環に陥っていくと考えられる.

## 5 理学療法プログラムの実際

運動は，関節軟骨や関節内の構造物の変性を抑制することが知られており，Handschin ら[9]は運動をすると PGC-1$\alpha$ という物質が放出され，慢性炎症が抑制されることを報告した．筋力増強運動の効果に関しては，Pelland ら[10]のメタ解析によって，等尺性，等張性（求心性，遠心性），等速度性のすべての筋力増強運動において，筋力，痛み，運動機能の改善が示された．また，肥満を合併する膝 OA 患者には水中エクササイズがすすめられており，陸上でのエクササイズや薬物療法と比較して，痛みや運動機能障害で有意な改善が認められる.

これらの科学的根拠は理学療法プログラムの作成に際し，役に立つ情報であることは間違いない．しかし，膝 OA に対する保存療法の現状は，自宅での大腿四頭筋の筋力増強運動や物理療法などが中心で，理学療法士の直接的な治療介入がまだまだ少ないといっても過言ではないであろう．科学的根拠を求めるにしても，漠然とした下肢筋力増強運動や ROM 運動，有酸素運動などが実施され，その効果が公表されているにすぎない.

われわれが行っている理学療法アプローチの基本は，第 1 に下腿内旋可動性を改善することで膝伸展 ROM と screw home movement を獲得することである．第 2 に大腿四頭筋だけでなく膝内反アライメントを制動する筋機能の向上を図ることである．それが結果として痛みの軽減や歩容，ADL の改善につながると考えている.

例えば，表 3 に示された膝 OA 患者に対しては，以下のような流れで理学療法アプローチを行う.

縫工筋，大腿二頭筋，腸脛靱帯に対する clinical massage や direct stretching で緊張を軽減した後，下腿内旋 ROM 運動を他動的にアプローチする（図12-A）．さらに，自動運動の際に屈曲時

**表3　膝 OA に対する評価結果例**

右変形性膝関節症（KL 分類　grade 3）
腫　　脹：右（＋）.
膝蓋跳動：右（＋）.
運動時痛：右膝関節屈曲・伸展の最終域で膝関節内側に（＋）.
荷重時痛：右 loading response から terminal stance で（＋）.
ROM：膝関節伸展　右－10°，左－5°，屈曲　右 130°，左 145°，下腿内旋　右<左.
tibial tracking：膝屈伸自動運動で膝内反，股関節は外転・外旋，reverse type.
アライメント：O 脚 3 横指，右内反変形（＋），Q-angle 右>左，外側アーチ下降.
筋 緊 張：縫工筋，大腿二頭筋，腸脛靱帯の緊張（＋＋）.
筋 機 能：大腿四頭筋機能評価　SLR 抵抗下で膝伸展位保持不可，対側骨盤前方回旋（＋＋）.
　　　　　正中位保持テスト　外方抵抗，内方抵抗ともに正中位保持困難.
　　　　　長腓骨筋機能が低下.
不安定性：右 ADT（±），Valgus（±），Varus（±）.
歩　　行：右 loading response から mid-stance で Duchenne 跛行（±），外側スラスト（±）.
　　　　　右 mid-stance で骨盤後傾と対側後方回旋，体幹前傾がみられ，遊脚期を通じて膝屈曲角は減少している.

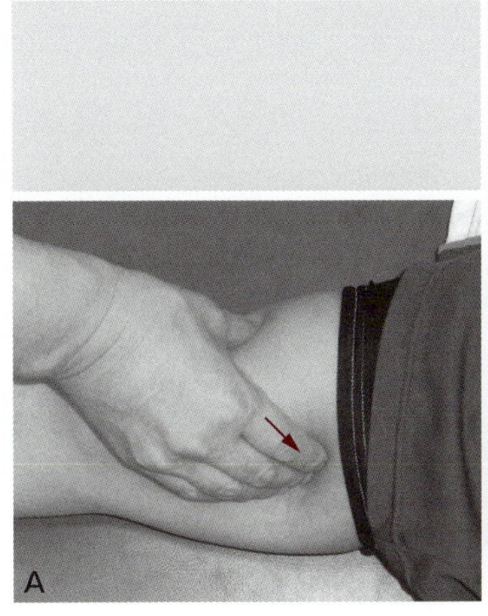
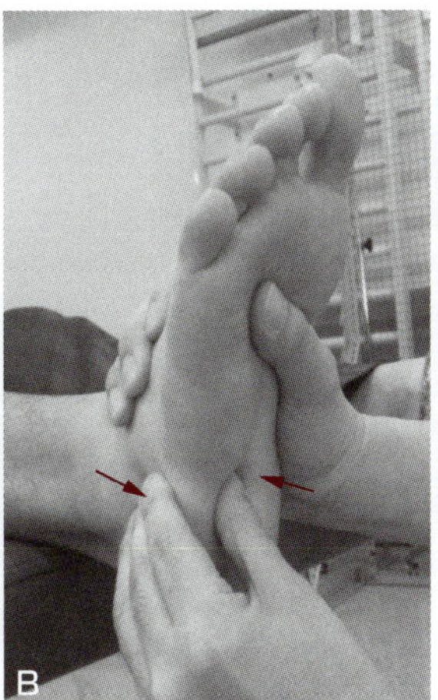
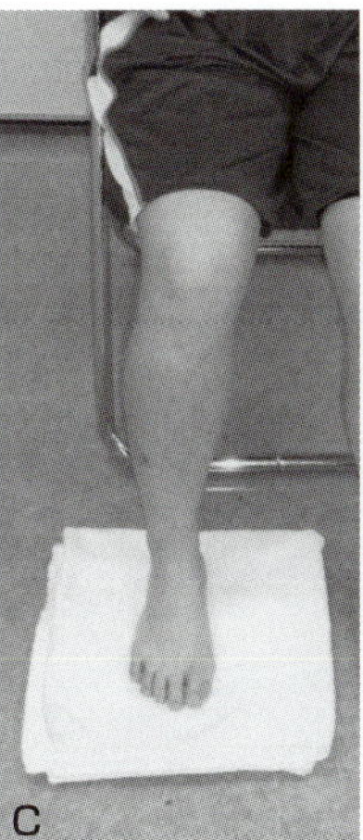
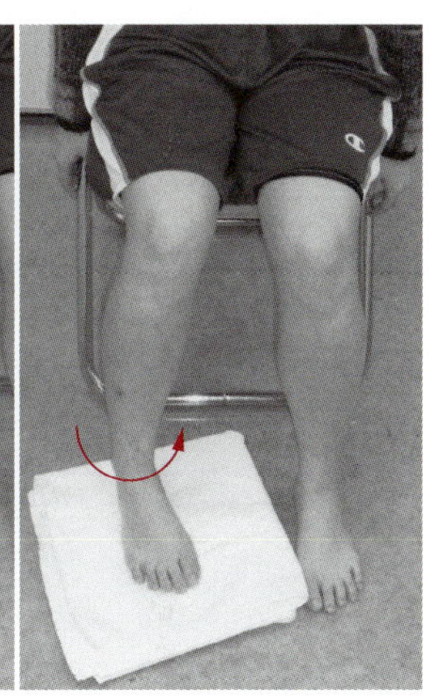

**図12　ROM 運動の例**
A：縫工筋の direct stretching．縫工筋を触診し，下内方に圧を加えながら持続的に伸張する.
B：立方骨の mobilization．足底側から押し上げ，回内方向に外側縁を引き下げるイメージで実施する.
C：ワイパー・エクササイズ．足底を床面から離さないよう意識し，踵を軸に内旋運動を繰り返す.

の内旋および伸展時の外旋を介助する．外側アーチに対しては，立方骨の mobilization を行い（図12-B），必要に応じて足底板などを活用する．home exercise としては，ヒールスライドやワイパー・エクササイズによる ROM 運動を指導する（図12-C）.

筋力増強運動は QS と SLR といった開放運動連鎖（open kinetic chain：OKC）から指導し，段階的にニー・エクステンション，3 動作ニー・エクステンション，股関節内転を伴うヒップリフト，股関節内転を伴う片脚ヒップリフトなどを実施する（図13）．特に，QS は股関節伸展と膝関節伸展の協調性を高め，伸展 ROM の改善にも有効である.

3 動作ニー・エクステンションは背臥位で反対側の下肢は屈曲し，1 動作目で患側を反対側と同じ肢位にする．2 動作目で膝の位置を維持しながら伸展し，3 動作目で膝伸展位のまま元の位置に戻す（図14）．徒手的には膝正中位保持テストを運動療法として利用し，外方抵抗および内方抵抗に抗して膝屈伸を行わせる．また，長腓骨筋の筋

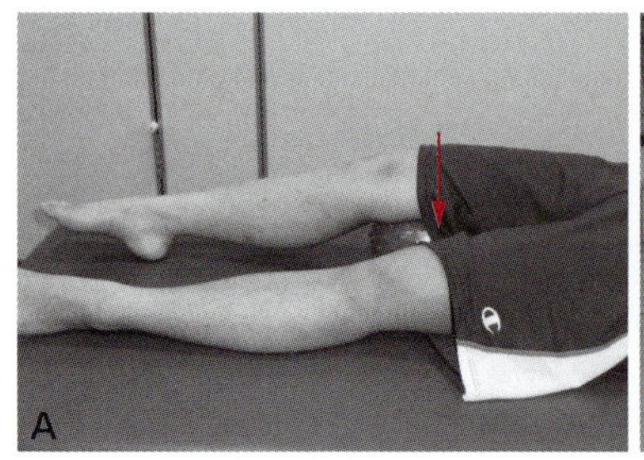


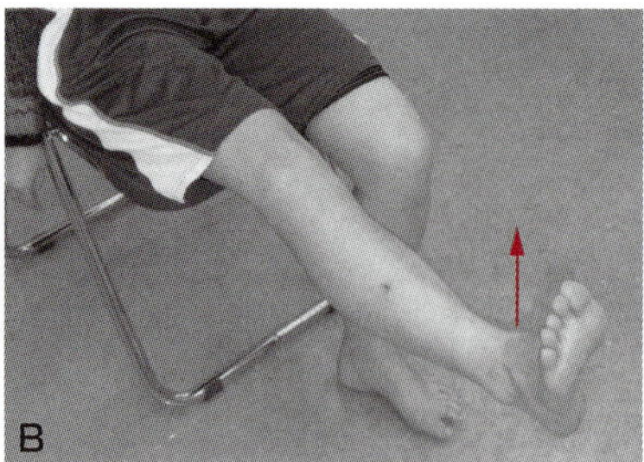


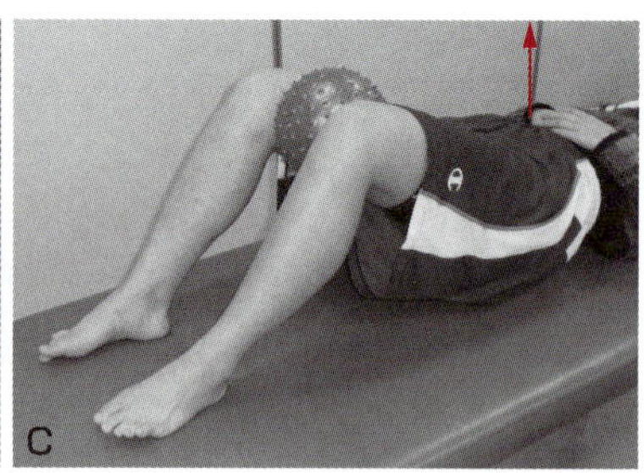


**図13　筋力増強運動（OKC）の例**

A：大腿四頭筋セッティング（QS）．伸展 ROM の改善にも有効なエクササイズである．
B：ニー・エクステンション．膝最大伸展から可能であれば，大腿部を椅子から浮かせて保持する．
C：股関節内転を伴うヒップリフト．股関節内転の力を入れたまま，臀部を挙上する．

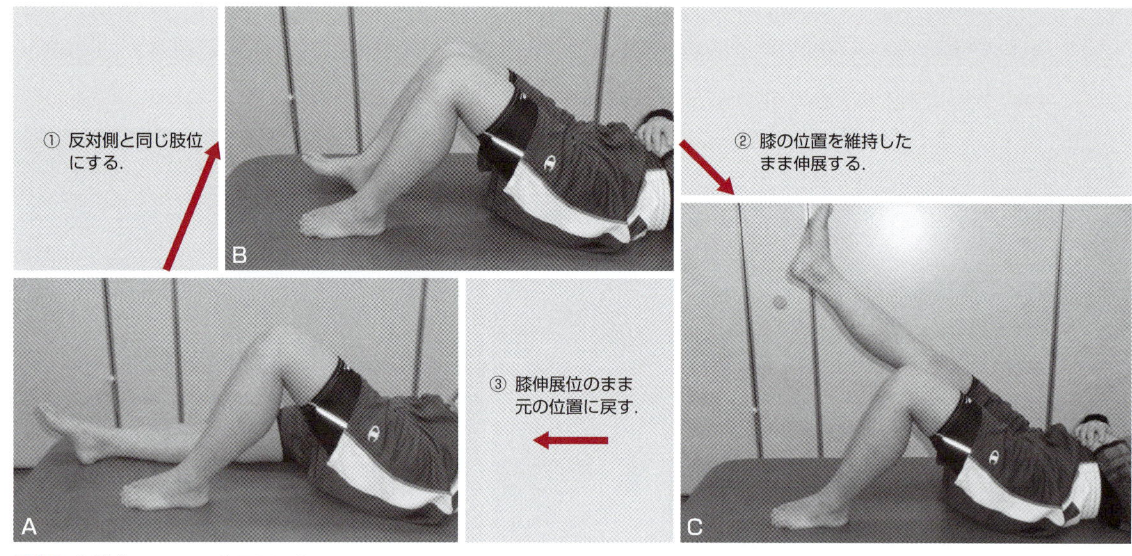


**図14　3動作ニー・エクステンション**

A：反対側の膝を立てた背臥位，B：Crook lying，C：SLR 位

力増強運動を home exercise として実施できる高齢者は少ないため，理学療法士が正しい動きを誘導する必要がある．閉鎖運動連鎖（closed kinetic chain：CKC）の運動は荷重時痛が軽減してから実施する．最初は，母趾球荷重を意識したカーフレイズやヒールノック・カーフレイズから開始し，クウォーター・スクワットやハーフ・スクワットなどに移行する（図15）．

# Ⅲ 術後評価のポイントと理学療法の考え方

## 1 手術方法と合併症

術後の理学療法を実施する際に留意すべき点は，手術方法と合併症の管理である．特に手術方法は理学療法アプローチに影響を与える．現在の TKA においては cruciate retaining（CR）型と posterior stabilized（PS）型が主流で，日本では PS 型

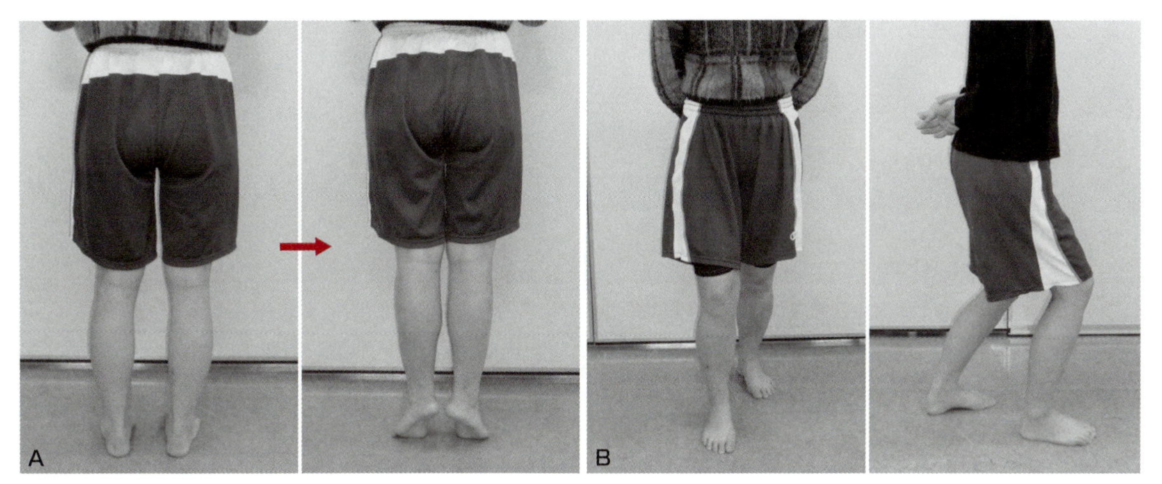


**図15 筋力増強運動（CKC）の例**

A：ヒールノック・カーフレイズ．踵の挙上と同時に股関節を外旋し，両踵を合わせるようにする．
B：クォーター・スクワット．患側を1歩前に出し，膝neutral位を意識しながら体重を前方にかける．

の使用が多い．

CR型は後十字靭帯(PCL)を温存した手術方法で，PCLによる正常なロールバックを誘導すると考えられている．一方で，TKA膝は前十字靭帯(ACL)が切除されているため，正常運動は再現できないともいわれている．PS型は深屈曲時に緊張するPCLを切離し，ポスト・カム機構で安定性を得る構造となっている．PCLを切離することで前後の安定性が若干犠牲になるだけでなく，屈曲中間域での内・外反動揺性がCR型に比べて大きくなるともいわれている．一方，屈曲ROMの獲得にはCR型よりも有利であるが，140°以上の深屈曲は脱臼のリスクが指摘されている．

術後の合併症は，感染症や深部動脈血栓症(deep vein thrombosis：DVT)，肺血栓塞栓症(pulmonary thromboembolism：PTE)だけでなく，破損や摩耗，looseningといった構造物の問題が生じる可能性もある．

## 2 評価ポイントと理学療法アプローチ

術後はリスクに配慮しつつ，可及的早期にROMを改善し，修正されたアライメントに適応できる筋機能の再学習を図る．特にDVTの予防は重要で，弾性ストッキングの着用や病室での間欠的空気圧迫法だけでなく，下肢挙上や足関節運動などの理学療法を指導する．血液検査ではDダイマーの値をチェックしておく．Dダイマーが異常値になる病態は多いが，正常値であればDVTを除外できる．膝窩静脈より末梢で生じる末梢型の理学的所見としては痛みと下腿筋の硬化があげられるが，無症状の場合も多い．また，足関節を背屈させると腓腹部に痛みが生じるHomansテストは，特異性は低いものの有用な評価である．

術後早期は腫脹の軽減に努め，手術方法を考慮しつつ可及的早期に膝伸展0°，屈曲120〜130°を獲得できるようROMの改善を図る．特に膝窩部の腫脹や硬結は術前から認められる場合も多いが，伸展ROMだけでなく屈曲にも悪影響を及ぼすため，同部に対するアプローチは重要となる．また，手術侵襲が広範囲に及ぶため，皮下の癒着によるROM制限や痛みなど，術創の影響は少なくない(図16)．

全抜鉤(抜糸)までは皮膚の保護が必要となるが，

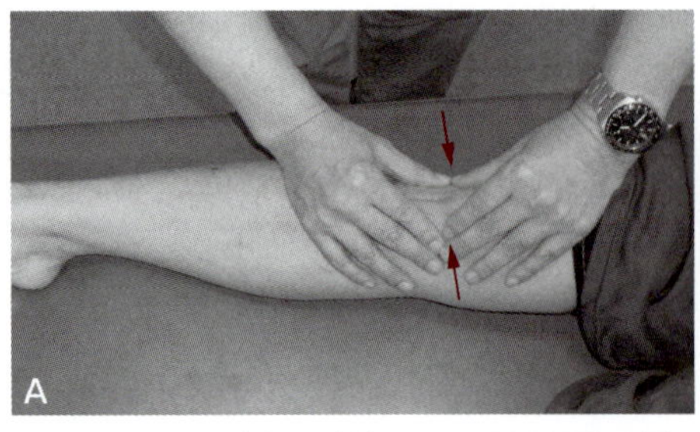


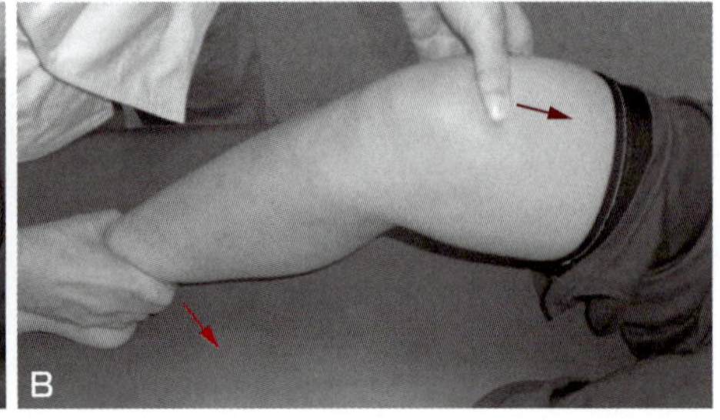


**図16　術創の滑走性を考慮したROM運動の例**

A：皮下のmobilization．術創部をまたいで把持し，左右に動かすことで，皮下を動かす．
B：他動運動の活用．皮膚を近位に引きながら，膝屈曲を他動的に屈曲することで，皮下を動かす．

その後は創周囲の皮下滑走性を促すことが必要となる場合がある．筋力増強運動は大腿四頭筋やハムストリングスが重要なのはいうまでもない．しかし，長年にわたり膝内反アライメントに適応してきた筋活動が，アライメントの修正によって再学習を求められることに留意したい．

筋力増強の原理・原則に従って，保存療法で述べた例を参考に段階的にプログラムしていくが，術前評価結果から股関節周囲筋や足部・足関節，体幹などで優先すべき筋にもアプローチすることが大切である．

最終的には，障害となっていたADLや歩容はもちろんのこと，家庭生活に向けた環境整備や生活指導も必要となる．さらに，肥満の予防を含めて運動習慣を継続させることが重要である．

### 文献


1）Yoshimura N et al：Prevalence of knee osteoarthritis, lumber spondylosis, and osteoporosis in Japanese men and women：the reseach on osteoarthritis/osteoporosis against disability study. J Bone Miner Metab 27：620-628, 2009
2）Chang A et al：Thrust during ambulation and the progression of knee osteoarthritis. Arthritis Rheum 50：3897-3903, 2004
3）Kagaya Y et al：Association between hip abductor function, rear-foot dynamic alignment and dynamic knee valgus during single-leg squats and drop landings. J Sports Health Sci 4：182-187, 2015
4）Nagao N et al：The rotational angle in osteoarthritic knees. Int Orthop 22：282-287, 1998
5）Saari T et al：Knee kinematics in medial arthrosis：dynamic radiostereometry during active extension and weight-bearing. J Biomech 38：285-292, 2005
6）Palmieri-Smith RM et al：Isometric quadriceps strength in women with mild, moderate, and severe knee osteoarthritis. Am J Phys Med Rehabil 89：541-548, 2010
7）Hinman RS et al：Hip muscle weakness in individuals with medial knee osteoarthritis. Arthritis Care Res 62：1190-1193, 2010
8）Schmitt LC et al：Influences on knee movement strategies during walking in persons with medial knee osteoarthritis. Arthritis Rheum 57：1018-1026, 2007
9）Handschin C et al：The role of exercise and PGC1 $\alpha$ in inflammation and chronic disease. Nature 454：463-469, 2008
10）Pelland L et al：Efficacy of strengthening exercises for osteoarthritis（PART1）：a meta-analysis. Phys Ther Rev 9：77-108, 2004

# 実践と結果に基づく理学療法手技

# 両側同時TKAの特徴を踏まえ介入する

高木 啓至

## 違いを見極めるための着眼点

- 両側同時手術の特徴を理解する.
- 術後理学療法の介入ポイントを明確にする.
- 二期的片側手術との違いを理解する.

膝OAに対するTKA後の理学療法では，クリティカルパスを用いることが一般的である．しかし，両側同時手術では術後早期の介入には細心の注意が必要であり，さらに特徴的な機能障害を理解したうえで理学療法を進めることが重要となる．また，目標を設定するうえで二期的片側手術とは異なる視点が必要になることを理解しておく．

## I 両側同時手術の適応と特徴

変形性膝関節症（knee osteoarthritis：膝OA）は，加齢や肥満，筋力低下を要因として起こる1次性と，外傷や感染など明確な要因がある2次性に分類され，日本人では1次性の内側型膝OAが多い.

診療ガイドラインでは，薬物療法と非薬物療法を中心とした保存的治療と観血的治療に関するエビデンスが示されている．観血的治療では，人工膝関節全置換術（total knee arthroplasty：TKA）が信頼性の高い治療方法として位置づけられており，下肢アライメントや膝関節の機能改善に有用な治療法となっている．近年では，従来よりも皮膚切開を小さくした最小侵襲人工膝関節全置換術（minimally invasive surgery TKA：MIS-TKA）が導入され，手術侵襲による機能障害を最小限にすることも可能となっている.

一方で，膝OAの疾患特性として両側罹患例が多いことから，片側TKAを施行しても反対側の膝関節変形によるアライメント異常が改善することはない（**図1**）．そのため，片側のみの手術では非手術側の疼痛や運動障害は残存し，術前レベル以上の歩行能力の獲得には至らず，数ヵ月間隔で二期的片側手術が必要となることも多い．しかし，短期間での複数回の麻酔および手術は，高齢者にとって身体的・経済的負担が大きい．このことから手術適応と判断された場合には，両側同時手術が施行される（**表1**）.

両側同時手術は，入院期間およびリハビリテーション実施期間の短縮，医療費の抑制に効果的であることが特徴としてあげられる．一方で，手術時間が長く，出血量も多くなるため，全身状態に関するリスクの増加が欠点となる．さらに，肺塞

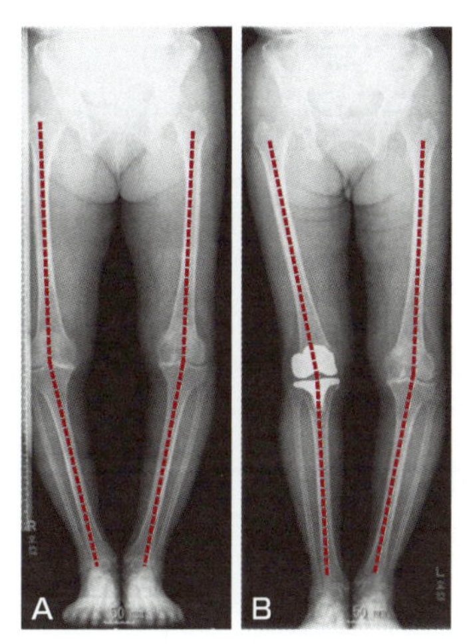


図1　両側膝OA症例のアライメント変化

A：術前
B：二期的片側手術後

表1　両側同時手術の適応

- 両膝関節痛，歩行障害，明らかな関節裂隙の狭小化，または変形や骨欠損などがあり，両側ともTKAの適応である．
- 高度の心・肺・腎機能障害や著しい貧血など，全身に重篤な合併症がない．
- 患者が両側同時手術を希望するか，説明により納得する．
- 患者が下肢機能障害，特に疼痛の軽減，歩行障害の改善に対して意欲がある．
- TKAに熟練した整形外科医2人を含む，4人以上の整形外科医が確保できる．
- 麻酔科医の協力が得られる．

（文献1）より引用，一部改変）

栓症や深部静脈血栓症などを中心とした術後合併症の発生率が高いと報告されており，術後理学療法においてもリスク管理が重要となる．

# Ⅱ 機能障害の特徴と理学療法介入ポイント

両側同時手術における機能障害の特徴をふまえて，理学療法介入ポイントについて説明する．二期的片側手術では，非術側機能が術後の運動能力に影響を及ぼすが，術直後においては支持脚として重要な役割を果たす．そのため両側同時手術後の理学療法では，支持脚がないという点が二期的片側手術とは異なる点であり，さまざまな配慮が必要となる．

## 1 術後早期の理学療法介入ポイント

当院におけるTKAの術後リハビリテーションスケジュール（クリティカルパス）を表2に示す．両側同時手術後も，術中合併症や骨脆弱性による易骨折性などの特別な理由がない限り，基本的にはこのスケジュールに従って理学療法を進める．ただし，術後早期は手術侵襲による炎症性の腫脹，疼痛，あるいは貧血や循環動態の不安定など，全身状態の低下を顕著に認める傾向にある．そのためリスク管理では，全身状態の確認や疼痛管理に細心の注意が必要であり，通常のスケジュールよりも緩やかに進めることが多い．

### 1）疼痛および合併症予防：RICE処置，良肢位保持，カフパンピング

疼痛管理に関しては，鎮痛薬の内服に加えて運動前後でのRICE処置（rest：安静，icing：冷却，compression：圧迫，elevation：挙上）を実施する．また，運動負荷量を調整し，患部への過度なストレスを回避することにより，術直後の炎症症状や疼痛の増悪を予防することが重要である．さらに，不良姿勢（図2）の防止やカフパンピング（図3）などにより，ハムストリングスや腓腹筋を中心とした下肢後面筋群の過緊張を回避し，膝関節の屈曲拘縮や深部静脈血栓症などの2次的な問題を予防する．この筋の過緊張やそれに伴う膝関節の屈曲拘縮は，術創部や膝蓋骨周囲組織の癒着および柔軟性の低下を引き起こし，大腿四頭筋の収縮不全（筋力低下，エクステンションラグ）の原因となる．

**表2　TKA の術後リハビリテーションスケジュール（クリティカルパス）**

| | 術前<br>評価・指導 | 術当日 | 術翌日 | 術後2日 | 術後3〜7日<br>理学療法開始 | 術後8〜14日 | 術後15日〜<br>退院期 | | |
|---|---|---|---|---|---|---|---|---|---|
| 安静度 | 動作指導<br>・車椅子移乗<br>・床上移動 | 床上安静 | ドレーン抜管<br>ベッドアップ | 離床<br>（車椅子移乗） | 病棟内歩行器 | 創部抜糸<br>病棟内杖歩行<br>病院内歩行器 | 病棟内杖なし<br>病院内・屋外<br>杖歩行 | 屋外杖なし | 自主トレーニング指導（退院時指導） |
| 疼痛管理 | | | 経口鎮痛薬 → | → | → | → ‐‐‐‐→ | ‐‐‐‐→ | ‐‐‐‐→ | |
| | | | | | アイシング | → | → | → | |
| 関節可動域練習 | | | 持続的他動運動 → | → | → | → ‐‐‐‐→ | ‐‐‐‐→ | | |
| | 良肢位指導 | 良肢位保持 | → | → | → | | | | |
| | | | | | 自動運動<br>自動介助運動 | → 他動運動<br>セルフ<br>ストレッチング | → | → | |
| | 運動指導<br>・カフパンピング<br>・大腿四頭筋<br>セッティング | カフパンピング | → | → | → | | | | |
| | | | 大腿四頭筋<br>セッティング | → | → | ‐‐‐‐→ | | | |
| 筋力トレーニング | | | | | 大腿四頭筋<br>自動運動 | 抵抗運動<br>閉鎖運動連鎖<br>（CKC）トレーニング | → | → | |
| | | | | | 患部外トレーニング | → | → | → | |
| 歩行練習 | | | | | 平行棒<br>歩行器 | 杖 | 杖なし<br>屋外・不整地 | → | |
| 階段昇降練習 | | | | | | | 2足1段<br>1足1段 | → | |
| ADL | | | | | 更衣動作<br>トイレ動作 | | 入浴動作<br>床上動作<br>（和室関連） | → | |

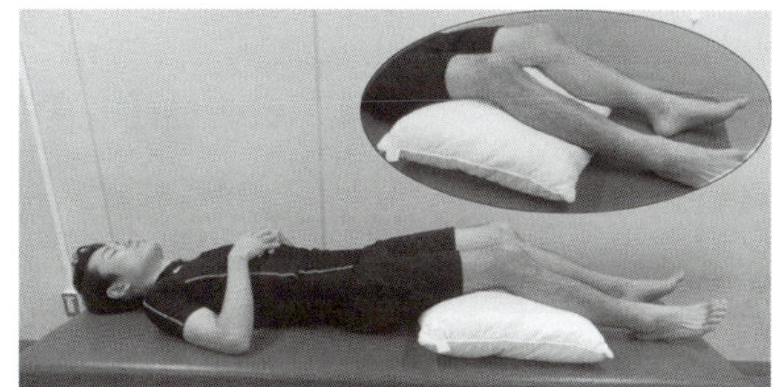

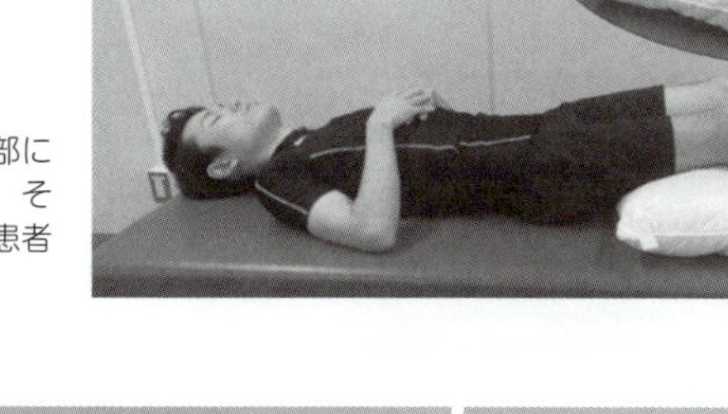

図2　不良姿勢：膝関節屈曲位

術後早期の疼痛緩和のために，クッションや枕を膝窩部にあてることで軽度膝屈曲位姿勢を保持する傾向にある．そのため，就寝時以外は極力不良姿勢を避けるように，患者や家族，病棟スタッフへの指導が重要となる．

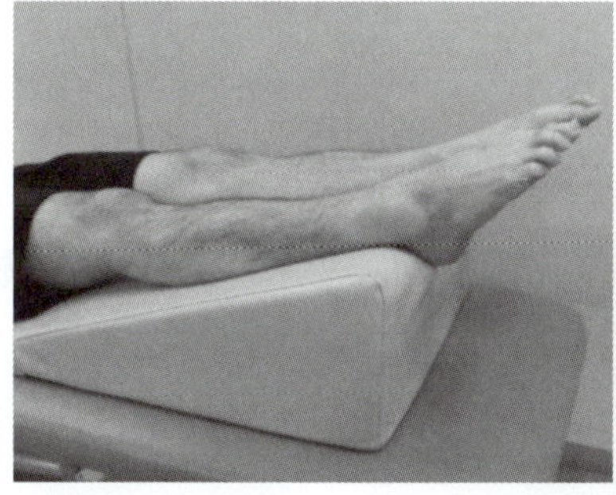

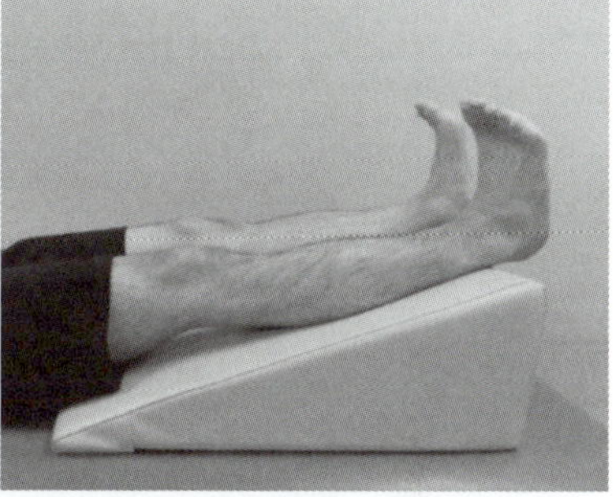

図3　カフパンピング

足関節をリズミカルに，可動範囲を大きくした底・背屈運動を行う．この際，足趾の屈伸運動まで意識して行うことが重要である．

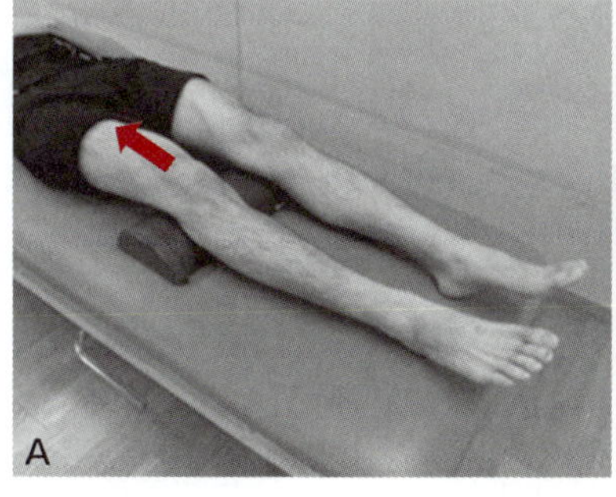


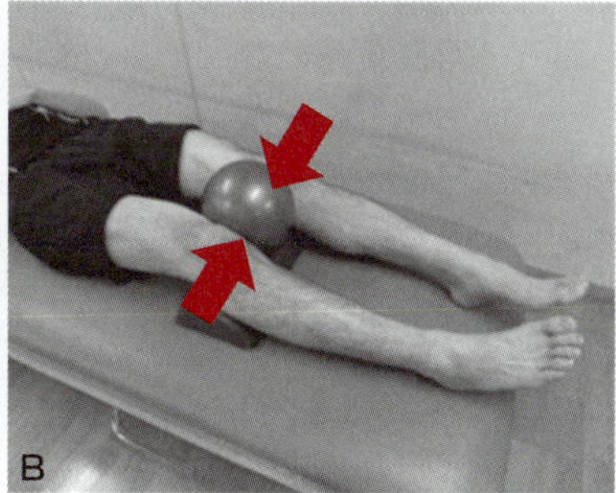


図4　大腿四頭筋セッティング

A：膝蓋骨の引き上げ
B：股関節内転・内旋の複合運動

### 2）膝関節機能トレーニング：関節可動域練習，筋力トレーニング

術後早期は，大腿四頭筋セッティングや愛護的な関節可動域練習が中心となる．大腿四頭筋セッティングは，可能な限り膝関節伸展位で実施し，膝蓋骨が筋収縮により上方へ滑走していることを視診，触診で確認しながら行う．また，内側広筋を意識させる場合は大腿部に枕やボールを挟み，股関節内転・内旋の複合運動を組み合わせて行う（図4）．

関節可動域練習では，愛護的なストレッチングやリラクゼーションを行う．両側同時手術では支えとなる非術側がないため，ボールなどで膝関節が過度に屈曲しないように工夫することで，リラクゼーションを図りながら徐々に可動域を拡大させる（図5）．なお，座位でリラクゼーションが困難な場合は，背臥位で傾斜台を利用した自動運動を行う（図6）．伸展可動域に関しては，まず自重での持続伸張によるストレッチングから開始するが，早期は短時間で疼痛を認めることが多いため，無理のない時間設定で繰り返し行う（図7）．また内側型膝OAの場合は，内反変形により術前から大腿筋膜張筋にストレスが加わっているため，柔軟性および伸張性が低下し，術後早期には疼痛

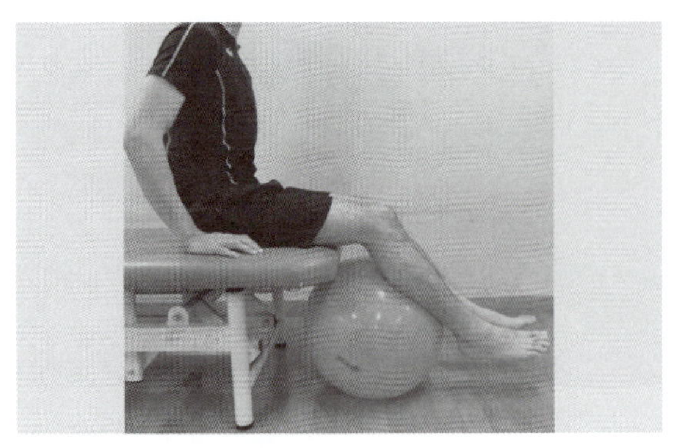

**図5　膝関節屈曲可動域練習**
下腿部をボールで支えることで過度の膝関節屈曲を予防し，防御性収縮を軽減させてリラクゼーションを図る．

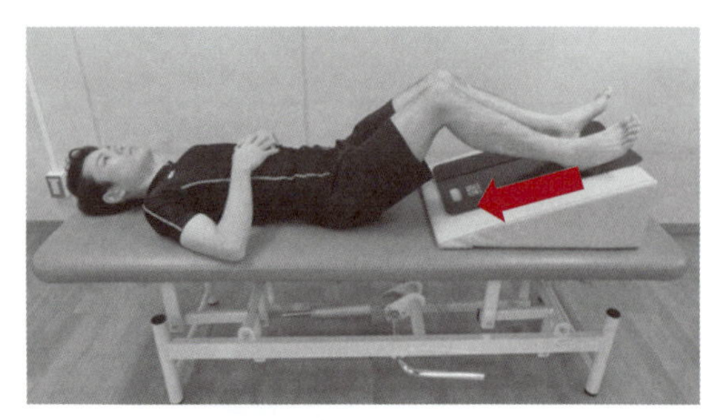

**図6　膝関節自動屈曲運動**
傾斜台とトランスファーボードを利用し，両側同時もしくは片側ずつ下肢屈伸運動を行う．疼痛自制内での可動範囲内をゆっくりと自動運動させる．

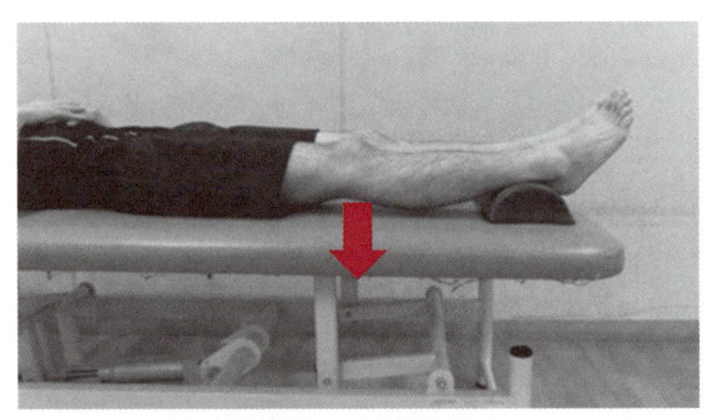

**図7　膝関節伸展可動域練習：自重を利用した持続伸張法**
下腿遠位部に枕やクッションを置き，膝関節伸展方向へ重力が作用しやすい姿勢に保持させる．疼痛が顕著でリラクゼーションできない場合は，一時的に膝窩部へタオルを敷き，段階的に外していく．

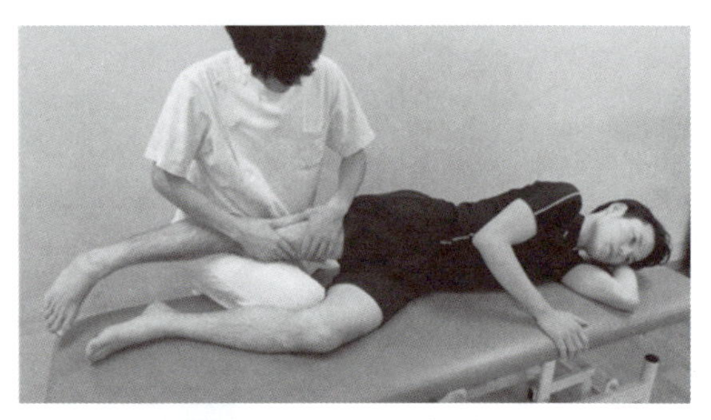

**図8　大腿筋膜張筋ストレッチング：徒手的マッサージ**

を認めることが多い．それに対しては徒手的マッサージに加えて（図8），側臥位での持続圧迫伸張を行う．両側同時手術では術侵襲による影響が強く，さらには両下肢が術側となるため，術後早期は姿勢や負荷量に注意した愛護的な膝関節機能トレーニングが中心となる．

### 3）患部外トレーニング：ストレッチング

両側同時手術が適応となるような両側罹患例では，術前からの異常姿勢による体幹・骨盤・股関節周囲筋の過緊張および柔軟性の低下を認めることが多い（図9）．それらに対して早期からストレッチングを行うことが，術後の姿勢矯正には不可欠である（図10）．また，足関節・足趾機能も重要であり，可能な範囲で運動機能の向上を目的とした非荷重位でのトレーニングを開始する（図11）．

また，両側同時手術後は離床に時間を要することが多い．そのため，積極的な全身運動が困難な場合が多く，活動性の低下による廃用性障害を引き起こす可能性が考えられる．そのため，体幹，股関節を中心とした患部外トレーニングも重要となる．

### 4）早期離床：起き上がり・立ち上がり・移乗動作

両側罹患例の術前における起き上がりの特徴として，両下肢挙上位から振り下ろしながら慣性モーメントを利用する方法や，寝返りから側臥位を経由する方法を用いて起き上がりを実施していることが多い．しかし，両側同時手術後は疼痛や筋力低下，可動域制限などにより，下肢挙上や寝

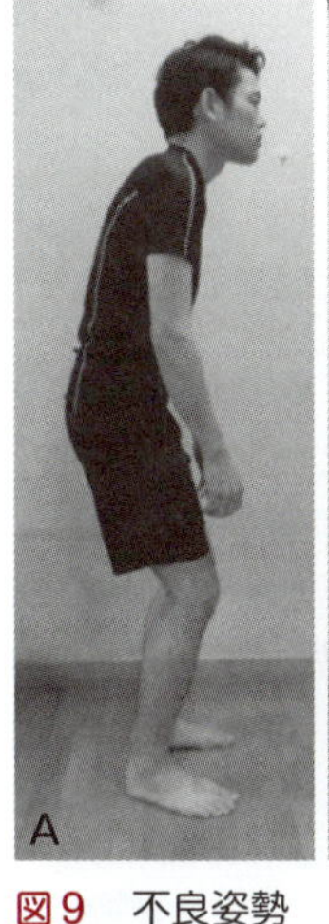

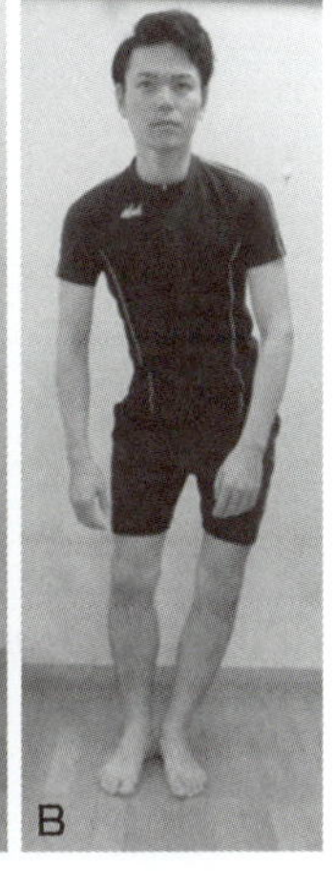


**図9　不良姿勢**

A：矢状面：胸椎後彎，骨盤後傾，膝関節屈曲位.
B：前額面：脊柱側彎，骨盤水平移動，膝関節内反，足部内反.

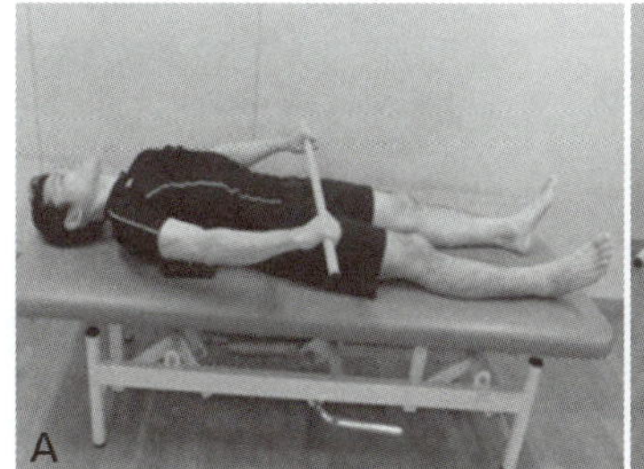

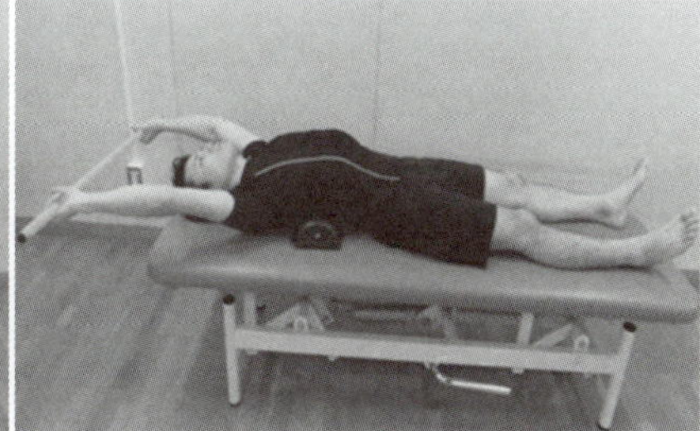
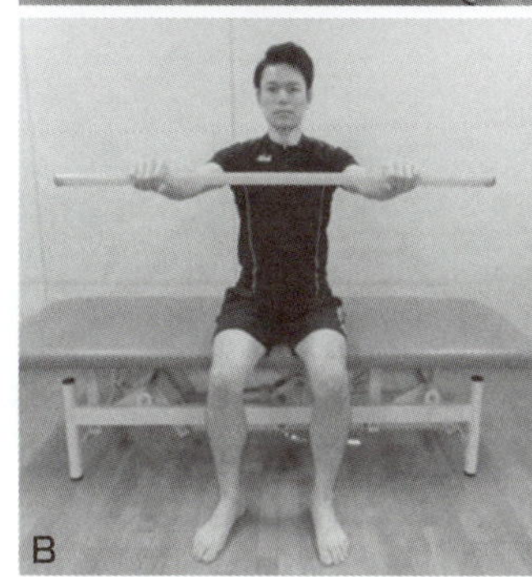

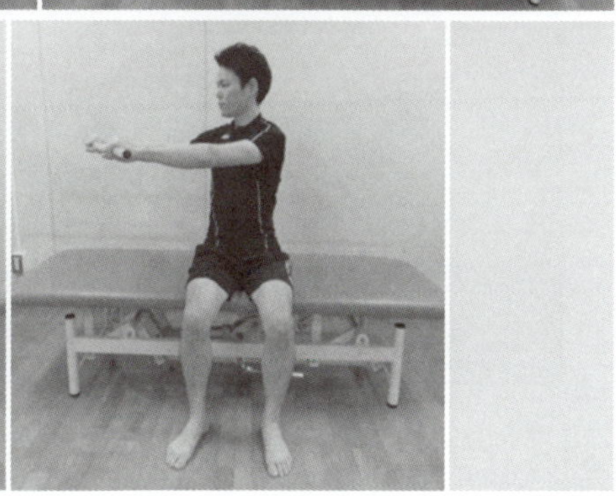

**図10　体幹・骨盤セルフストレッチング**

A：胸椎部に枕を挟み，胸椎前彎位に保持した状態での体幹伸展運動.
B：体幹，骨盤，股関節の複合的回旋運動.

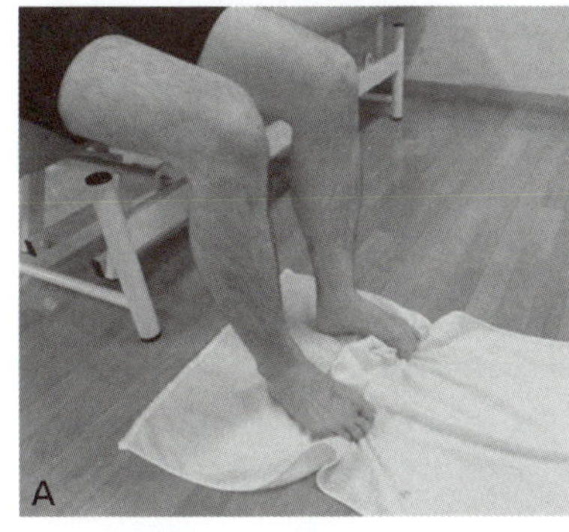

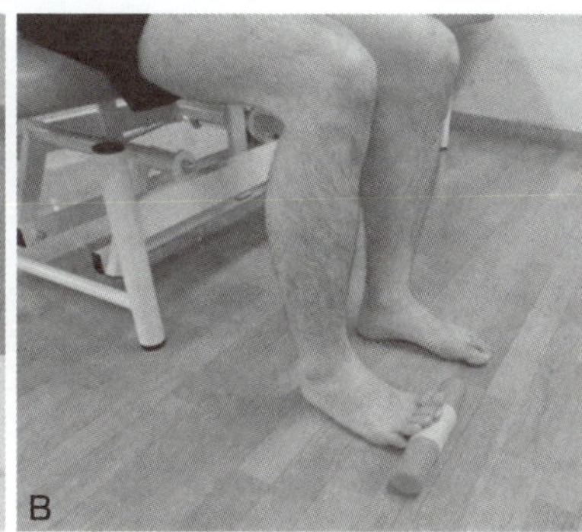

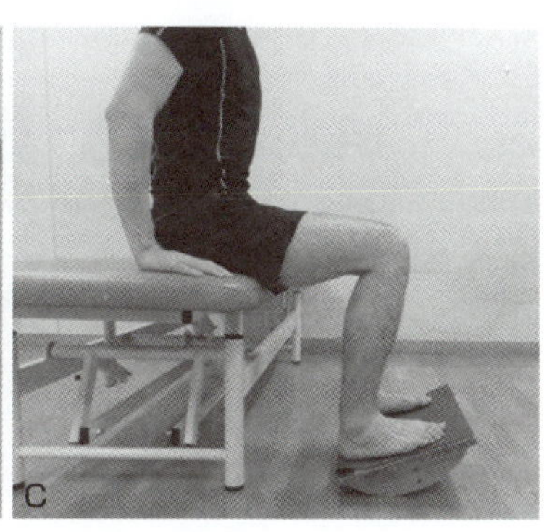


**図11　足関節・足趾トレーニング**

A：足趾自動屈曲・伸展運動（タオルギャザー），B：足趾伸展ストレッチング，C：足関節底・背屈自動運動

返り動作が困難となるため，術後早期の起き上がりに難渋することがある．それに対しては，両上肢の支持を利用した対称性の起き上がり方法を指導する（図12）．

立ち上がり動作では，術後早期は両膝関節屈曲制限により足部位置が重心位置から遠くなるため，過度の体幹屈曲が必要となる（図13）．さらに，膝伸展筋力の低下，疼痛などによる膝伸展モーメントの低下により，殿部離床が困難となる場合が多い．それに対しては，体幹屈曲から床面（もしくは大腿部）への上肢支持および股関節伸展モーメントを優位に利用する代償的な立ち上がり方法を指導する（図14）．また，ベッドや車椅子の座面の高さを調整することも有効な手段となる．ただし，これらは膝関節機能が改善するまでの一時的な方法であり，術後経過のなかで膝関節機能の

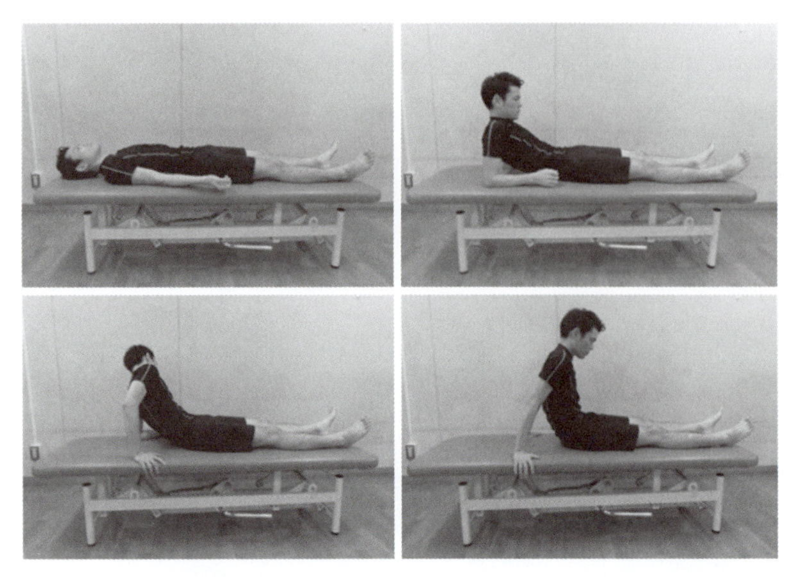

図12　対称性の起き上がり動作

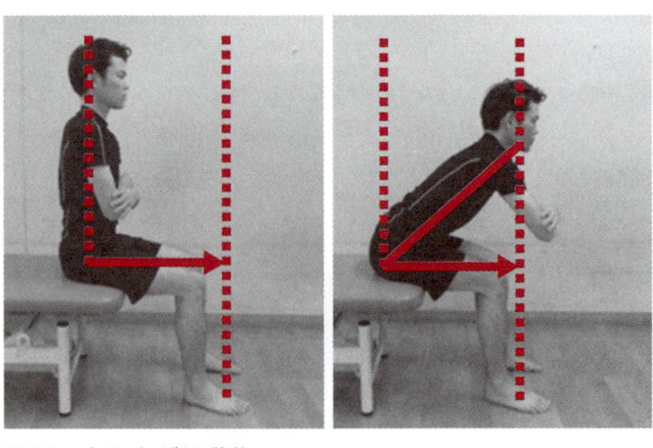

図13　立ち上がり動作
両膝屈曲制限により殿部・足部距離が遠くなるため，殿部離床時に体幹が過度に屈曲する.

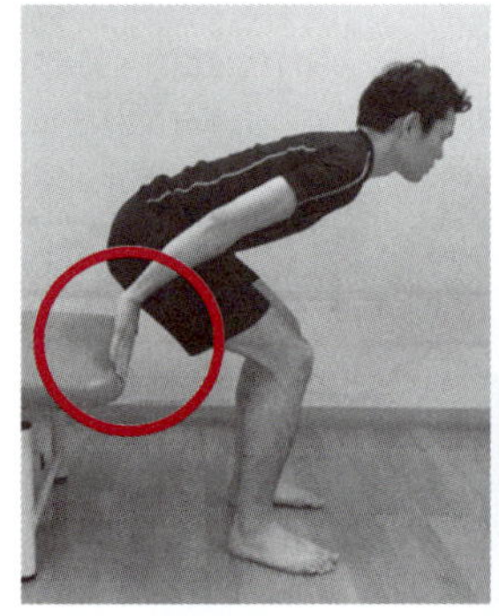
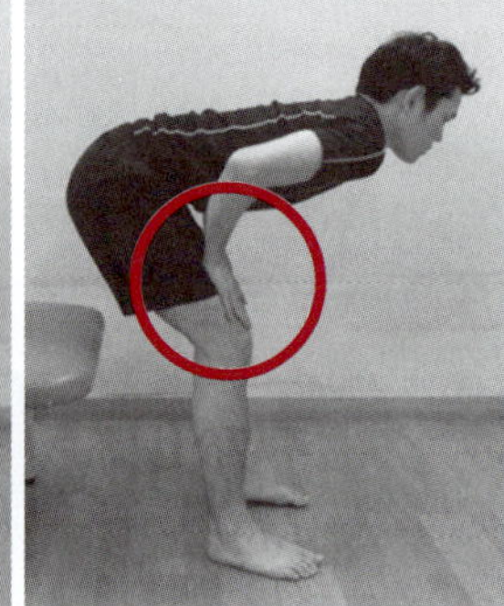

図14　代償的な立ち上がり動作
床面や大腿部を支持し，股関節伸展モーメントを優位に利用する立ち上がり方法を指導する．座面の高さを高くすることも，立ち上がりを容易にするための有効な代償方法となる.

変化に応じて修正することが必要である．

車椅子への移乗動作では，前述の立ち上がり動作や立位での方向転換ができるかどうかがポイントとなる．特に方向転換時の下肢ステップ動作は，両側同時手術後では支持脚となる非術側下肢がないため，術後早期は困難な場合が多い．その場合は，アームレスト跳ね上げ型の車椅子を利用した側方移乗動作方法を指導する（図15）．

このように両側同時手術後早期は，起き上がり，立ち上がり，移乗動作が困難になることで，離床が遅延する傾向にある．そのため，それぞれの問題点を解決するための代償的手段を有効に活用し，早期離床につなげることが廃用性障害予防の観点からも重要である．

## 2　術後中期以降の理学療法介入ポイント

炎症期以降は可動域，筋力を中心とする膝関節機能の改善を目的としたトレーニングを行う．ただし機能改善の速度に関しては，二期的片側手術後と比較して遅延傾向になることが多い．そのた

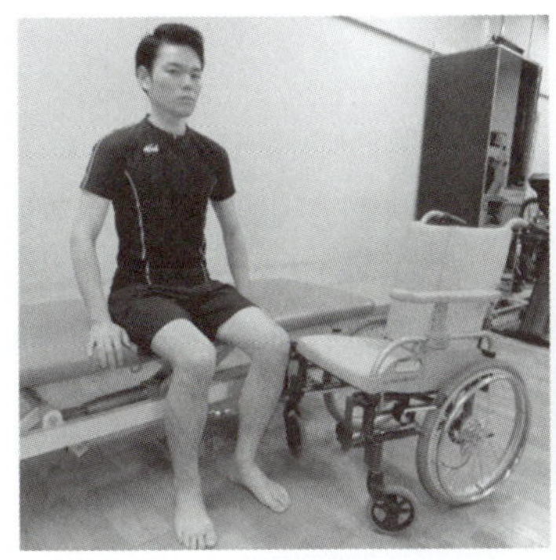
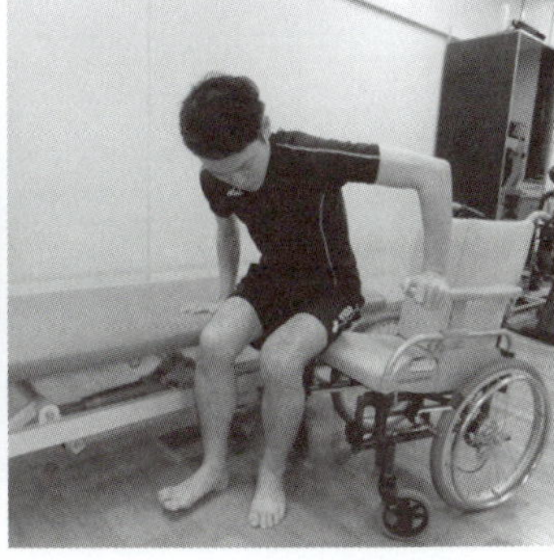
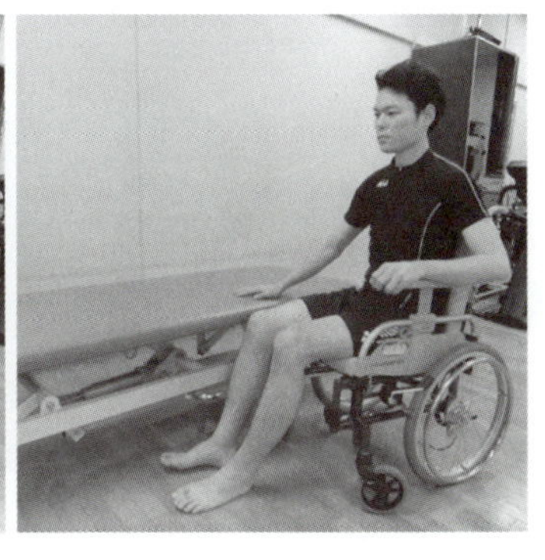

**図15　アームレスト跳ね上げ型の車椅子を利用した側方移乗動作方法**
ベッドの高さと車椅子の座面の高さを揃え，アームレストを跳ね上げることで殿部の水平移動のみで移乗可能となる.

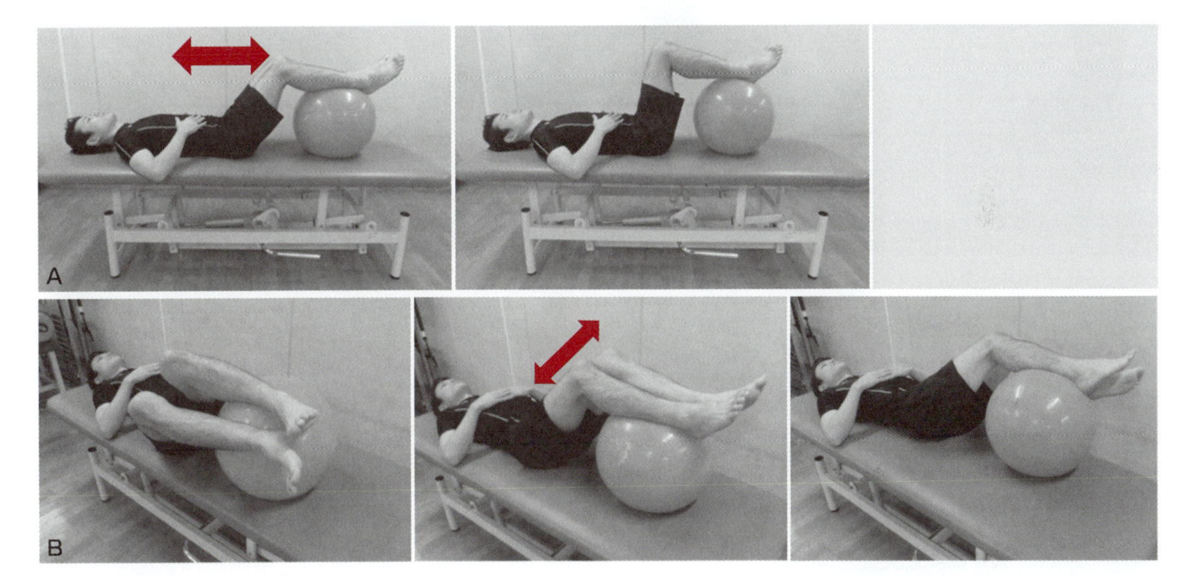


**図16　ボールトレーニング**
A：体幹を固定した状態で直線的に両下肢を屈曲・伸展させる.
B：下肢を左右に交互に動かし，体幹を回旋させる.

め，課題や変化点を患者自身に明確に理解させ，トレーニングに対するモチベーションを維持させることも重要である．また，両下肢に対してアプローチしなければならないため，時間的制約や患者自身の体力的な問題が考えられる．それに対しては，セラピストが介入すべき問題点と，病棟スタッフや家族・本人への指導で改善させうる問題点とを区別し，さらには対象とすべき問題点に明確な優先順位を決めることが重要となる．なお，今回は基本的な膝関節機能アプローチについては割愛し，両側同時手術後症例に対して実施している主なトレーニング内容を紹介する.

### 1）体幹・股関節周囲筋トレーニング

両側罹患例では，術前より不良姿勢に伴い体幹・骨盤部や股関節周囲に機能障害を有することが多い（hip-spine syndrome）．そのため術後中期以降は，柔軟性に加えて筋力改善を目的としたアプローチを開始する．まずは臥位姿勢でのトレーニングより開始し，段階的に負荷を上げていく（図16～27）.

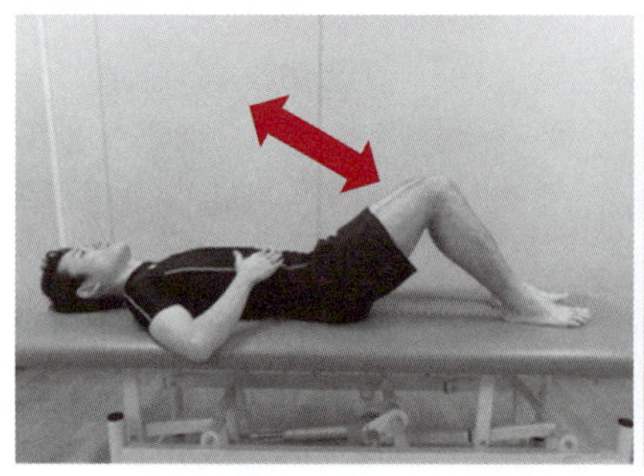
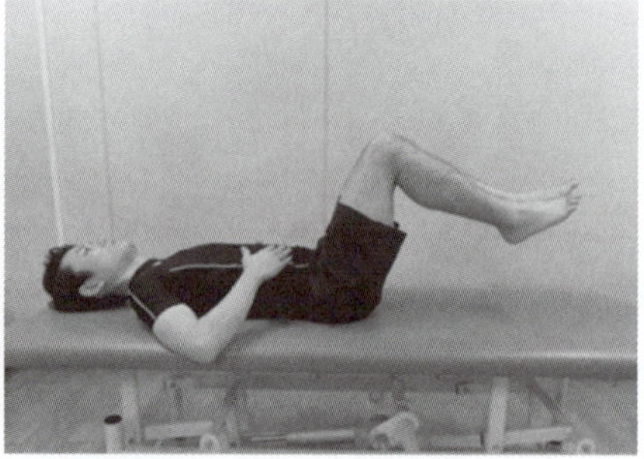

図17 両下肢挙上保持運動
両下肢を同時に床面から浮かせ，5秒程度保持し，ゆっくりと下ろしていく．

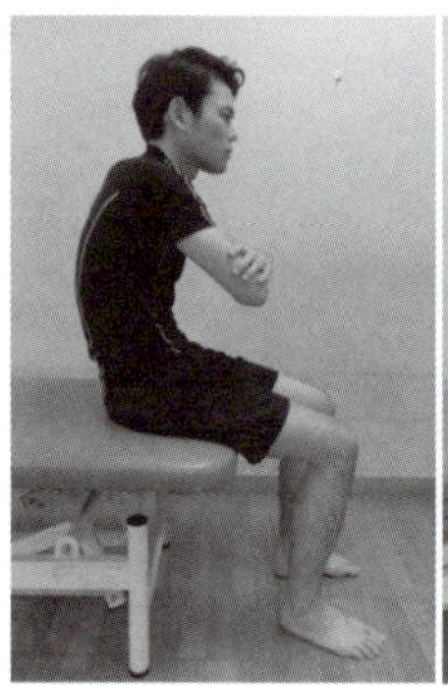
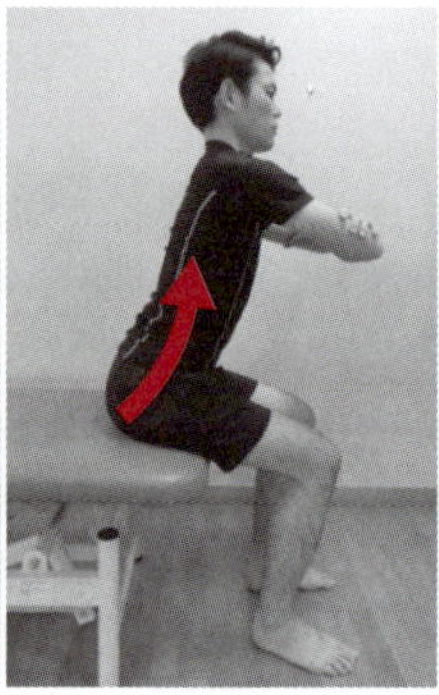
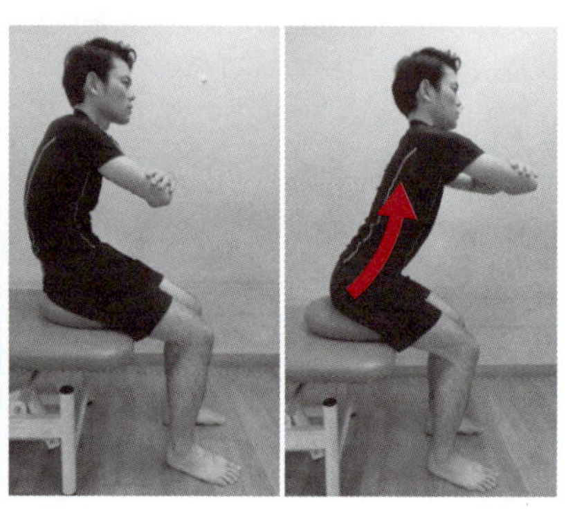

図18 座位骨盤前後傾斜運動（右図は殿部にエアピローを使用）

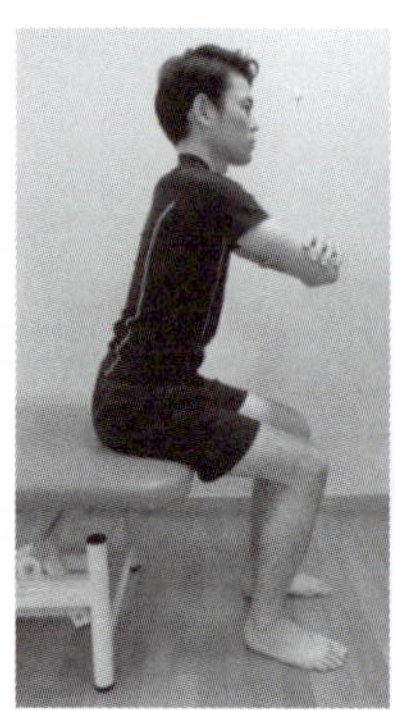
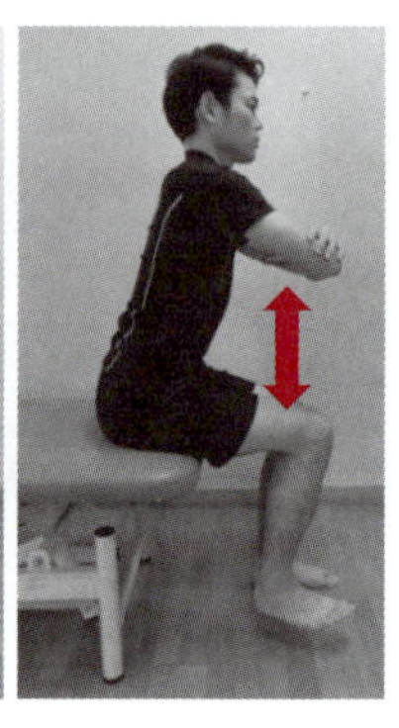

図19 骨盤前傾保持位での股関節屈曲運動

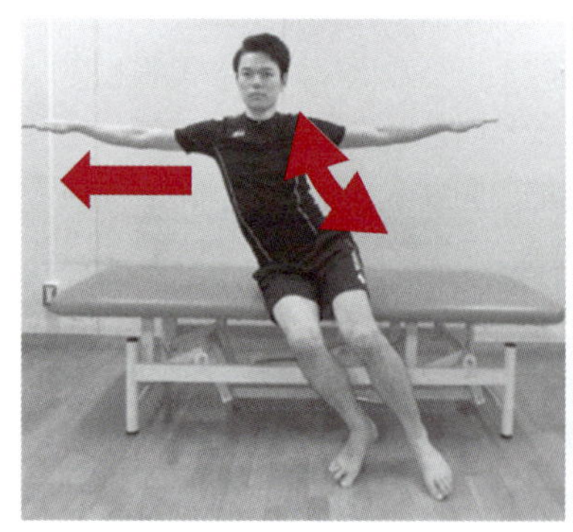
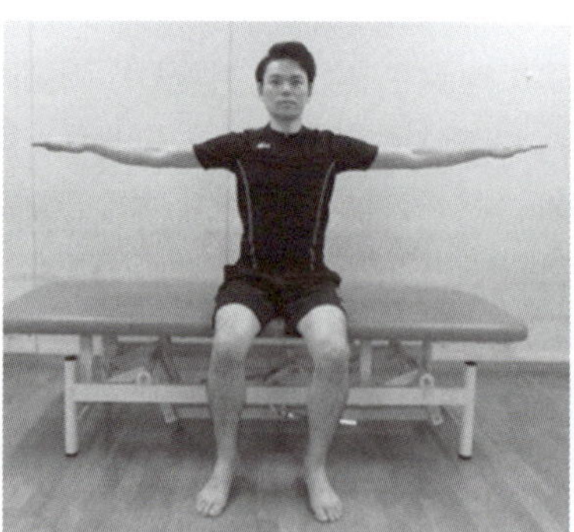
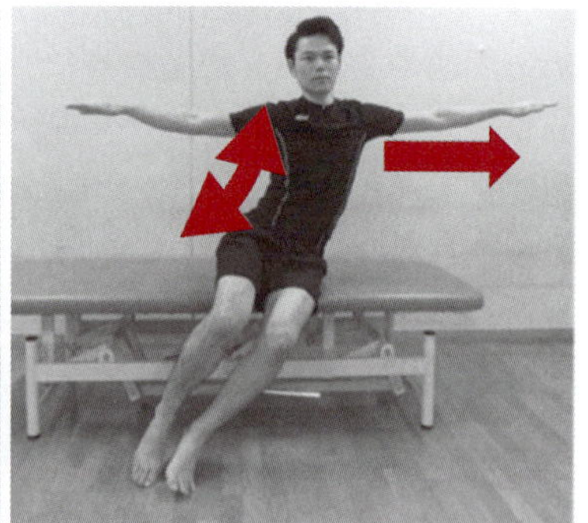

図20 立ち直り反応を利用したトレーニング

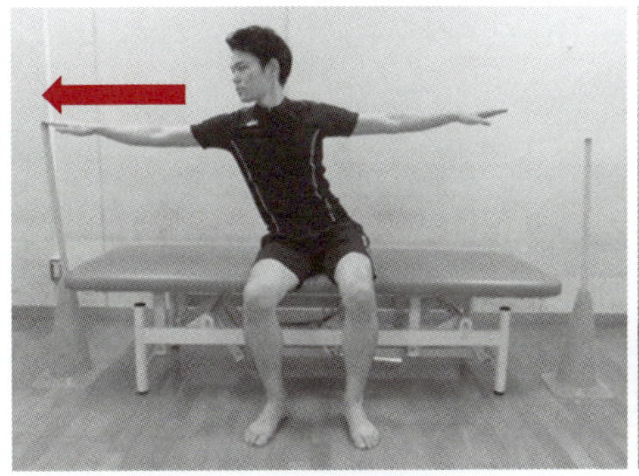

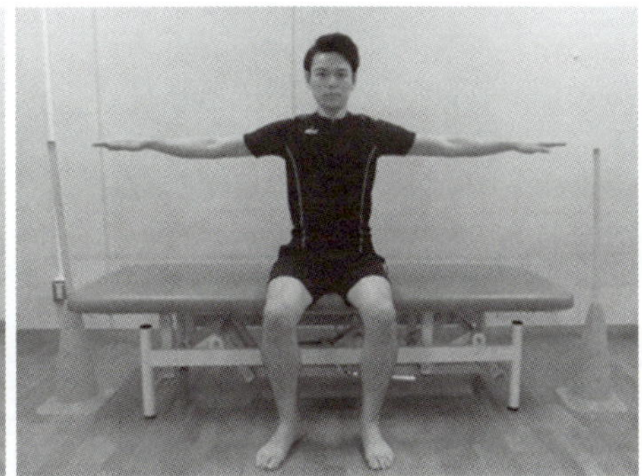

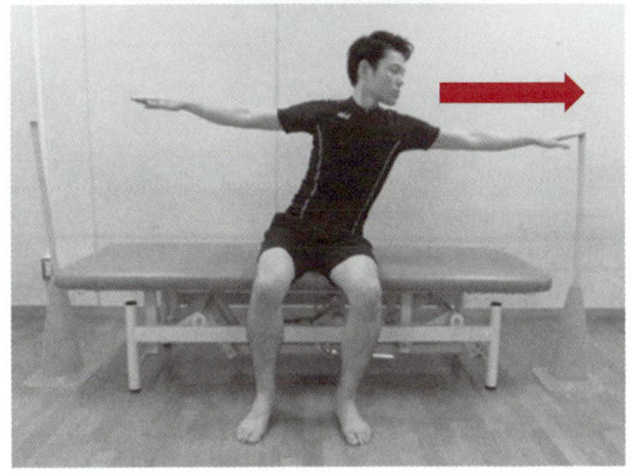

**図21 体幹機能評価（seated side tapping test）[2)]**

座位で体幹を側方に可能な限り速く動かすテストで，歩行速度や timed up and go test（TUG）などとの関連が認められている．

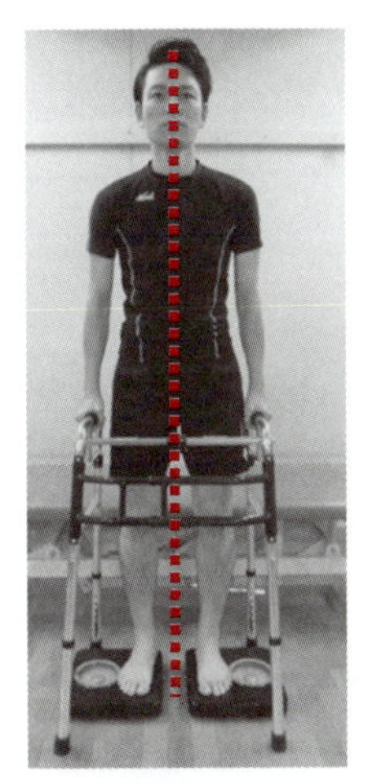

**図22 静的バランス練習**

体重計を利用し，左右下肢均等荷重を練習させる．この際，姿勢鏡で頭部，体幹，骨盤の対称性を視覚で確認させ，自己修正を促していく．

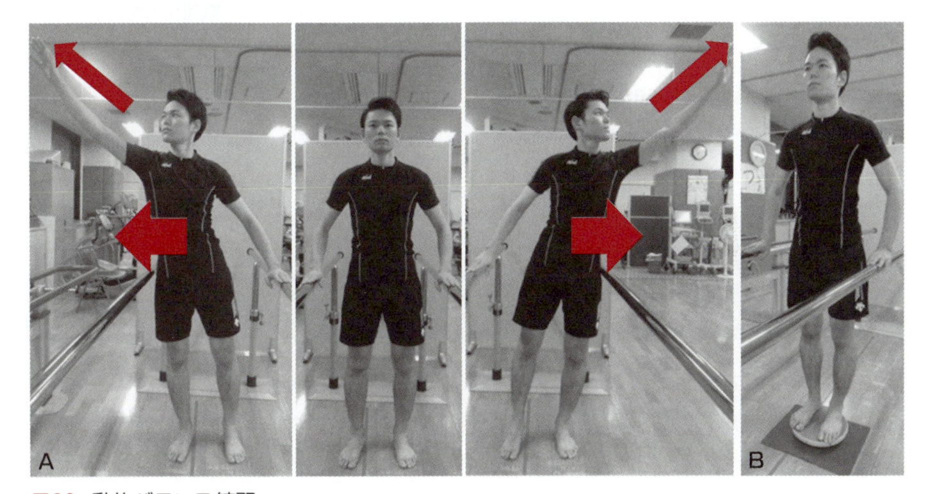


**図23 動的バランス練習**

A：上側方へのリーチ運動，B：不安定板上立位保持

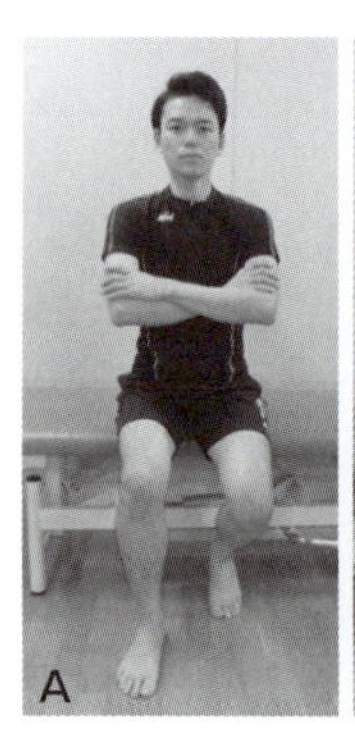

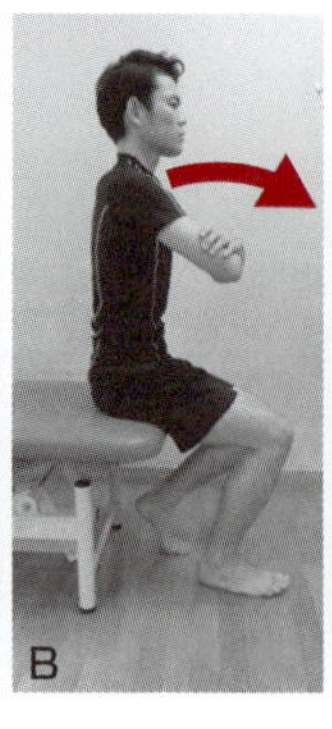

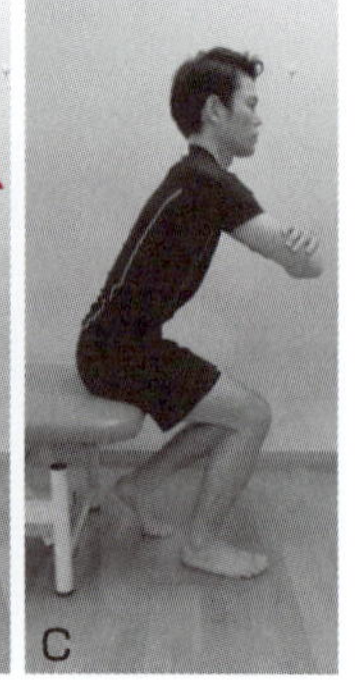


**図24** CKCトレーニング(ハーフシッティングトレーニング変法)
A：殿部を少し前方にずらし，トレーニング対象側の下肢を前方に位置させる.
B：ゆっくりと股関節を屈曲させ，体幹を前傾させていく.
C：体幹前傾位を保持させる.

### 2）バランストレーニング

両側同時手術後のバランス機能に関して，先行研究では術後早期の重心動揺は増加する[3]，あるいは総軌跡長，矩形面積，外周面積は術前より増大し，術後1年において術前の値に近似すると報告されている[4]．つまり，片側手術例と比較して，術後は全般的なバランス機能の低下を認めることが多い．それに対して，体幹・骨盤筋トレーニングによる筋力の向上に加えて，静的・動的バランス練習を積極的に実施する(図22, 23).

### 3）閉鎖運動連鎖(closed kinetic chain：CKC)トレーニング

CKCトレーニングの重要性はいうまでもないが，両側同時手術の場合は膝関節機能障害やバランス機能の低下により転倒の危険性が高くなる．そのため，立位姿勢でのトレーニングを早期から積極的に行えないことが多い．それに対しては，ハーフシッティング姿勢での体幹前傾運動(ハーフシッティングトレーニング)[5, 6]を応用した運動方法を取り入れ，CKCトレーニングの導入として実施している(図24)．その後，膝関節機能やバランス機能の改善に合わせ，段階的にスクワット運動やランジ動作などの立位姿勢でのCKCトレーニングを開始していく.

クリニカル・テクニック

## ハーフシッティングトレーニング[7]

両側同時手術では，術後早期は手術侵襲による炎症に伴う創部周囲の腫脹，疼痛が顕著に認められる傾向にある．さらに中期以降も，両側膝関節機能障害やバランス障害などによる転倒の危険性から，立位での積極的なCKCトレーニングは困難な場合がある．そこで，今回CKCトレーニング方法の1つとして，当院で実践しているハーフシッティングトレーニングを紹介する.

まず，このトレーニング方法が考案された経緯について説明するが，スポーツ傷害における膝半月板損傷や膝軟骨損傷に対する修復術後の理学療法では，スクワットのような荷重位での膝関節屈伸運動が一定期間制限される．そのため，大腿四頭筋をはじめとする抗重力筋の筋力低下や筋萎縮が問題となることが多い．さらに荷重位でのトレーニング開始後も，筋力強化に必要な負荷量を確保しながら膝関節への力学的負荷を最低限に抑えることが重要な課題となる．このような症例に対して，早期から行える安全で効果的なCKCトレーニングとしてハーフシッティングトレーニングが考案された.

### 1）特　徴

ハーフシッティングトレーニングは片側の殿部を着座した姿勢で，膝関節を屈伸させずに股関節屈曲運動で体幹を前傾することにより，下肢筋群に負荷

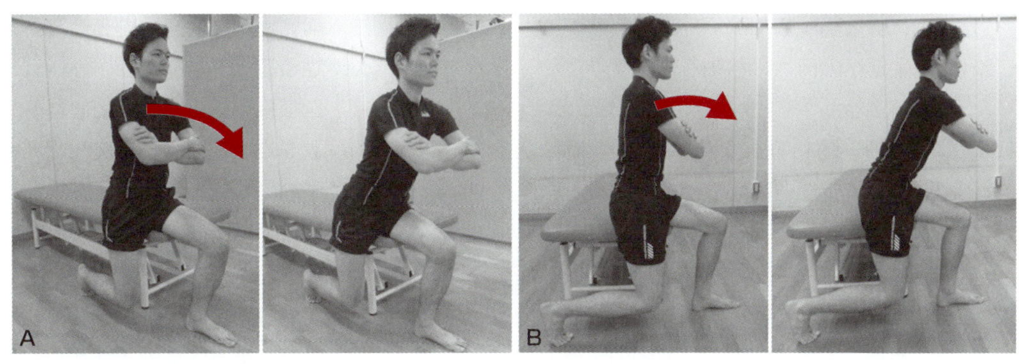


図25 ハーフシッティングトレーニング
A：前額面，B：矢状面
片側の殿部を着座した姿勢で，膝関節を屈伸させずに股関節屈曲運動で体幹を前傾させる．

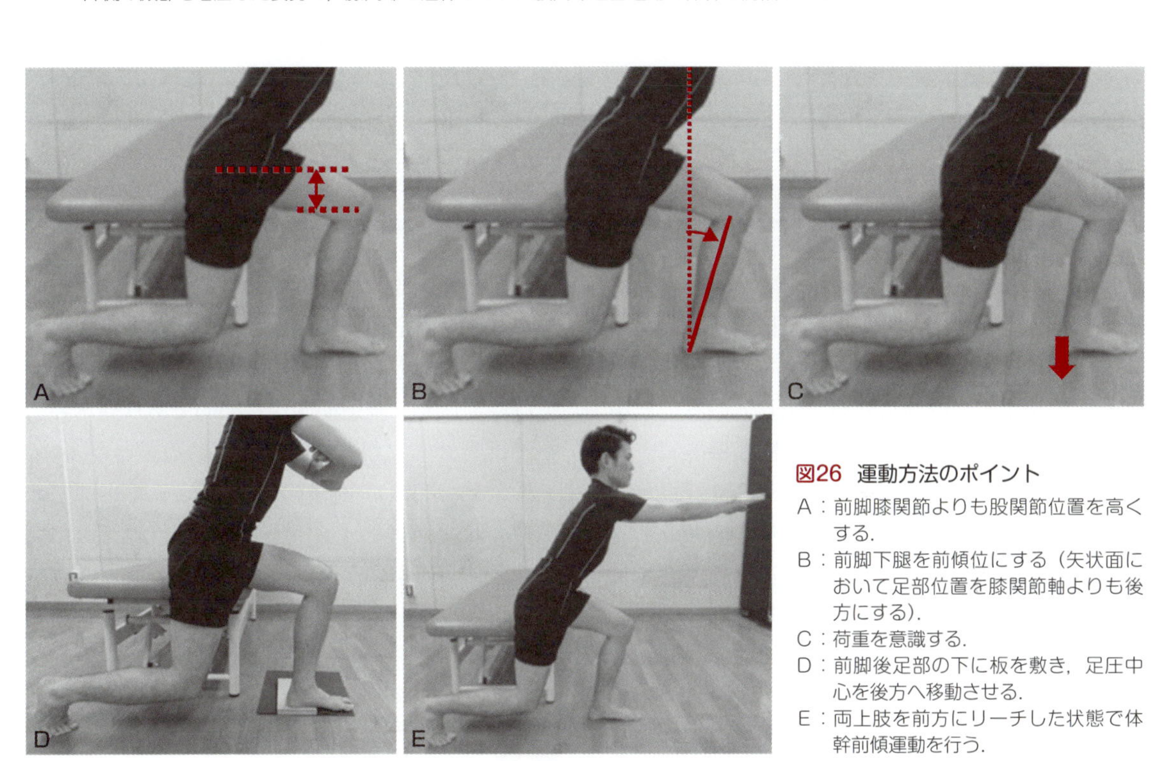


図26 運動方法のポイント
A：前脚膝関節よりも股関節位置を高くする．
B：前脚下腿を前傾位にする（矢状面において足部位置を膝関節軸よりも後方にする）．
C：荷重を意識する．
D：前脚後足部の下に板を敷き，足圧中心を後方へ移動させる．
E：両上肢を前方にリーチした状態で体幹前傾運動を行う．

を与えるトレーニング方法である（図25）．これは殿部を着座した姿勢でありながら，通常の立位での両脚スクワットよりも膝関節内反モーメントが小さく，広筋群に対して強い負荷を与えることができる．そのため，膝関節伸展筋に対するCKCトレーニングとして，特に導入時期においてはスクワットよりも安全かつ効果的に用いることができるトレーニング方法である．また，今後は運動姿勢や負荷量を工夫することで，スポーツ傷害の術後理学療法の領域だけではなく，変形性関節症の保存療法や外科的術後理学療法，高齢者の介護予防などにも適応可能なトレーニング方法としての高い汎用性が期待されている．

### 2）運動方法のポイント（図26）

ポイント①：前脚膝関節よりも股関節位置を高くする．

理由：体幹を前傾した際に，殿部から前脚足部への荷重の移動を促進するためである．

ポイント②：前脚下腿を前傾位にする（矢状面において足部位置を膝関節軸よりも後方にする）．

理由：膝関節伸展モーメントを発揮させ，大腿四頭筋を強く作用させるためである．下腿後傾位では前脚の床反力から膝関節へのレバーアームが短くなり，膝関節伸展モーメントが減少する．

ポイント③：踵荷重を意識する．

理由：前脚足底部の床反力を後方へ移動させることで，膝関節へのレバーアームが長くなり，膝関節伸展モーメントを増大させるためである（大腿四頭筋の筋活動が高まる）．

なお，それでも大腿四頭筋の収縮が得られにくい場合はさらに，以下のポイントを追加する．

ポイント④：前脚後足部の下に板を設置し，足圧中心を後方へ移動させる．

ポイント⑤：両上肢を前方にリーチさせ，上半身の重心の前方移動および肩甲骨外転・上方回旋に伴う胸椎伸展，骨盤前傾を誘導する．

# Ⅲ 理学療法プログラムの実際

内側型膝OA症例では，膝関節変形によるアライメント異常を起因として，胸腰椎後彎，股関節屈曲・外転・外旋位，膝関節屈曲・内反位，足部内反，扁平足などの異常姿勢を呈していることが多い．さらに，この異常姿勢や膝関節機能障害による影響から，歩行における臨床的特徴として，患肢立脚期に膝関節内反動揺による外側スラストや，立脚期，遊脚期ともに膝関節運動は制限され（stiff-knee gait），歩幅の減少や歩行速度の低下，単脚支持期の減少など，時間・距離因子の問題も認められる[8]．

この膝関節変形によるアライメント異常は，両側同時手術では両膝関節同時にアライメント矯正が図られるため，術後は改善する．しかし，二期的片側手術では片側のみの矯正となるため，非対称性にアライメント異常が残存し，姿勢の改善が不十分な場合が多い．つまり，両側同時手術後はこれら異常姿勢や膝関節機能障害を起因とする歩行障害の改善を目標として進めることが可能であるが，二期的片側手術例では非術側機能に応じて目標を下方修正する必要がある．一方で，両側同時手術では，術後早期は機能障害の改善が二期的片側手術と比較して遅延傾向にあるため，歩行トレーニングも全体的に遅延することが多く，身体機能の変化に応じた対応が必要となる．さらに疾患特性として，罹患期間が長期的であり異常姿勢や歩行パターンが習慣化されていることが多い．そのため，TKAの術後の歩行トレーニングでは正常な膝関節アライメントを再獲得したうえで，歩行運動の再学習が必要となる．このような点をふまえ，歩行トレーニングを進めていく必要がある．

## 1 歩行トレーニングの進め方

両側同時手術，二期的片側手術ともに術後歩行能力の改善においては，術側膝関節機能の再獲得が絶対条件となる．特に両側同時手術では，アライメントの矯正に加えて膝関節痛も改善するため，術後理学療法により関節可動域，筋力を中心とした膝関節機能の改善が両側ともに期待できる．そのため，まずは両側膝関節機能を可能な限り改善させることが重要課題となる．それに並び重要と

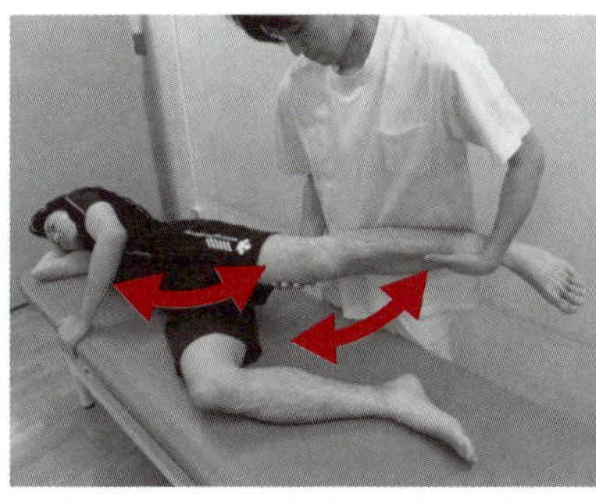
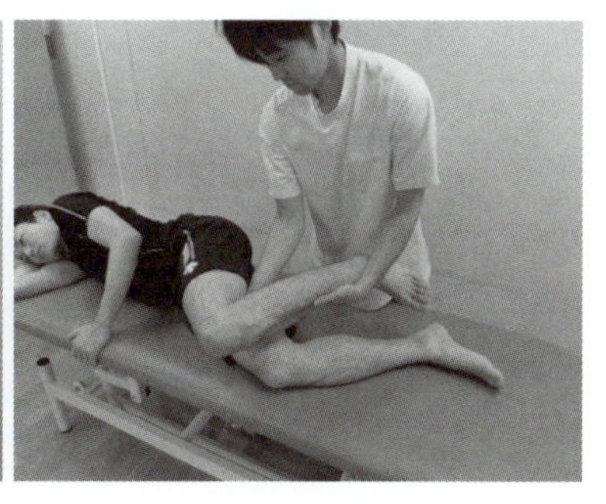

**図27　下肢屈曲・伸展運動（徒手誘導）**
スムーズな関節運動の獲得を目的として，徒手で誘導しながら行わせる．運動時は歩行中の下肢関節の動きを意識させ，特に股・膝関節運動のタイミングを調整しながら行う．

なるのはバランス機能であり，膝関節機能トレーニングに加えてバランス機能の改善を目的とした立位・荷重練習を歩行トレーニングの前段階として実施する．両側同時手術例では，両下肢ともに荷重・支持機能が低下しており，立位の保持が困難となっている場合がある．そのため，まずは均等荷重での立位保持練習などの静的バランス練習から開始する（図22）．その後，前後左右への体重移動練習などの動的バランス練習へ進め，単脚支持期を意識したステップ練習を実施する．以降，平行棒内歩行トレーニングから開始し，バランス機能や膝関節機能および体重支持機能を総合的に判断したうえで，歩行器・杖歩行トレーニングへと進める．

ここで注意すべき点としては，両側同時手術では非術側による支持脚がないことである．そのため歩行器歩行トレーニング以降，上肢による体重支持量を漸減させていく際には慎重な判断が必要であり，一時的には両杖を使用することも考慮しておくべきである．さらに，術後長期間バランス機能の低下が残存するため，十分な歩行安定性が獲得されるまでは歩行補助具の継続的な使用や，患者，家族，あるいは病棟看護師への指導を含めた安全面への配慮が不可欠である．

## 2 歩容の改善

次に，歩容の改善を目的としたトレーニングを紹介する．TKAの術後の歩容に関しては，膝関節機能の改善に比例して直線的に良くなるという単純なものではない．術前からの習慣による異常歩行パターンから脱却させることで，より正常に近い歩容を獲得させることが重要となる．今回は，臨床上経験することが多いstiff-knee gaitの改善に着目する．

膝OAでは重症度が高くなるに伴い，遊脚期の膝関節屈曲角が減少する[9]．つまり，手術適応となる重症度の高い末期膝OA症例では，stiff-knee gaitを中心とした異常歩行パターンがより顕著になることが容易に推察できる．また，外側スラストを含む関節不安定性からの疼痛回避方法として，関節に対して拮抗筋を同時収縮させることにより関節の剛性を高めようとする筋活動パターンが報告されている[10]．つまり，膝関節痛からの逃避的代償機構として，立脚期，遊脚期ともに膝関節伸展位保持のために大腿四頭筋を過剰に作用させていることが考えられる．これらのことより，stiff-knee gaitの主な原因として大腿四頭筋の過剰収縮があげられる．

そのため，まずは大腿四頭筋のリラクゼーションとして，非荷重位で下肢関節の屈曲・伸展運動を徒手誘導しながら行わせ（図27），自動運動へと進めていく（図28）．また，膝関節屈曲可動域が比較的良好であれば，無負荷でのペダル運動も効果的である（図29）．これら非荷重位での下肢関節の自動屈曲・伸展運動がスムーズに行えるようになれば，立位でのトレーニングに移行する．ここでは，立脚終期から前遊脚期，遊脚初期にかけてのスムーズな膝関節屈曲運動をイメージさせ

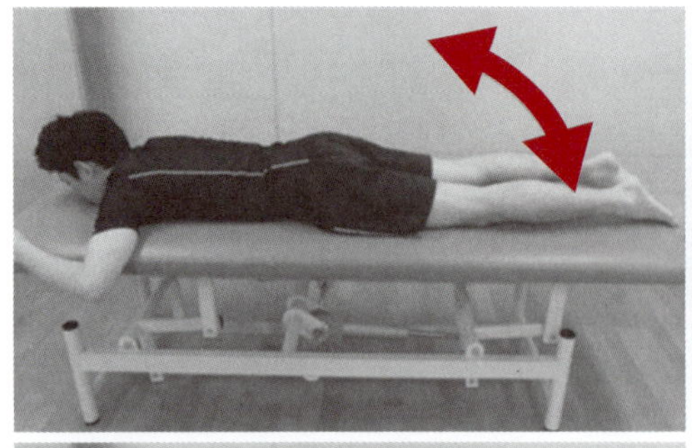
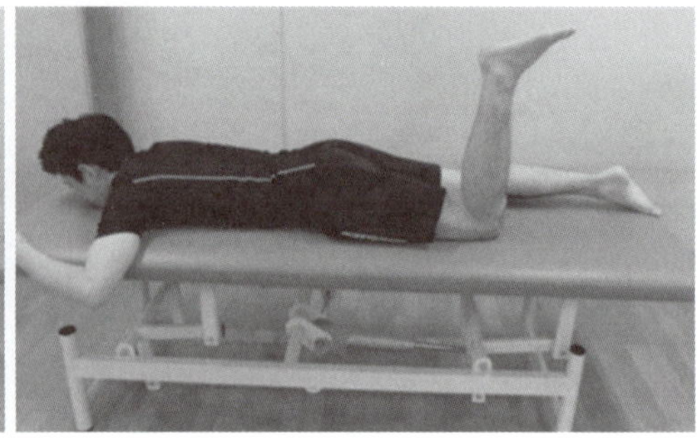
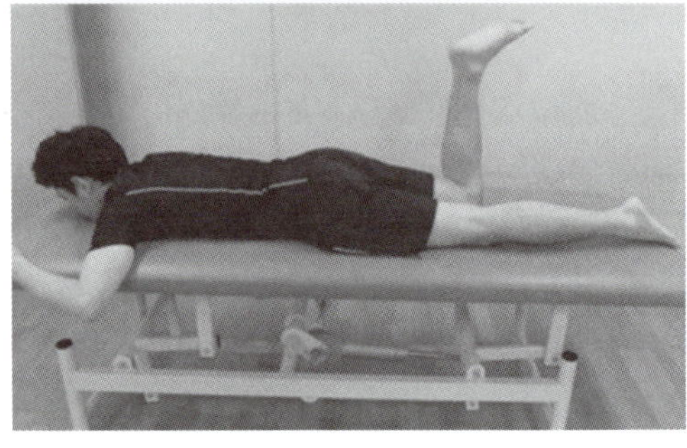

**図28　膝関節自動運動**
リズミカルな膝関節自動運動を意識させながら行わせ，徐々に運動速度を上げていく．

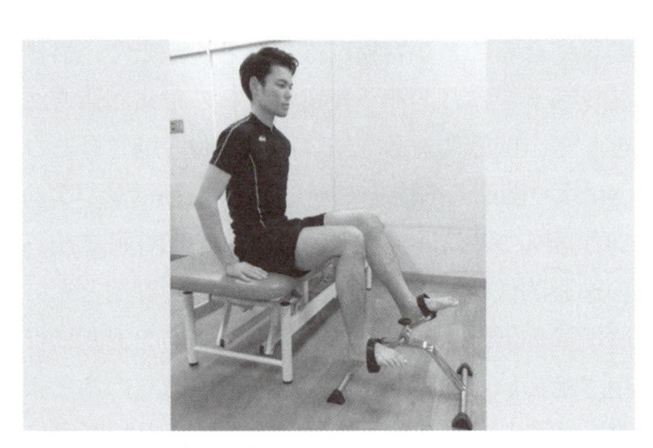

**図29　座位ペダル運動**

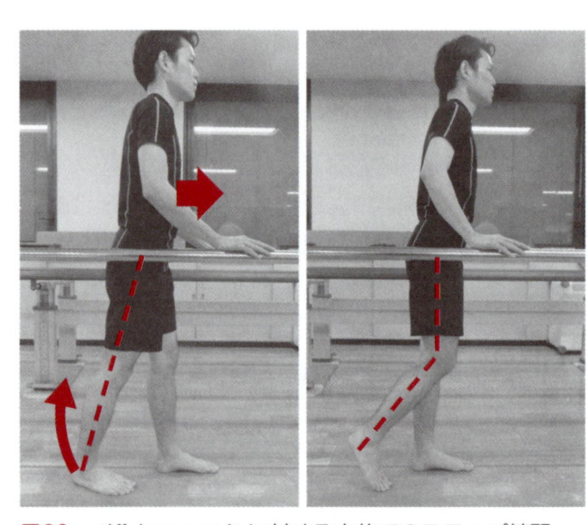

**図30　stiff-knee gaitに対する立位でのステップ練習**
足関節底屈運動（踵を持ち上げる）を意識させて行う．「足の裏が後方の人がみることができるようにステップしてください」，といった指示が効果的である．また，言語指示だけではなく，鏡による視覚代償やビデオ撮影によるフィードバックも合わせて行う．

て行う．ただし膝関節屈曲を過剰に意識させると，過度な膝屈曲を誘発してしまうため，足関節底屈運動（踵を持ち上げる）を意識させることがポイントとなる（図30）．また，視覚代償を利用しながら反復してトレーニングすることが重要であり，セラピストによるデモンストレーションやビデオ画像の利用なども有効である．このように，単に歩くだけの歩行トレーニングを反復させるのではなく，歩行運動の再学習に対する視点を取り入れたトレーニングが歩容を改善させるためには重要である．

## 3 目標設定：両側同時手術と二期的片側手術の違い

両側同時手術後の理学療法では，全般的に二期的片側手術よりも進め方は緩徐となる．一方で歩行能力に関しては，術後2週の運動機能には術前の安静時痛，心理的要因である自己効力感，非術側下肢機能が関与しているとの報告がある[11)]．つまり二期的片側手術では，術後の歩行能力は残存する非術側膝関節機能に大きく影響される．そのため術側膝関節機能が改善しても，非術側OA膝の状態によっては術前レベル以上の歩行能力の獲得が困難となる可能性が考えられる．また，反対側膝関節手術までの期間は，運動療法に加えて膝装具や足底板の使用などの保存的治療が必要となり，時間的・経済的負担を強いられる可能性が考えられる．それに対して両側同時手術では，術後早期の手術侵襲の影響が軽減するに従い，膝関節機能は段階的に改善する．そのため，術前レベル以上の歩行能力の獲得が基本的な目標となる．このように両側同時手術では，術後早期の管理を十分に行い，機能障害の特徴をふまえて段階的に理学療法を進めることで，結果的に二期的片側手術と比較して短期間でより高い歩行レベルに到達させることが可能となる．このことをふまえて，各症例に応じた目標を設定することが重要である．


文献

1）龍順之助ほか：両側TKA．人工膝関節置換術，松野誠夫（編），文光堂，東京，376-381，2005
2）岩田　晃ほか：高齢者における運動課題遂行時の姿勢選択能力と歩行速度の関係．理療科 29：13-17，2014
3）浅井葉子ほか：術前の関節変形が両側同時人工膝関節置換術後の重心動揺と足底圧中心位置に及ぼす影響．臨理療 27：33-37，2010
4）宮崎芳安ほか：両側同時人工膝関節置換術を施行し重心動揺性を計測した1症例．運動療物理療 20：364-368，2009
5）木村佳記ほか：半月板・関節軟骨損傷に対するリハビリテーションとリコンディショニングの実際．下肢スポーツ外傷のリハビリテーションとリコンディショニング，小柳磨毅（編），文光堂，東京，136-151，2011
6）Hollis M et al：Practical Exercise Therapy, 4th ed, Blackwell Publishing, 47-57, 1999
7）多田周平ほか：Half sittingを用いた閉運動連鎖トレーニングの運動解析．体力科学 63：718，2014
8）奈良　勲（監），松尾善美（編）：変形性膝関節症．歩行を診る　観察から始める理学療法実践，文光堂，東京，71-86，2011
9）倉林　準：変形性膝関節症患者における歩行の特徴―Kineticsによる解析―．臨床バイオメカニクス 32：413-419，2011
10）石井慎一郎ほか：高齢者の活動と膝関節機能．理学療法 20：830-837，2003
11）内田茂博ほか：人工膝関節置換術後早期における運動機能予測因子の検討―術前身体・精神機能と退院前運動機能との関係―．理学療法学 38：442-448，2011

# 膝OAの術後に難渋する関節可動域改善に挑む

杉山 恭二，高木 啓至

## 関節可動域改善の着眼点

- 術前の関節可動域制限の因子が術後にも関与する．
- 手術侵襲による影響が関与する．

術後の関節可動域制限の改善に難渋するケースの多くは，制限因子の同定が不十分である．関節可動域改善には，術前の制限因子を同定したうえで，手術侵襲による影響も考慮し，その制限因子に対して適切なアプローチを行うことが重要である．

## I 術前の関節可動域制限の因子が術後にも関与する

### 1 一般的な関節可動域制限の因子について考える

関節可動域制限の因子は，

1）痛み
2）皮膚の癒着や可動性（伸張性）の低下
3）関節包の癒着や短縮
4）筋・腱の短縮および筋膜の癒着
5）筋緊張の増加（筋スパズム）
6）関節内運動の障害
7）腫脹・浮腫
8）骨の衝突

に分類される[1]．これらを同定するには，エンドフィールや患者の主観的感覚が重要である．また，それだけでは判別困難な場合は，二関節筋を考慮した可動域の測定やそのほかの判定により情報を統合し，判断する必要がある（**表1**）．

まず，痛みが制限因子の場合は，エンドフィールは無抵抗感であり，患者の疼痛の訴えにより急激に運動が制限される．皮膚の癒着や可動性の低下が制限因子の場合は，弾性を伴った硬さが最終可動域に近づくにつれて生じる．患者の主観的感覚としては，関節周囲のつっぱり感を訴える．その際，最終可動域での皮膚の可動性は対側に比べ低下している．関節包の癒着や短縮が制限因子の場合は，エンドフィールとしては最終域で急に硬くなるが，疼痛は伴わない．患者の主観的感覚としては，関節が固まったような感じを訴える．筋・腱の短縮および筋膜の癒着が制限因子の場合は，エンドフィールとしては最終域に近づくにつれて伸張感を伴った硬さが徐々に強くなる．また，隣接関節の肢位を変えて可動域を測定することで二関節筋による影響を確認する．筋緊張の増加（筋スパズム）が制限因子の場合は，エンドフィールとしては突然運動が遮られるような硬さである．患者の主観的感覚としては疼痛や恐怖感であり，

**表1　関節可動域制限を同定する因子**

| 制限因子 | エンドフィール | 主観的感覚 | そのほかの判定 |
|---|---|---|---|
| 痛み | 無抵抗感 | 痛い | 急激に運動が止まる |
| 皮膚 | 徐々に硬く，弾性＋ | つっぱる | 皮膚の可動性を確認 |
| 関節包 | 急に硬く，弾性＋ | 硬い | 最終域でのみ硬い |
| 筋・腱 | 徐々に硬く，弾性＋ | 伸びてる | 測定肢位で変化 |
| 筋緊張 | 急に硬く，抵抗感 | 疼痛，恐怖感 | 急性炎症時に多い |
| 関節内運動 | 種々 | 痛みなし | joint play を確認 |
| 腫脹・浮腫 | 柔軟な抵抗感 | 緊満感 | 周径計測 |
| 骨 | 急に硬く，弾性－ | 衝突感 | X 線画像を確認 |

急性炎症期に生じることが多い．関節内運動の障害が制限因子の場合は，エンドフィールや患者の主観的感覚はさまざまであり，関節の遊び（joint play）を同時に評価することで判断する．腫脹・浮腫が制限因子の場合は，エンドフィールとしては柔軟な抵抗感である．患者の主観的感覚は，疼痛は訴えず関節全体の圧迫感を訴える．その際，周径計測にて左右差を確認する．骨の衝突が制限因子の場合は，エンドフィールとしては急に硬くなり弾性を伴わない．患者の主観的感覚は，骨同士の衝突感や軋轢音などを感じる．この場合，X 線画像で関節裂隙の狭小化や骨棘の有無，変形の程度を確認する．

## 2 膝 OA 患者の術前可動域制限の因子について考える

前述の 8 つの分類を変形性膝関節症（knee osteoarthritis：膝 OA）患者にあてはめて考えてみる．

### 1）屈曲可動域制限

**① 痛み（急性滑膜炎，半月板損傷）**

膝 OA は，関節軟骨および半月板などの膝関節構成体の変性や磨耗による荒廃と骨の増殖が主な病態であり，その過程で滑膜炎が生じる．そのため，炎症時には膝関節屈曲などの軽度な運動でも疼痛が誘発される．また，半月板損傷により膝関節屈伸運動において正常な関節運動が生じず，疼痛が誘発される．

**② 皮膚の癒着や可動性（伸張性）の低下**

術前に制限因子となることは少ない．

**③ 関節包の癒着や短縮（関節包，膝蓋上嚢，内側側副靱帯）**

関節軟骨の磨耗に伴う関節裂隙の狭小化や繰り返される滑膜炎により関節包の短縮や癒着が生じる．また，高度の膝関節内反変形により内側側副靱帯の短縮が生じる．

**④ 筋・腱の短縮および筋膜の癒着（大腿四頭筋，大腿筋膜張筋）**

疼痛やそのほかの制限因子による屈曲可動域制限の影響で，不動により 2 次的な大腿四頭筋の短縮が生じる．特に可動域制限が出現してからの期間が長いほど頻度は高い．

また，膝関節内反変形による関節不安定性が出現した場合は，大腿筋膜張筋や腸脛靱帯が制動として関与するため，繰り返す筋や靱帯の過負荷により筋の短縮が生じる．腸脛靱帯は外側広筋の上に重なり一部連結しているため，腸脛靱帯の短縮や癒着は外側広筋を介して膝関節屈曲可動域を制限する．

**⑤ 筋緊張の増加（筋スパズム）（大腿四頭筋の筋緊張の増加）**

膝関節屈曲時は伸展筋である大腿四頭筋の筋緊張が増加し，屈曲運動を制限する．特に急性炎症時に生じることが多い．

**⑥ 関節内運動の障害（関節変形，関節安定性）**

膝関節における関節内運動は，骨の形状および半月板や靱帯などによって運動が制御されている．膝OAによる骨の形状変化や半月板の消失，靱帯の弛緩や断裂などにより，正常な関節運動が障害される．

**⑦ 腫脹・浮腫（関節水腫）**

膝OAでは，滑膜炎に伴う関節水腫を生じることが多く，屈曲運動が制限される．

**⑧ 骨の衝突（骨棘）**

膝OAでは骨の増殖に伴い骨棘が形成され，関節運動時に骨同士の接触による制限を認める．

### 2）伸展可動域制限

**① 痛み（膝蓋下脂肪体の疼痛）**

滑膜炎に伴い膝蓋下脂肪体に炎症反応が生じ，膝関節伸展時に脛骨と大腿骨による挟み込みに伴う疼痛により運動が制限される．

**② 皮膚の癒着や可動性（伸張性）の低下**

術前に制限因子になることは少ない．

**③ 関節包の癒着や短縮（後方関節包，内側側副靱帯）**

膝関節伸展制限が長期にわたり生じている場合は，2次的な不動の影響により後方関節包の短縮が生じる．また，高度の膝関節内反変形により，内側側副靱帯の短縮が生じる．内側側副靱帯は，膝関節最終伸展時の制限因子となる．

**④ 筋・腱の短縮および筋膜の癒着（ハムストリングス，腓腹筋）**

膝OA患者の特徴的な骨盤後傾位，膝関節軽度屈曲位により，ハムストリングスや腓腹筋の短縮が生じる．

**⑤ 筋緊張の増加（筋スパズム）（ハムストリングス，腓腹筋の防御性収縮）**

膝関節伸展他動運動時には，疼痛や恐怖心から，ハムストリングス，腓腹筋などの防御性収縮が起こる．さらに，関節水腫が生じた際には関節内圧の上昇に伴い，大腿四頭筋の活動が反射的に抑制される．これらのことから膝関節屈曲筋が活動しやすくなり，筋不均衡によるハムストリングスや腓腹筋の防御性収縮が生じやすくなる．

**⑥ 関節内運動の障害（半月板前節の断裂）**

半月板前節の断裂が生じている際には，膝関節伸展時に関節内運動が障害される．

**⑦ 腫脹・浮腫**

伸展運動時の制限になることは少ない．

**⑧ 骨の衝突（膝蓋大腿関節の骨棘）**

膝関節伸展運動時の骨性制限としては，膝蓋大腿関節の骨棘形成が考えられる．膝関節伸展運動時には，膝蓋骨が大腿骨を上方に向かって移動するため，骨棘によりその運動が制限される．

# Ⅱ 手術侵襲による影響が関与する

## 1 手術侵襲による影響

### 1）進入方法

進入方法として，一般的には前内方アプローチが多く，そのなかでもmedial parapatellar approachやsubvastus approach，midvastus approachなどがよく用いられている[2]．各術式により，内側広筋への侵襲が異なるため，アプローチ方法を確認することが必要である．創傷治癒過程においては，皮膚と皮下組織の癒着や筋・筋膜切開後の癒着が生じやすい．膝関節屈曲時には膝前面の軟部組織が伸張されるため，屈曲可動域の制限因子となることが多い．

### 2）術中操作（軟部組織の剥離，骨棘の切除）

膝関節内反変形が顕著な場合は，関節包内側や内側側副靱帯，縫工筋などが短縮しているため，術中に癒着剥離を行う．これにより制限は解除されるが，術後に再癒着する可能性があるため注意が必要である．

また手術手技として，骨切りと軟部組織の剝離による膝関節内・外反のバランス確認が重要となる．コンポーネント設置後に，下腿を牽引してコンポーネント同士がどの程度離開するかを確認する．それをギャップと呼び，伸展ギャップと屈曲ギャップを測定する．このギャップが術後の可動域獲得に関与するとの報告[3]もあるが，報告は少なく一定の見解は得られていない．ただし，屈曲時や伸展時の関節安定性が可動域に関与する可能性は十分考えられるため，手術所見にてギャップを確認しておく．

## 2 術後炎症による影響

### 1）炎症に伴う疼痛

急性炎症時には疼痛閾値が低下することで，膝関節運動などの物理的ストレスにより容易に疼痛が誘発される．また，伏在神経膝蓋下枝による膝内側痛も報告[4]されている．伏在神経は内転筋管のなかを通っており，アライメント変化に伴う筋緊張変化による絞扼や，手術における進入時の侵襲による神経障害が主な要因と考えられている．

### 2）炎症に伴う術後腫脹

術後炎症に伴う血管浸透性の亢進による浮腫や血腫により，膝関節周囲に腫脹が生じる．また抗凝固薬を内服している患者では，術前・術後はヘパリンに置換されるため，術後は抗凝固能の亢進に伴い腫脹が増加することが多い．

### 3）筋緊張の増加（筋スパズム）

術後炎症に伴う疼痛や腫脹により，大腿四頭筋の筋出力が抑制される．加えて術後は，関節運動の際に患肢を動かすことに恐怖心があるため，筋緊張が増加しやすい．膝関節屈曲時は大腿四頭筋，伸展時はハムストリングスや腓腹筋などの筋緊張が増加する．

## 3 術後アライメント変化による影響

内側型膝OAでは，術前は関節変形により膝関節軽度屈曲位かつ内反位を呈しているが，手術により膝関節伸展位かつ生理的外反位に矯正される．そのため，内側や後方の関節包，靱帯，筋などが相対的に伸張位となり短縮が生じる．

## 4 インプラントによる影響

インプラントにはいくつか種類があり，関節内運動のロールバックを誘導する機構がそれぞれ異なる．そのため関節内運動を確認する際には，使用インプラントの種類を確認する．一般的には，次の2種類が多く用いられる．

1）Posterior stabilized（PS）：十字靱帯は切離されるため，ポスト・カム機構により関節運動が制御される．ロールバック機能がポスト・カム機構により人工的に生じる．

2）Cruciate retaining（CR）：後十字靱帯が残存しており，比較的生理的なロールバック機能が生じる．

インプラントにより関節包内運動の制御機能は異なるが，術後は関節構成体による関節包内運動が可動域制限の因子となることは少ない．

また近年では，vanguard XP TKA system（Biomet®, USA）という前十字靱帯と後十字靱帯がともに温存可能な手術技術が開発されている．前十字靱帯が温存されることにより，CRに比べてより正常な関節包内運動が期待できる．現在，CRとvanguard XP TKA systemの比較研究が進んでいるが，その成果はまだ報告されていない．

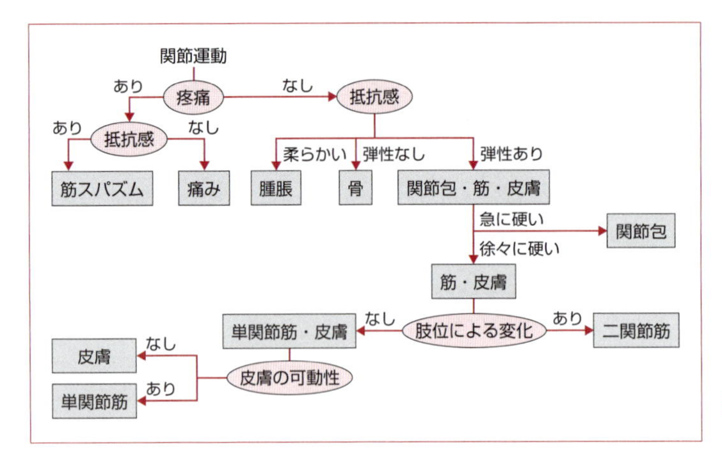


**図1** 関節可動域制限因子を同定するためのフローチャート

クリニカル・テクニック

## 術後の関節可動域制限因子の変化を考える

人工膝関節全置換術(total knee arthroplasty：TKA)後の可動域制限に対してアプローチを行う際には，まずは術前の制限因子を考えることから始める．具体的には，手術により改善する要因と手術により悪化する要因をふまえ，可動域制限の因子を同定することから始める．手術技術の進歩により低侵襲となり，かつ麻酔技術の進歩により術後の疼痛コントロールも良好となったため，術後の可動域獲得に難渋することが少なくなってきている．一方で難渋する症例も残存しており，その多くは制限因子が適切に同定できていない，もしくは制限因子に対するアプローチが不十分なためである．つまり，すべての症例に対して良好な可動域を獲得するためには，術前制限因子と術後制限因子の変化を考え，制限因子を同定したうえで適切な介入を行う必要がある．手術により改善する因子としては，骨，関節痛，関節内運動や関節包(手術中にリリース)などがあげられる．これらの制限因子が術前に顕著であった症例では，術後の理学療法開始前から可動域が術前以上に改善されている．術後に増悪する因子としては，創部痛，腫脹，筋スパズム，皮膚，関節包，筋などがあげられる．術後初期評価時には，これらの制限因子がどの程度影響しているかを評価することが重要である．このように多くの制限因子が予想されるが，制限因子は患者ごとに異なり，また術後経過時期に応じて変化する．さらに，制限因子は1つだけではなく，複数の制限因子が関与している．そのため，日々の理学療法場面において，術前の因子と術後の影響を考慮したうえで制限因子を同定することが重要となる．

次に，臨床現場でのTKA後の関節可動域制限因子を同定する手順について，フローチャート(**図1**)を用いて説明する．関節運動を行う前には，まず疼痛の有無を確認し，次にエンドフィールの抵抗感を確認する．運動開始前や最終域に到達する前に疼痛の訴えがあり，さらに抵抗感がある場合は筋スパズムが制限因子と考えられる．疼痛があり抵抗感がなければ，痛みそのものが制限因子となる．疼痛の訴えがない場合は，エンドフィールの抵抗感を確認し，柔軟な抵抗感であれば腫脹が制限因子となる．一方で，急に硬くなり弾性を伴わない場合には骨が制限因子となる．弾性を伴った抵抗感の場合は，関節包や筋，皮膚が制限因子と考えられるが，最終可動域付近でのみ急に弾性を伴った硬さを生じる場合は関節包であり，最終可動域に近づくにつれて徐々に硬くなる場合は筋や皮膚が制限因子として考えられる．筋，皮膚が制限因子と考えられる場合，隣接関節の股関節や足関節の肢位を変化させて関節運動を行う．

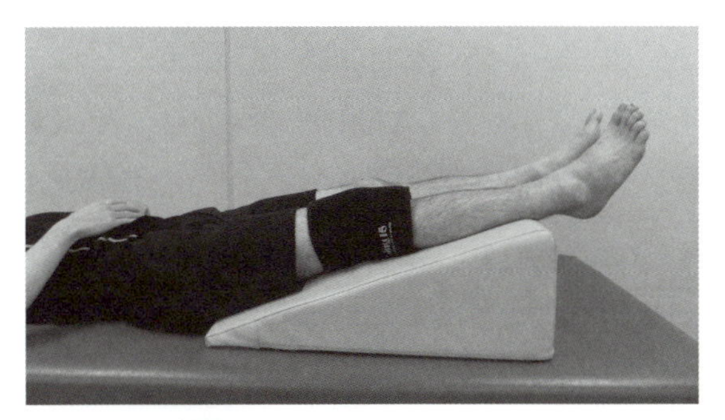

図2　RICE 処置

三角台などを利用して下肢挙上位でのアイシングを行う．さらに，アイシングサポーターなどを利用して疼痛自制内での圧迫を行う．術後早期は膝窩部にタオルなどを入れることで，疼痛が生じない安楽な姿勢となるよう配慮が必要である．

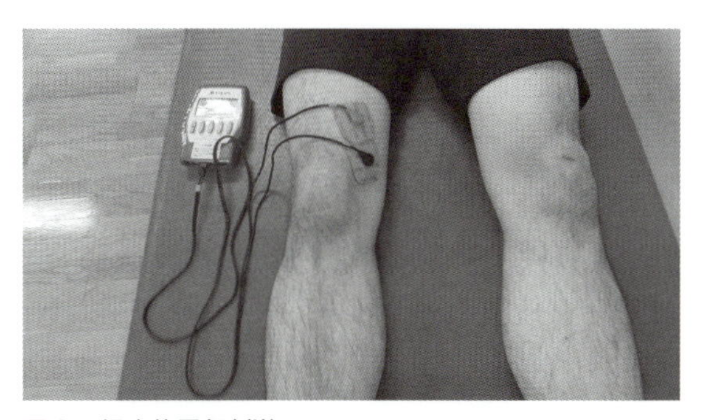

図3　経皮的電気刺激

疼痛部位に電極を貼付して，電気刺激により疼痛緩和を図る．

このとき，可動域が変化する場合は二関節筋が制限因子であり，変化がなければ単関節筋もしくは皮膚による制限因子と考える．最後に，最終可動域付近で皮膚の可動性を確認した際に可動性が乏しければ皮膚，可動性が十分であれば単関節筋が制限因子となる．なお，皮膚の可動性は反対側と比較することで判断する．このような手順で確認していくことで，的確な制限因子の同定が可能になる．

# Ⅲ 理学療法プログラムの実際

## 1 術後の膝関節屈曲可動域拡大に向けた介入

### 1）痛みが制限因子の場合

創部などの術侵襲を伴う炎症に対するアプローチとしては，RICE（rest：安静，icing：冷却，compression：圧迫，elevation：挙上）処置（図2）を行う．また，経皮的電気刺激（図3）なども効果的である．

伏在神経膝蓋下枝の神経障害性疼痛に対しては，内側広筋のリラクゼーションや大内転筋のストレッチング，伏在神経の滑走訓練などの運動療法が施行されている．しかし，運動療法のみで改善を認めた報告[5)]は少なく，手術による神経腫の切除などが有効[4)]とされている．

疼痛コントロールを行わずに反復した屈曲運動を行うと，疼痛の増強や筋緊張の増加につながるため注意が必要である．

### 2）腫脹が制限因子の場合

術後，腫脹による影響で膝関節屈曲制限が生じる．その際には，前述したRICE処置に加え，下肢挙上位での足関節底・背屈運動（図4）により末梢循環の改善を図る．

過度な屈曲運動は，腫脹を増悪させる危険性があるので注意が必要である．

### 3）術後の筋緊張の増加が制限因子の場合

術後の疼痛や運動に対する恐怖感により，筋緊張が増加する．その際には，患者の表情が硬くなっていないか，肩があがっていないか，手を握りしめていないかなど表情や姿勢から，過度に力が入っている様子がないかを確認することが必須である．術後早期には，セラピストによる膝関節屈曲他動運動（図5）ではリラクゼーションがむずかしい場合がある．さらに，セラピストによる反復的な他動運動が防御収縮による筋緊張を増加させる場合がある．また，それに伴い疼痛の誘発

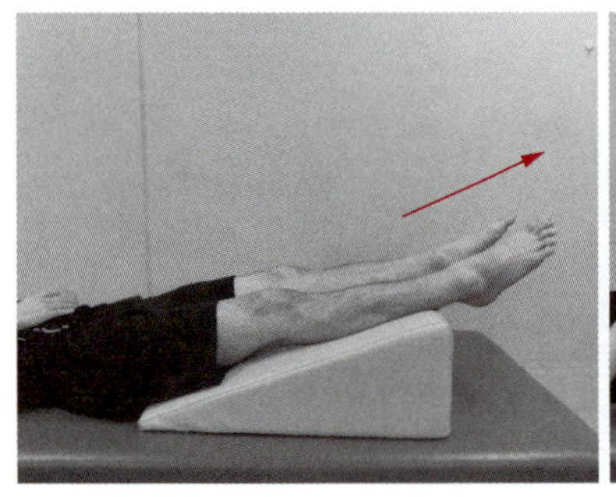
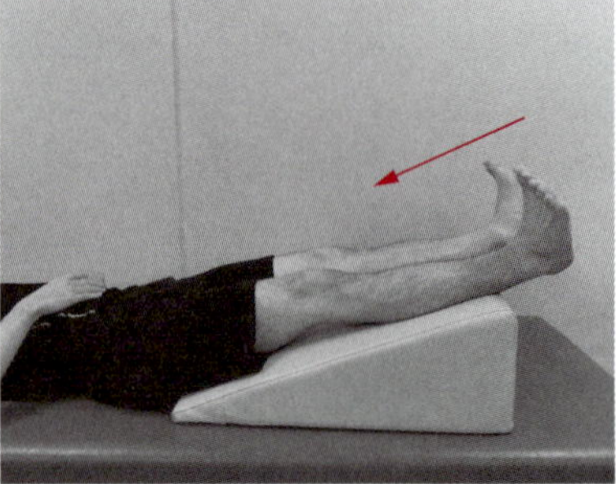

図4　下肢挙上位での足関節底・背屈運動

下肢全体の循環改善を目的として実施する．膝関節の炎症に伴い，膝周囲に限らず下腿遠位まで腫脹を認めることがある．それに対しては，下肢挙上位での足関節底・背屈運動と足趾屈伸運動を行う．

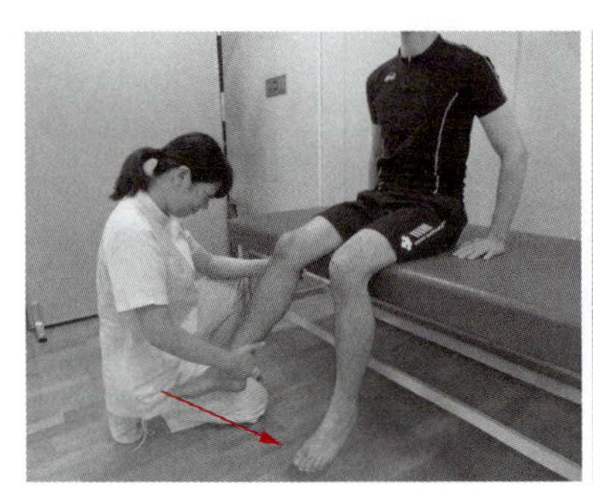
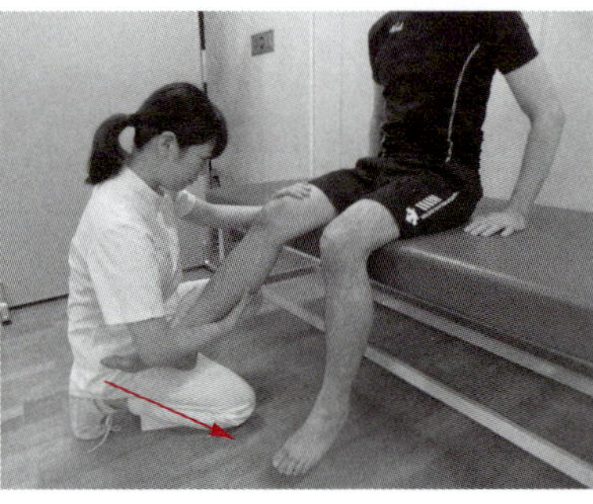

図5　膝関節屈曲他動運動

下腿遠位のみを手掌で把持した他動運動では，力が抜けず防御性収縮による疼痛を誘発してしまう．そのため，左手掌にて大腿四頭筋の防御性収縮を確認しながら，右手掌と前腕で接触面を広げて把持しながら他動運動を行う．

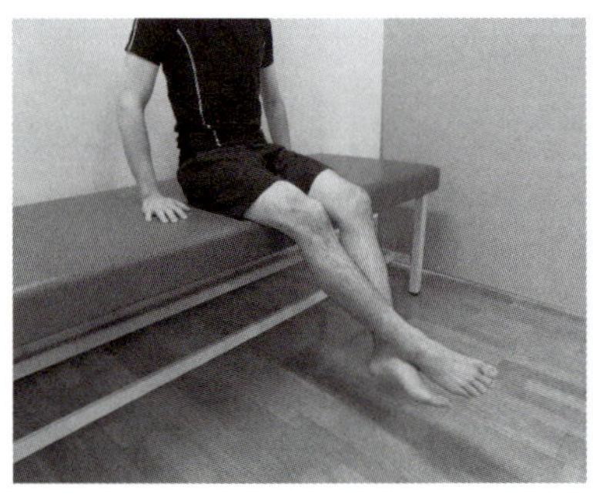
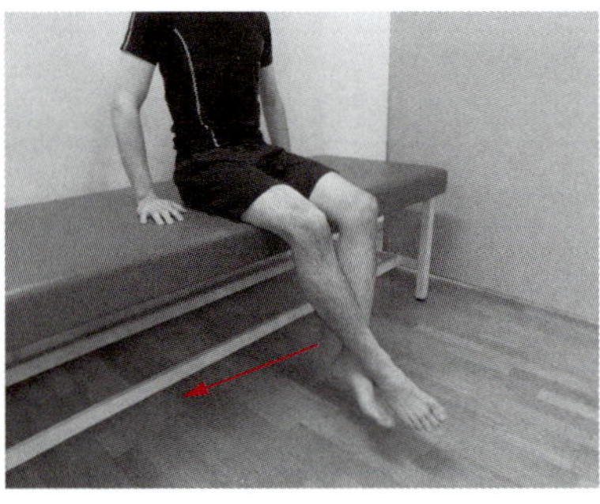

図6　端座位にて対側下肢で患側下肢を介助した自動介助運動

患側を対側下肢で自ら介助し，膝関節屈曲自動介助運動を行う．このとき，大腿四頭筋が脱力していることを視診・触診により確認しながら行う．

や筋の短縮などを生じさせることがあるため，下肢の把持や操作には特に注意が必要である．このような場合は，端座位にて対側下肢で患側下肢を介助した自動介助運動（図6）がリラクゼーションを得やすく，膝関節屈曲90°程度までは有効な方法となる．90°以上の獲得を目指す場合は，長座位にてタオルを用いた膝関節屈曲自動介助運動（図7）を行う．膝関節屈曲自動介助運動により相反抑制が作用し，大腿四頭筋のリラクゼーションが期待できる．また，疼痛や不安が強く力が抜けない症例には，5秒程度の持続収縮後の弛緩を利用し，自己抑制による大腿四頭筋のリラクゼーション（図8）を図ることも有効である．

#### 4）術前の筋伸張性の低下が制限因子の場合

術前に骨性の可動域制限に伴い，筋が伸張されずに短縮している場合は，特に二関節筋である大腿直筋や大腿筋膜張筋による短縮が制限因子となる．これらは，術後の疼痛，腫脹，筋スパズムなどが改善した後に顕在化する．術後1～2週までは腹臥位では膝前面創部痛が出現するため，端座位や長座位での膝関節屈曲可動域練習が一般的である．さらに効果的に大腿直筋のストレッチングを行うために，側臥位にて膝関節屈曲位での股関節伸展他動運動（図9）[6]を行う．また，Thomas

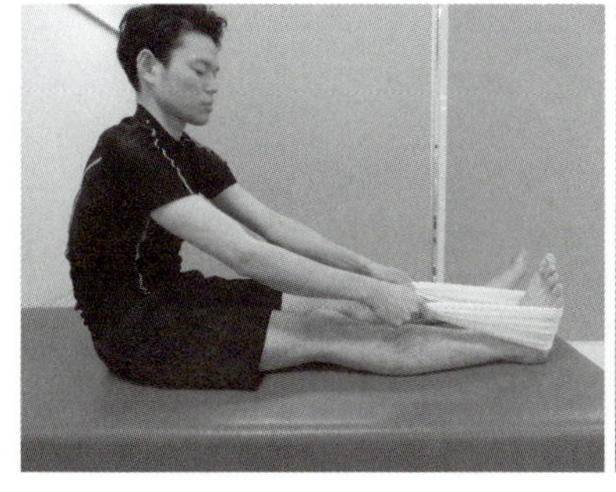
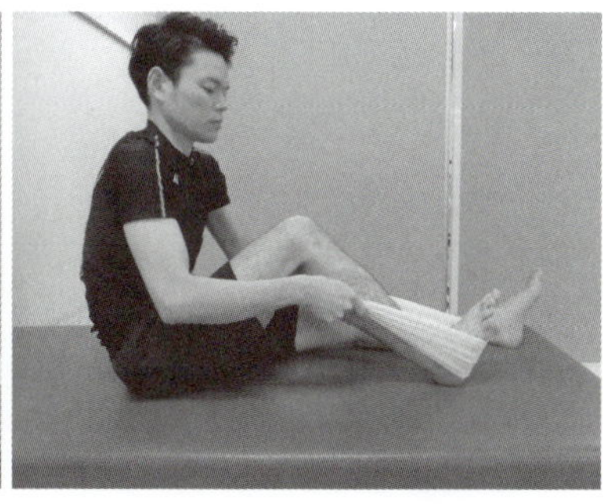

**図7　長座位にてタオルを用いた膝関節屈曲自動介助運動**

足底の中央から後方にタオルをかけ，膝関節屈曲自動運動に合わせてタオルを引っ張ることで自動介助運動を行う．

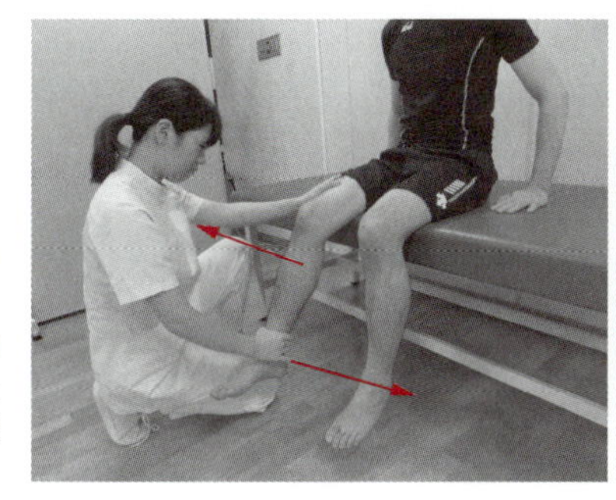
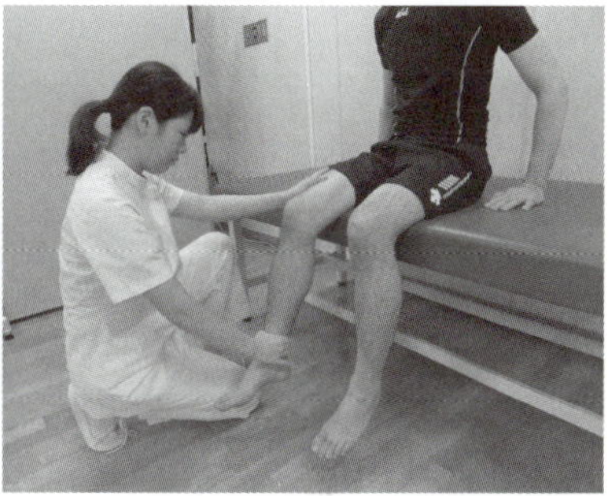

**図8　大腿四頭筋のリラクゼーション**

疼痛が出現しない範囲の等尺性膝関節伸展抵抗運動を5〜10秒間行い，収縮後の自己抑制を利用した大腿四頭筋の弛緩を誘導する．

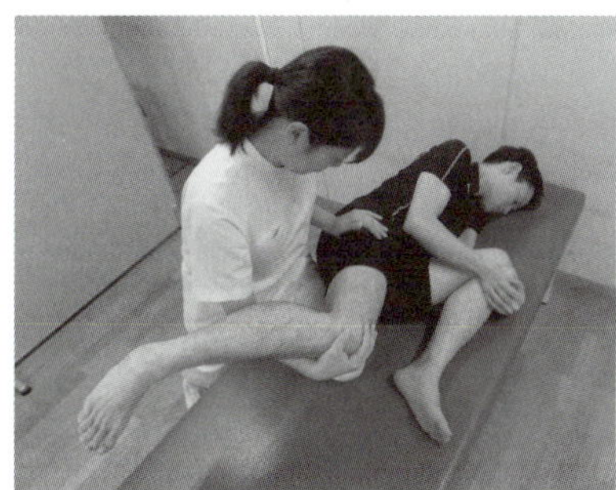
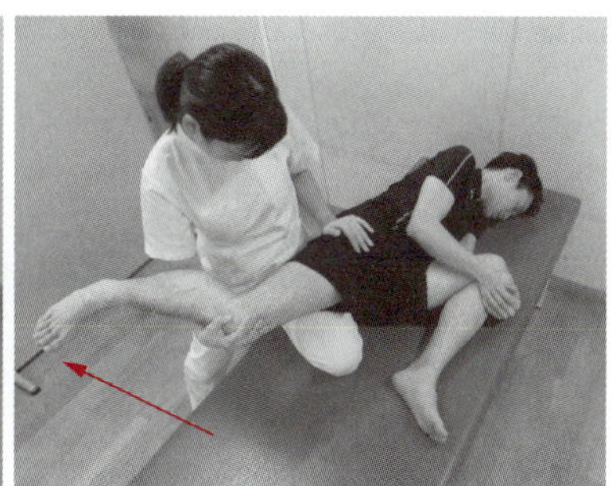

**図9　側臥位にて膝関節屈曲位での股関節伸展他動運動**

患側下肢が上になるように側臥位となり，対側股関節を最大屈曲位とする．これにより骨盤後傾位となるため，大腿直筋が効率的に伸張されやすくなる．この状態から膝関節を可能な範囲で屈曲し，股関節を他動的に伸展させることにより，大腿直筋のストレッチングを行う．この際，骨盤の代償運動が生じないように手掌や下肢で固定することが重要である．患者の主観的感覚としては，大腿部前面の中央部から遠位部にかけて筋の伸張感を訴える．

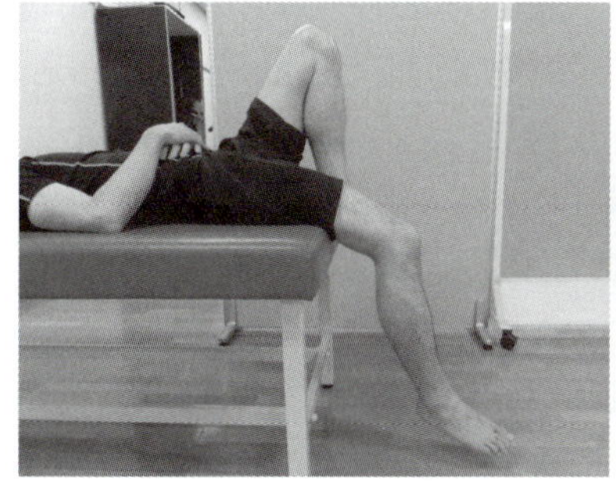
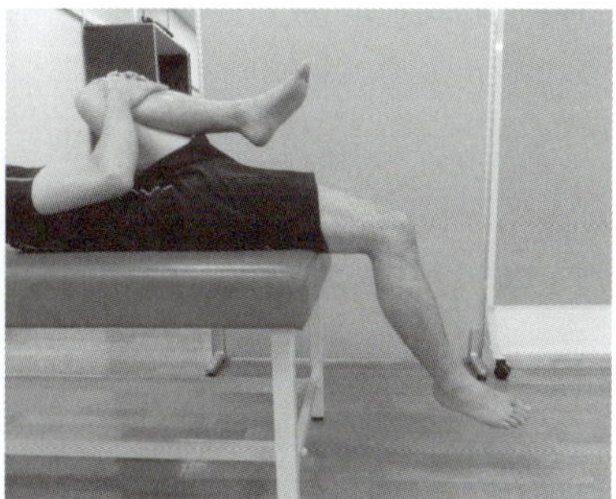

**図10　Thomas test変法の肢位**

開始肢位は，左図のように背臥位にて患側下肢をベッドから下垂させた膝関節屈曲位とする．次に右図のように，対側股関節を可能な限り屈曲することで骨盤後傾位とする．もし，大腿直筋の短縮が生じていれば膝関節屈曲角は減少する．上記の姿勢は，膝関節前面の創部が治癒していない術後早期でも可能であり，さらに下腿の自重により大腿直筋のストレッチングが可能である．患者の主観的感覚としては，大腿部前面の近位部から中央部にかけて筋の伸張感を訴える．

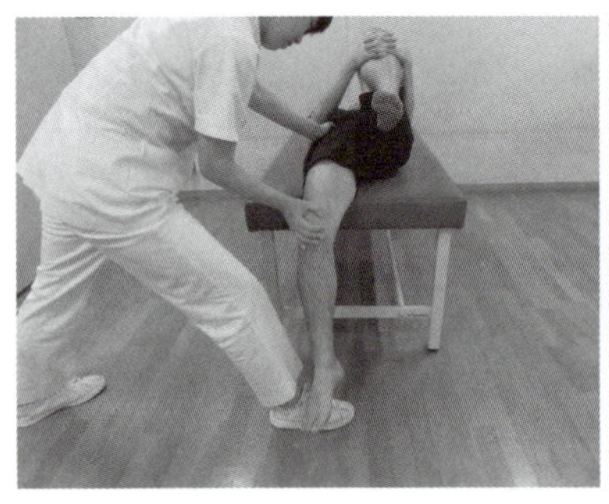
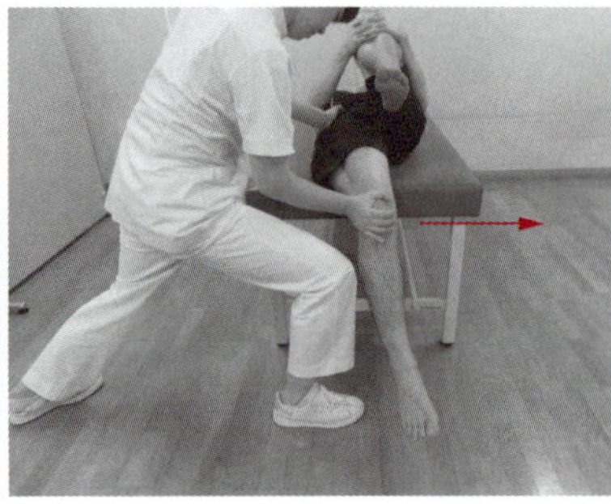

**図11　Thomas test変法の肢位から股関節内転運動による大腿筋膜張筋のストレッチング**

Thomas test変法の肢位では，股関節は中間位から軽度伸展位となっている．よって，その肢位から股関節内転運動を行うことで大腿筋膜張筋や腸脛靱帯のストレッチングが可能となる．その際，股関節内転運動時の骨盤固定が重要であり，対側手掌にて骨盤を固定する．患者の主観的感覚としては，大腿部の外側中央部から遠位部にかけての筋の伸張感を訴える．

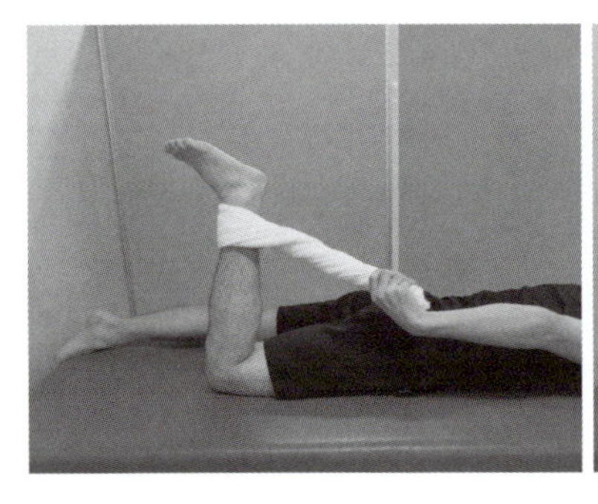
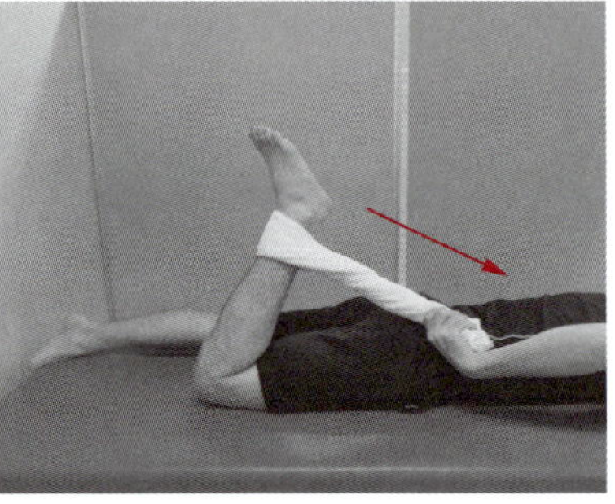

**図12　腹臥位での膝関節屈曲運動による大腿直筋のセルフストレッチング**

創部治癒後から，腹臥位での膝関節屈曲運動による大腿直筋のストレッチングを行う．開始当初はセラピストがストレッチングを行うが，慣れてくれば写真のようにタオルなどを用いてセルフストレッチングを指導する．病室で自主練習を行うことで，さらなる可動域改善が期待できる．

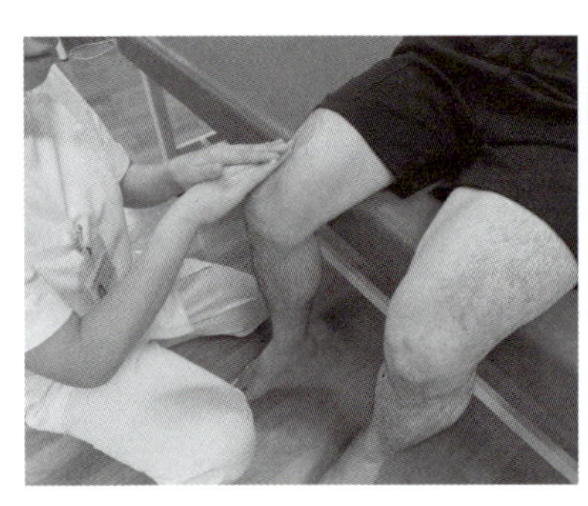
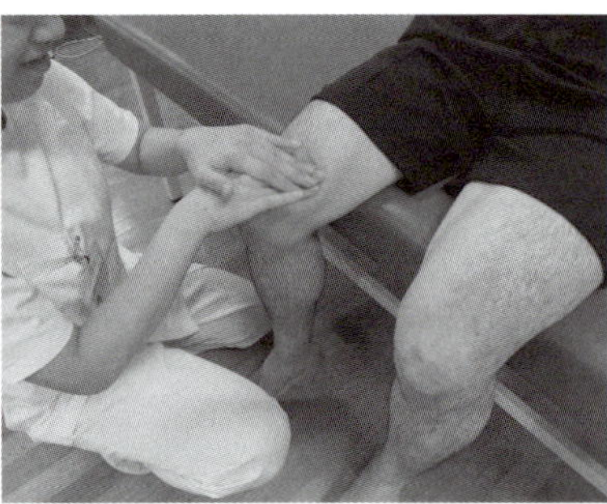

**図13　膝蓋上嚢に対するストレッチング**

患者の大腿直筋と腱との移行部を目安にセラピストの手指を時計回りに回転させながら膝蓋上嚢の境界を触診し，膝蓋上嚢の内側縁を円を描くように拡大する．さらに膝蓋上嚢の外側縁を拡大させるためには，セラピストの指を反時計回りに回転させながら境界部を広げていくと効果的である．

test変法の肢位（図10）にて膝関節屈曲他動運動を行うことも有効である．さらに，Thomas test変法の肢位から股関節内転運動を行うことで大腿筋膜張筋のストレッチング（図11）を行う．これらのストレッチングは，疼痛や筋緊張の有無を確認しながら伸張感に合わせて2〜3分程度行う．創部の治癒が完了すれば，腹臥位での膝関節屈曲運動による大腿直筋のセルフストレッチング（図12）を指導する．

### 5）術前・術後の関節包の癒着や短縮が制限因子の場合

膝蓋上嚢の癒着や関節包，内側側副靱帯の短縮などは術前からすでに生じていることが多く，術後の再癒着防止には持続的他動運動（continuous passive motion：CPM）などが有効である．また，膝蓋上嚢に対するストレッチング（図13）や大腿四頭筋持ち上げ操作（図14）による膝蓋上嚢周辺組織の癒着予防も有用である[7]．近年は，超音波を用いて膝蓋上嚢などを観察することが可能となっており，評価手段に活用されている．さらに，内側側副靱帯の短縮がある場合は，超音波療法（図15）を併用する．

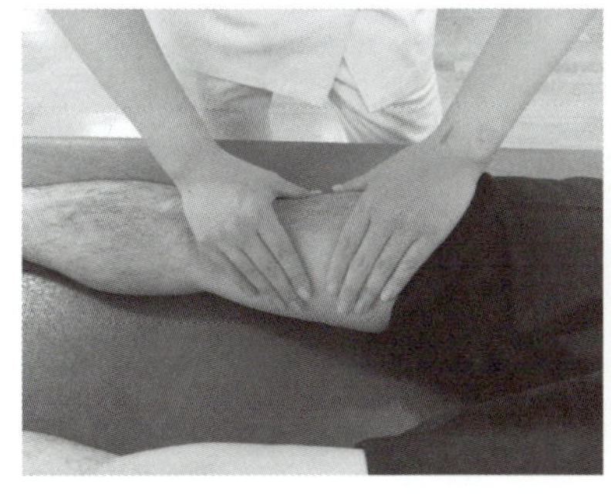
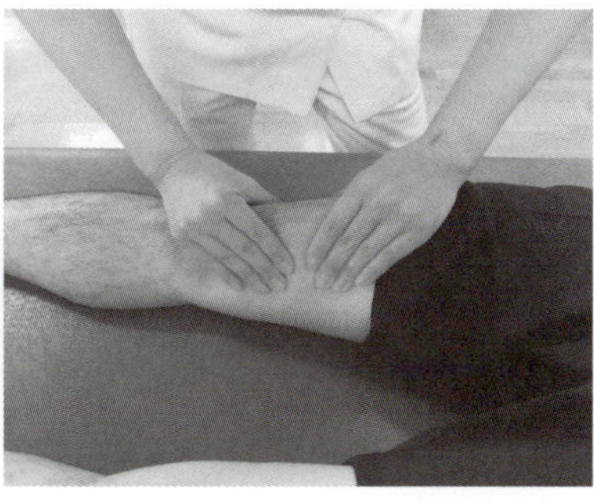

**図14　大腿四頭筋持ち上げ操作**
内側広筋と外側広筋を把持し，そのまま大腿骨から引き離すように持ち上げる．大腿四頭筋腱と大腿骨との距離を拡大させ，その間に存在する膝蓋上嚢の癒着予防・改善を目的とする．

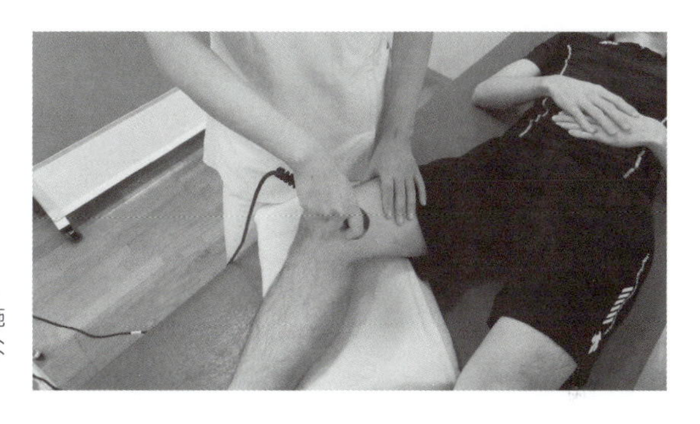

**図15　内側側副靱帯に対する超音波療法**
内側側副靱帯に対して，3MHzの連続波を移動法にて実施する．患者がやや暖かく感じる程度の強度に設定し，5～10分程度実施する．実施後に内側側副靱帯のストレッチングや膝関節屈曲運動などを実施すると効果的である．

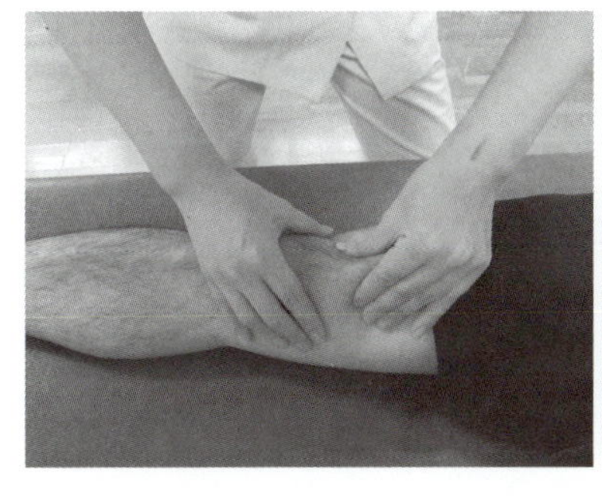
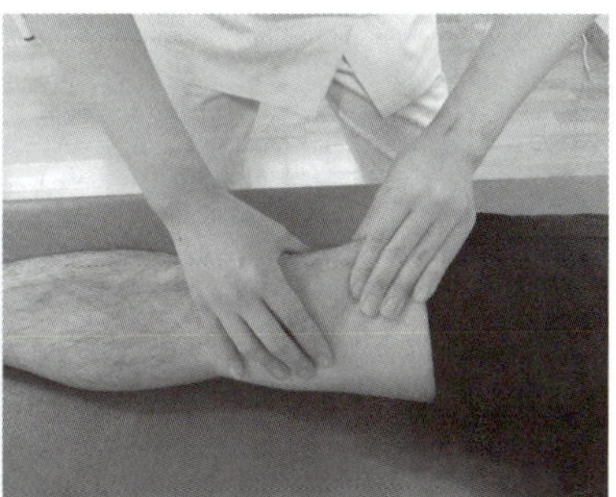

**図16　皮膚創部の滑走運動**
創部を母指と示指で把持し，皮膚と皮下組織が滑走するように内・外側方向に可動させる．この際に，創部が離開するストレスを生じさせないように注意する．

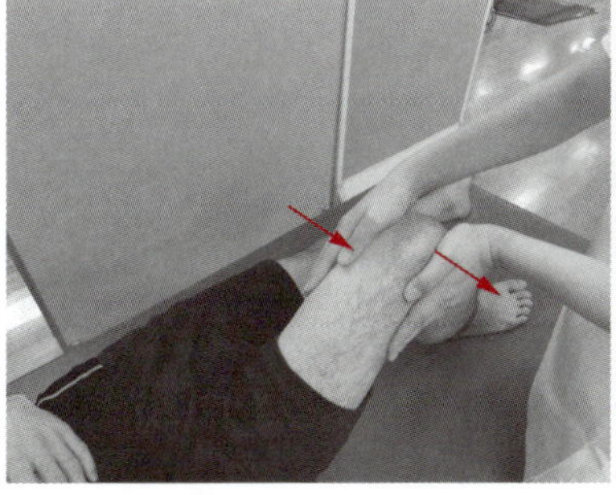
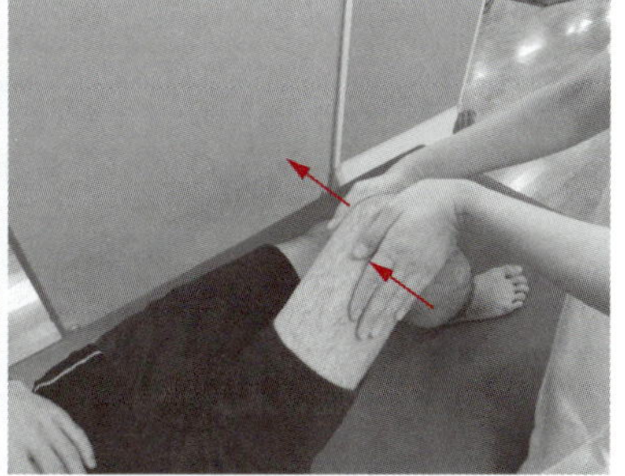

**図17　膝関節屈曲位での軟部組織モビライゼーション**
膝関節屈曲位にて膝を内側と外側から手掌面で把持し，皮膚と皮下組織が滑走するように内・外側方向に可動させる．この際に，創部が離開するストレスを生じさせないように注意する．

### 6）術後の皮膚の癒着や伸張性の低下が制限因子の場合

創傷治癒過程において，皮下組織が癒着することにより膝関節屈曲可動域制限を呈する．その際には，皮膚創部の軟部組織モビライゼーション（**図16, 17**）を行う．表層の皮膚・皮下組織の可動性

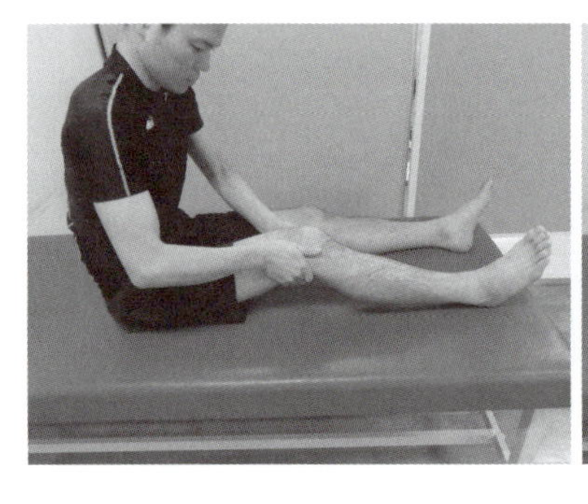
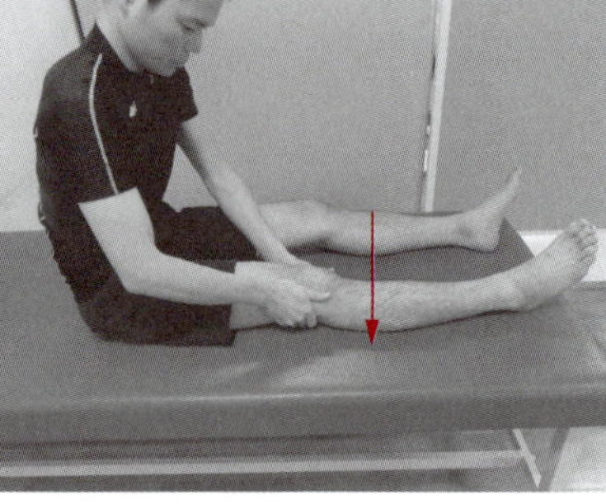

**図18　長座位での膝関節伸展自動介助運動**

大腿遠位後面を両手で把持し，膝関節伸展自動介助運動を行わせる．この際，過剰な努力によるハムストリングスの共同収縮が生じていないかを確認する．

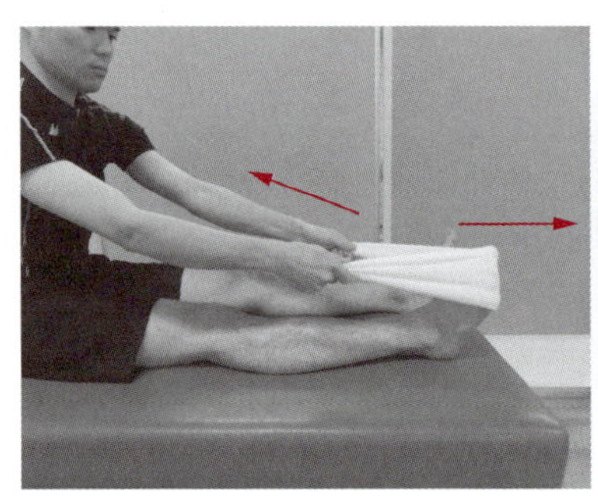
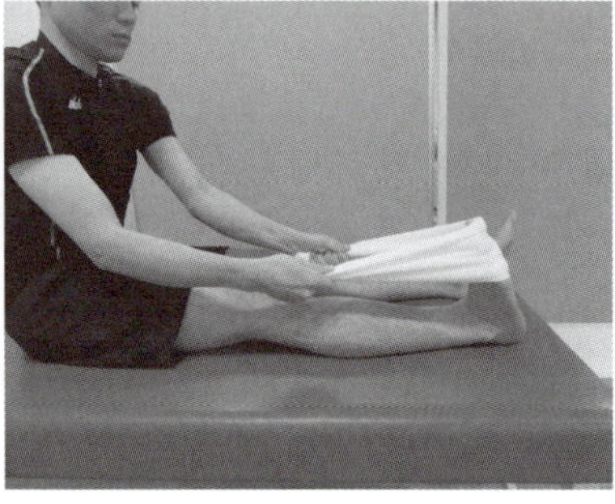

**図19　下腿三頭筋収縮後の弛緩**

タオルを利用し，足関節底屈による下腿三頭筋等尺性収縮を5～10秒程度行わせる．等尺性収縮後の下腿三頭筋の弛緩に伴う膝関節伸展可動域の拡大を図る．

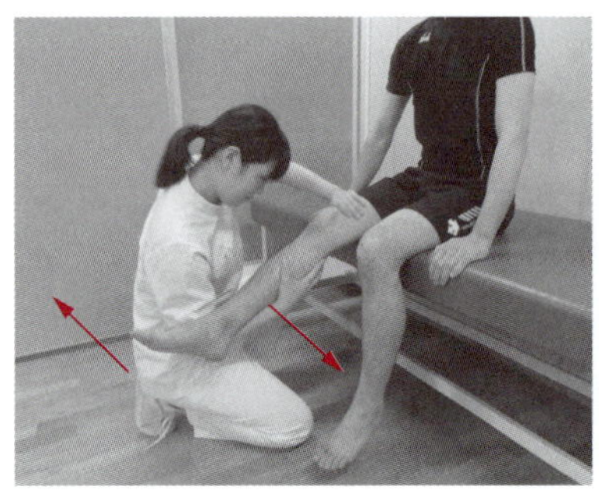
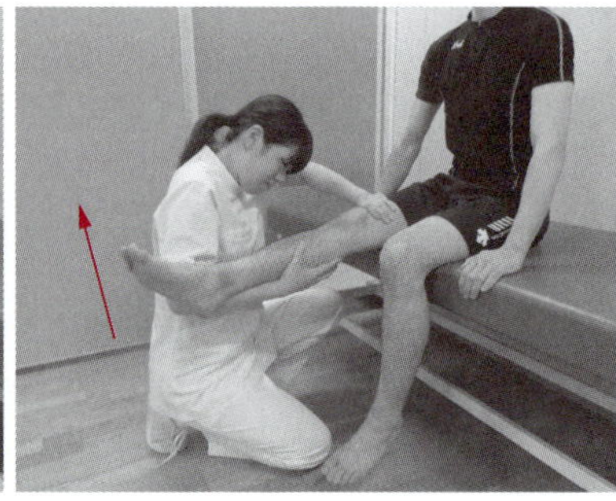

**図20　ハムストリングス収縮後の弛緩**

膝関節軽度屈曲位にて下腿後面を手掌と前腕部で把持する．等尺性膝関節屈曲運動を5～10秒程度行わせ，その後弛緩させる．ハムストリングスの防御性収縮が軽減するのを確認し，対側手掌で大腿部を固定して膝関節他動伸展運動を行う．急激な膝関節他動伸展運動は再度防御収縮を誘発する可能性があるため，ゆっくりと数回に分けて行う．

の低下や癒着に対しては，温熱療法としてホットパックや渦流浴などの併用も効果的である．ただし，創部周囲へのアプローチは創部感染のリスクもあるため主治医に確認する必要がある．

## 2 術後の膝関節伸展可動域拡大に向けた介入

### 1）術後の筋緊張の増加が制限因子の場合

他動運動時にてリラクゼーションがむずかしい場合は，長座位での膝関節伸展自動介助運動（図18）を行う．大腿四頭筋が収縮することで相反抑制が作用し，ハムストリングスは弛緩して筋緊張が軽減する．また，5秒程度の持続的な下腿三頭筋（図19）やハムストリングス（図20）の収縮後の弛緩を利用した方法も有効である．

### 2）術前の筋伸張性の低下が制限因子の場合

ハムストリングスや腓腹筋の短縮が制限因子となっている場合が多く，膝関節伸展運動に加えて股関節や足関節の肢位を変化させて筋を伸張させる．まず，背臥位にて膝関節伸展位での股関節屈曲運動を行うことでハムストリングスのストレッチング（図21）を行う．また，肢位の違いによる伸張効果が報告[8]されており，背臥位にて股関節

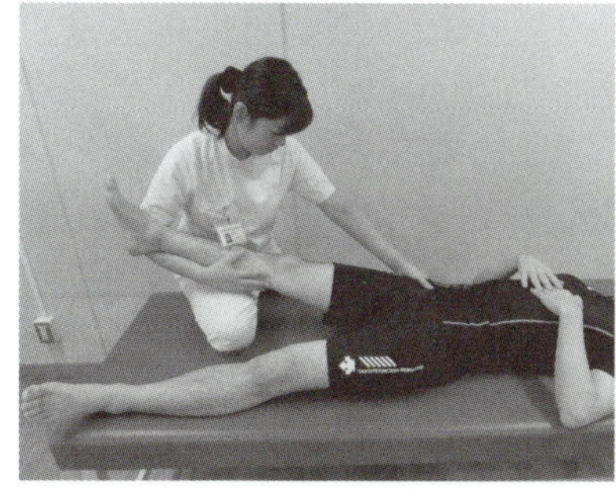
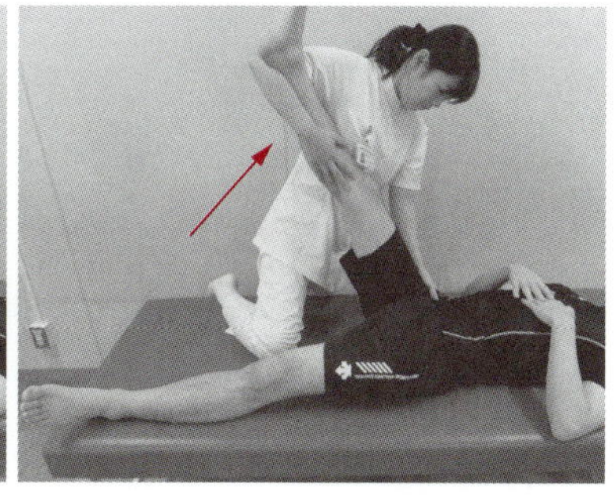

**図21 ハムストリングスのストレッチング①**

背臥位にて膝関節伸展位での股関節屈曲運動を行う．骨盤後傾などの代償が出現しないように，対側の手掌にて骨盤を固定する．疼痛が出現しない適度な伸張感を自覚する範囲で，2分程度持続伸張を行う．

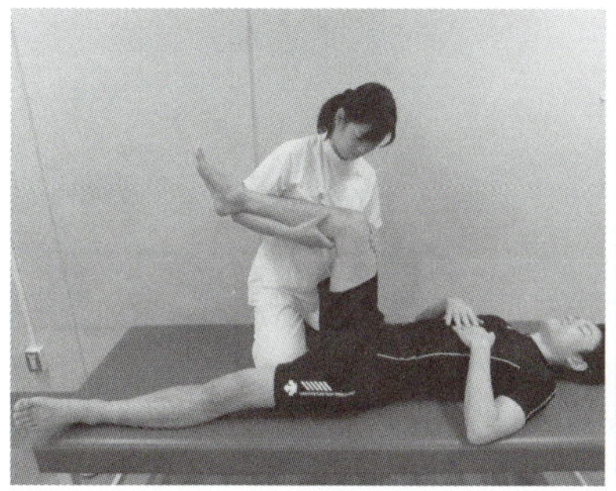
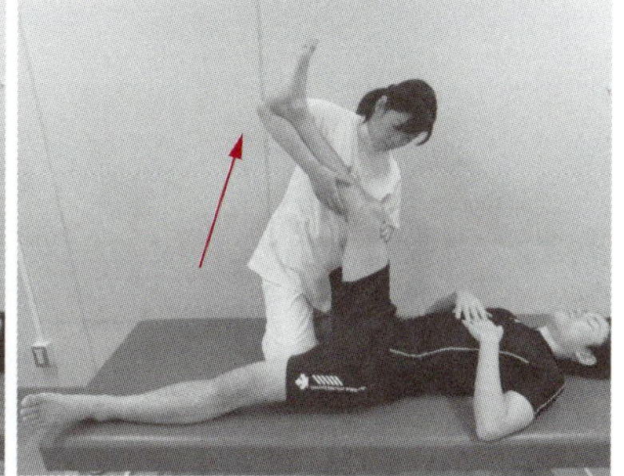

**図22 ハムストリングスのストレッチング②**

背臥位にて股・膝関節屈曲90°位からの膝関節伸展運動を行う．疼痛が出現しない適度な伸張感を自覚する範囲で，2分程度持続伸張を行う．

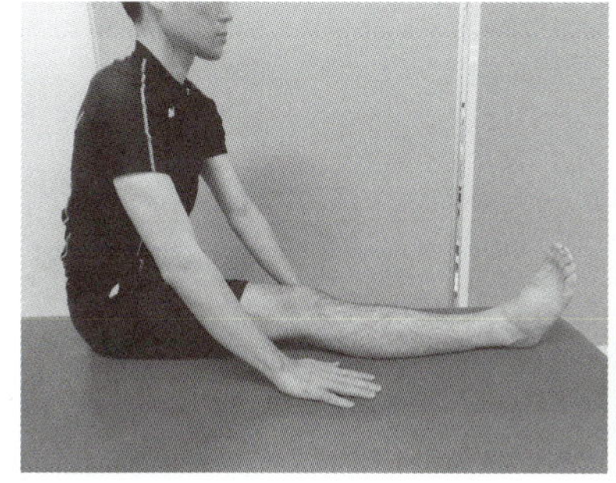
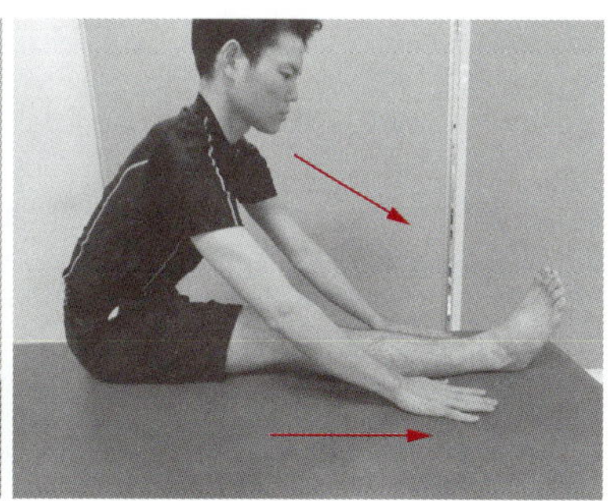

**図23 ハムストリングスのセルフストレッチング**

ベッド上長座位で対側下肢を下垂させた肢位から開始する．両手掌を膝関節の側方に置き，骨盤の前傾を誘導しながら徐々に手掌面を遠位方向に移動させてストレッチングを行う．疼痛が出現しない適度な伸張感を自覚する範囲で，2分程度持続伸張を行う．可能な場合は，ベッドから下垂した対側下肢を後方へ移動させ，骨盤前傾位を誘導することでさらに伸張効果を高めることができる．

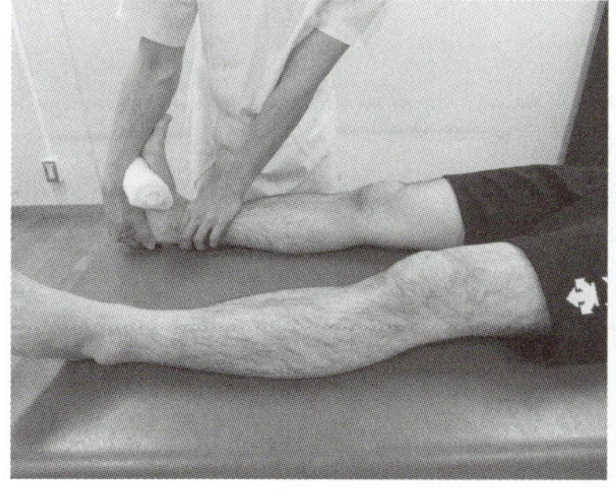
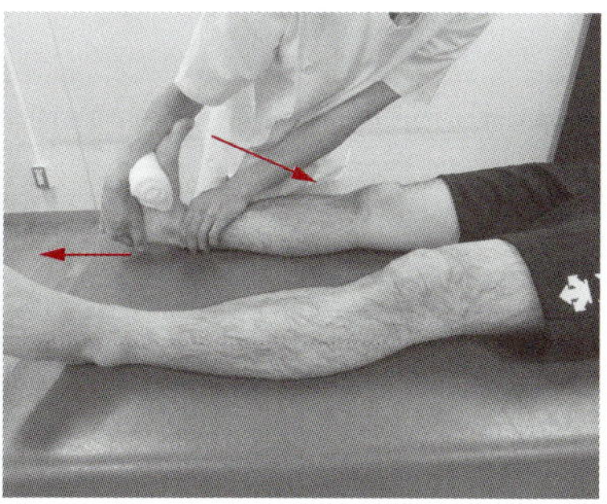

**図24 腓腹筋のストレッチング①**

膝関節伸展位にて足関節背屈他動運動を行う．手掌で踵骨を把持し，関節内運動を誘導しながら足関節背屈運動を行う．後面に疼痛が出現しない適度な伸張感を自覚する範囲で，2分程度持続伸張を行う．また，足部が柔軟な場合は，アーチがつぶれるのを防止するために，足底にタオルを入れて足関節背屈運動を行う．

屈曲90°位での膝関節伸展運動（**図22**）も効果的である．さらに，病室でも実施可能なセルフストレッチング（**図23**）も指導する．

次に，背臥位で膝関節伸展位での足関節背屈運動により腓腹筋のストレッチング（**図24**）を行う．また，足関節背屈位を保持しながらの膝関節伸展

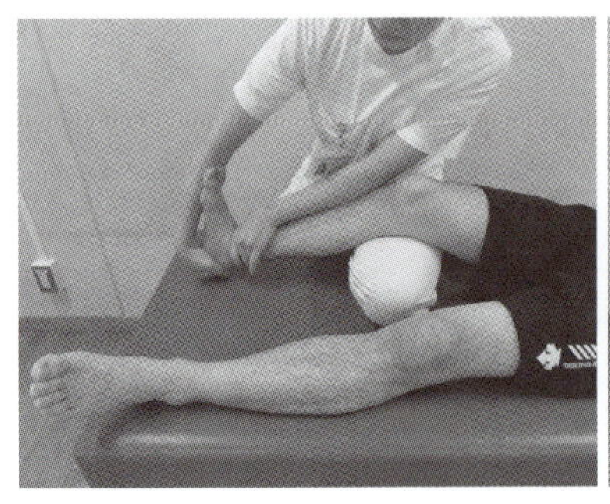
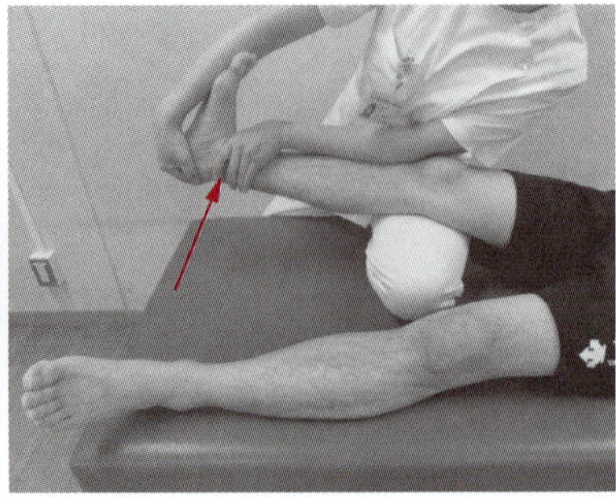

**図25　腓腹筋のストレッチング②**

膝関節軽度屈曲位にて足関節背屈位を保持し，膝関節伸展運動を行う．注意点としては，足関節が背屈位に固定されていること，股関節屈曲運動が生じていないことである．この点を確認したうえで，疼痛が出現しない適度な伸張感を自覚する範囲で，2分程度持続伸張を行う．

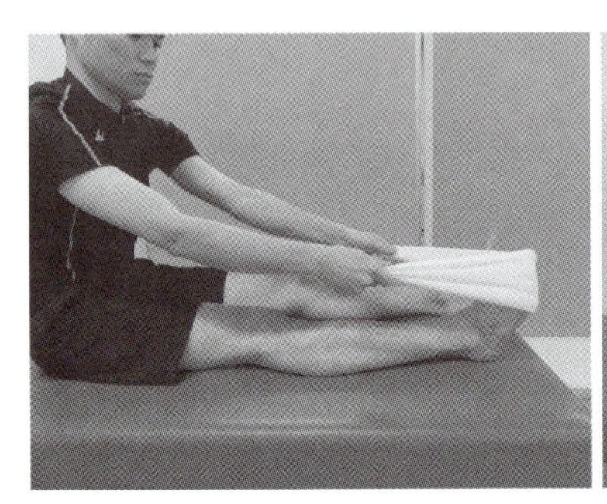
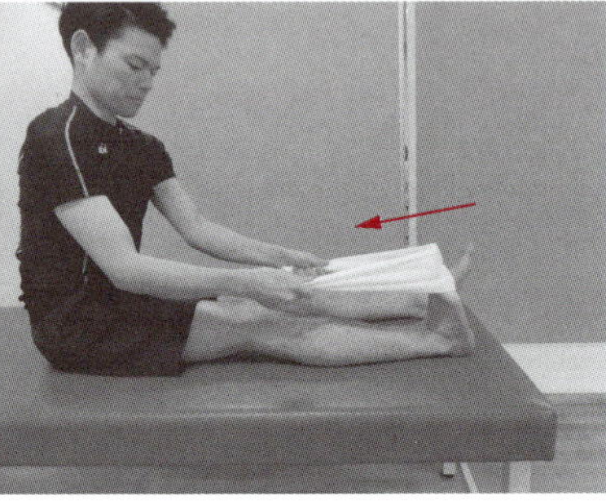

**図26　腓腹筋のセルフストレッチング**

タオルを足先にかけ，足関節背屈方向にタオルを引っ張ることで腓腹筋のストレッチングを行う．足関節底・背屈角によってタオルを引く方向が異なってくるため，足関節背屈0°以上ではタオルを引く方向をベッドに近づけるように下方へ動かす．

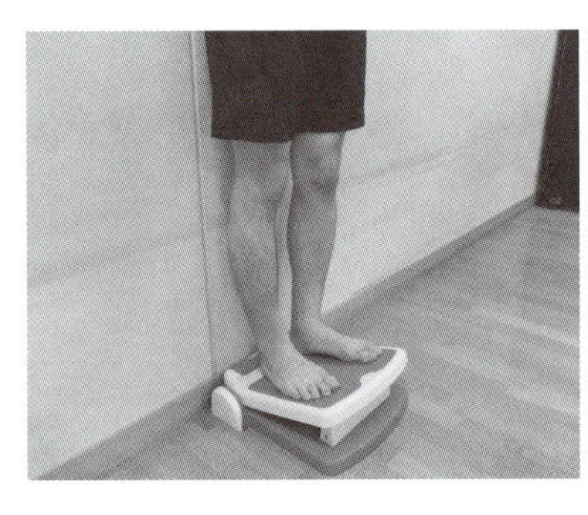
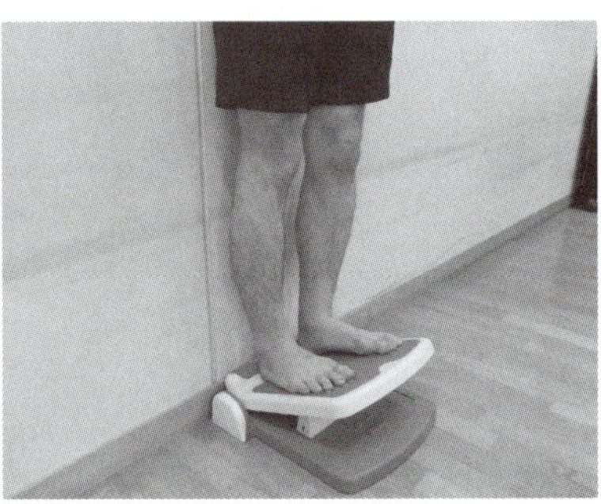

**図27　傾斜台を用いた立位での腓腹筋ストレッチング**

傾斜台の角度を調整し，壁にもたれて膝関節伸展・足関節背屈位で立位保持させる．疼痛がなく適度な伸張感を自覚する範囲で角度を設定し，2～3分程度保持させる．なお，傾斜台への乗り降りの安全性確保のために，上肢で支持ができる環境下で行うことが望ましい．

運動でもストレッチング（図25）が可能である．さらに病室でも可能な方法として，タオルを用いたセルフストレッチング（図26）も指導する．腓腹筋の短縮が顕著な場合は，傾斜台を用いた荷重下膝関節伸展位での足関節背屈ストレッチング（図27）を，疼痛や筋緊張の有無を確認しながら2～3分程度行う．

#### 3）術前の関節包の癒着や短縮が制限因子の場合

後方関節包が制限となっている場合は，2kg程度の重錘による持続伸張（図28）が有効である．また，膝窩部への超音波療法（図29）の併用も効果的である．

### おわりに

TKA後の関節可動域改善には，術前の制限因子や手術侵襲による影響をふまえたうえで，術後可動域制限の因子を同定することが重要である．また，制限因子は重複し，さらには変化することもあるため日々の評価が不可欠である．可動域制限があるから単に可動域練習を反復するのではなく，制限因子に対する的確なアプローチを行うことが可動域を改善に導く重要なポイントである．

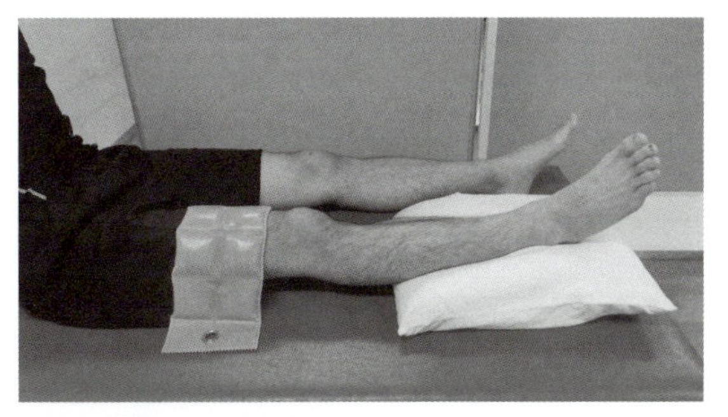

**図28　重錘による持続伸張**

背臥位や背もたれ長座位で下腿遠位部にタオルなどを置き，膝関節伸展位で大腿部に 1 ～ 2kg 程度の重錘による持続伸張を行う．疼痛が出現しない範囲で姿勢や重錘負荷を調整する．

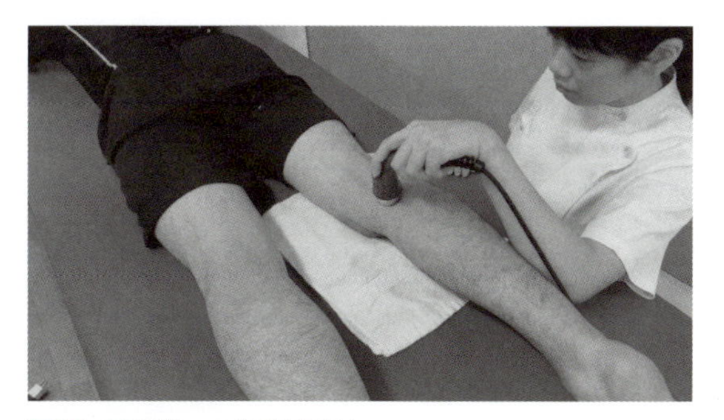

**図29　膝窩部への超音波療法**

腹臥位にて膝窩部の後方関節包に対して，3MHz の連続波を移動法で実施する．患者がやや暖かく感じる程度の強度に設定し，5 ～ 10 分程度実施する．

## 文献


1）市橋則明：関節可動域制限に対する運動療法．運動療法学，第 2 版，市橋則明（編），文光堂，東京，186-220，2014

2）廣瀬　隼：進入法　膝関節への直視下アプローチ．膝関節の手術，第 1 版，黒坂昌弘（編），中山書店，東京，2-8，2011

3）Watanabe T et al：Intraoperative joint gaps and mediolateral balance affect postoperative knee kinematics in posterior-stabilized total knee arthroplasty. Knee 22：527-534, 2015

4）Kachar SM et al：Neuroma of the infrapa-tellar branch of the saphenous nerve a cause of reversible knee stiffness after total knee arthroplasty. J Arthroplasty 23：927-930, 2008

5）横地雅和ほか：当院における人工膝関節置換術後の膝関節屈曲時痛について検討　大腿内側部痛に着目して．理学療法学 37（Supp12）：135，2010

6）木村佳記ほか：半月板・関節軟骨損傷に対するリハビリテーションとリコンディショニングの実際．下肢スポーツ傷害のリハビリテーションとリコンディショニング，第 1 版，小柳磨毅（編），文光堂，東京，136-151，2011

7）林　典雄：運動療法のための運動器超音波機能解剖　拘縮治療との接点，第 1 版，文光堂，東京，121-123，2015

8）岩田　晃ほか：ストレッチングにおける肢位の違いが伸張部位に与える影響について．理学療法科学 25：213-216，2010

# 膝OAの術後の筋力増強を効果的に行う

三谷 保弘

**術後の筋力増強のための着眼点**

- 膝 OA の病態と筋力低下との関係性を考慮に入れる.
- 姿勢・動作の改善を目的とした筋力増強を行う.

術後の筋力増強を効果的に行うには，膝 OA の病態を理解し，筋力低下との関係性を考慮に入れる必要がある．また，術前の姿勢や動作の影響が術後も残存していることを念頭に置き，姿勢・動作の改善を目的とした筋力増強を行う．

## I 膝 OA の病態と筋力低下

### 1 膝 OA の発生要因と筋力低下

変形性膝関節症（knee osteoarthritis：膝 OA）の発生には，膝関節に加わるメカニカルストレスが大きく関与するとされている[1]．大腿四頭筋は膝関節の安定性や衝撃吸収の役割を担うことから，大腿四頭筋の筋力低下が膝関節のメカニカルストレスを増大させ，膝 OA の発症や進行に影響を及ぼす[2,3]．

観血的治療が選択される症例は発症からの経過が長く，大腿四頭筋の筋萎縮や筋力低下が著明に認められ，術後も残存していることが多い．なかでも，膝 OA では内側広筋の筋萎縮が早期から出現するとされており，術後の筋力増強における重要なポイントとなる．術前に生じた筋萎縮や筋力低下は自然回復することがむずかしく，術後の筋力増強が重要となる．

### 2 膝 OA の病態と筋力低下

**1）疼痛と筋力低下**

膝 OA の主な臨床症状は疼痛であり，初期には歩き始めなどの運動開始時に疼痛を認め，症状の進行に伴い荷重時や運動時にも疼痛を認めるようになる．疼痛は筋収縮を抑制し，主に荷重や膝関節運動に関係する筋に萎縮や筋力低下を引き起こす．また，関節水腫は内側広筋の収縮を選択的に抑制するとされ[4]，筋萎縮や筋力低下の原因となる．さらに，疼痛は身体活動量を低下させ，全身の筋に廃用性の筋萎縮や筋力低下を引き起こす可能性がある．観血的治療により疼痛が改善したとしても，術前に生じた筋萎縮や筋力低下は術後も残存していることが多い．

**2）関節可動域制限と筋力低下**

膝の変形に伴う関節可動域制限は，筋力にも影響を及ぼすことがある．一般的に，膝OAでは関節可動域制限が認められるが，実用的な可動範囲はさらに狭い．実用的な可動域範囲外での筋力発揮は十分になされず，関節角によって筋力発揮能力に差異が生じる．この特徴は術後においても残存し，関節角ごとに負荷量を調節した筋力増強が必要となる．

#### 3）固有受容器の機能低下と筋力低下

膝OAでは，関節内部とその周辺組織に分布している固有受容器の機能低下が生じるとされている[4]．固有受容器の機能低下により筋収縮のタイミングが拙劣となり，姿勢制御や円滑な動作の遂行にも影響が及ぶ．術後においても固有受容器の機能低下が残存していると考えられ，固有受容器の機能向上を考慮に入れた筋力増強が必要となる．

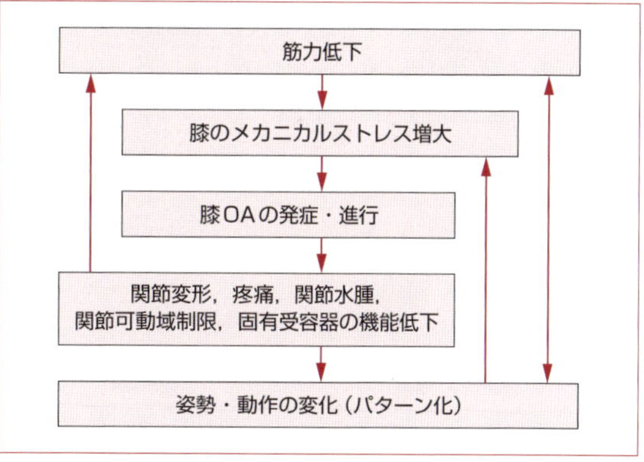


**図1　膝OAの病態と筋力低下**

筋力低下は膝OAの発症と進行に関係する．また，膝OAの諸症状は筋力低下を助長し，姿勢・動作の変化をもたらす．姿勢・動作の変化と筋力低下は相互に関係している．

### 3　パターン化した姿勢・動作と筋力低下

膝の変形は足部や股関節，体幹の肢位に連鎖的な変化をもたらし，膝OAに特徴的な姿勢や動作を引き起こす．この姿勢や動作は，膝OAの進行の過程によりパターン化し，観血的治療により膝の変形が改善したとしても，その影響が残存していることが多い．パターン化した姿勢や動作はエネルギー効率が悪いだけでなく，身体各部の物理的ストレスを増大させ，新たな症状を引き起こす可能性がある．また，パターン化した姿勢や動作では正常な筋活動がなされず，結果として筋力低下が生じることがある．

膝OAのパターン化した姿勢・動作と筋力低下は相互に関係しており（図1），これらの関係性を考慮に入れた術後のアプローチが必要となる．ここでの筋力低下とは量的なものだけを意味するのではなく，質的な筋機能も含む．したがって，術後の筋力増強は，弱化した筋に対する量的な強化のみに固執するのではなく，質的な筋機能の向上を図り，姿勢・動作の改善を目的とすることが重要である．

## Ⅱ 姿勢・動作の改善を目的とした筋力増強

### 1　姿勢の特徴からみた術後の筋力増強

#### 1）膝OAの姿勢の特徴

膝OAは内側型が多く，内側関節裂隙の狭小化に伴う内反変形と膝伸展制限が生じる．これが誘因となり，股関節屈曲・外転・外旋位，下腿外旋位，骨盤後傾位，腰椎前彎の減少が生じる．足部は扁平足を呈し，足底外側で荷重していることが多い（図2）．片側の膝OAや脚長差があれば，体幹の側屈や回旋が生じる．膝OAの姿勢はこのような共通した特徴を有するものの，一方でこの特徴に一致しない場合もあるため，術前・術後の姿勢評価は不可欠である．

#### 2）姿勢の特徴からみた大腿四頭筋の筋力増強

大腿四頭筋は，膝の安定性や動作の遂行に重要

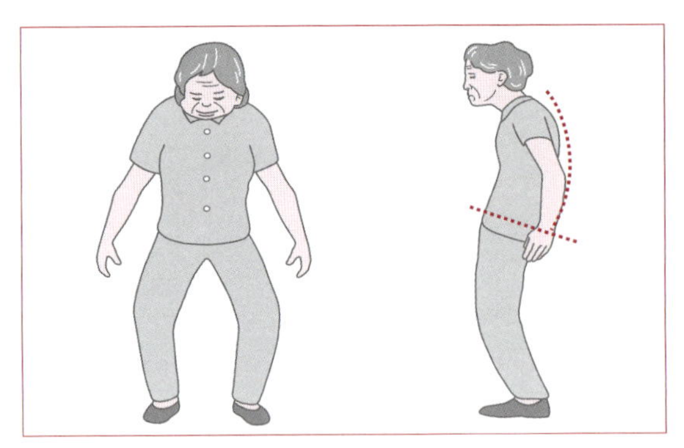

図2　膝OAの特徴的な姿勢
膝OAでは膝の内反変形と伸展制限，股関節屈曲･外転･外旋位，下腿外旋位，骨盤後傾位，腰椎前彎の減少，扁平足，足底外側での荷重などが生じやすい．

な役割を担うことから，術前・術後にかかわらず大腿四頭筋の筋力増強が重要となる．ただし，膝OAの立位姿勢では膝関節屈曲位を呈することから，大腿四頭筋（主として大腿直筋）が常に収縮していることが多く，また強い疼痛により臥位においても大腿直筋の筋緊張が亢進していることが多い．

これらのことから，膝OAでは大腿直筋に著明な筋萎縮や筋力低下が認められないこともあるが，その場合であっても内側広筋には選択的な筋萎縮と筋力低下が認められ，術後も残存していることが多い．また，膝関節の屈曲角や収縮形態によっては大腿四頭筋の筋力発揮が十分になされず，これらを考慮に入れた術後の筋力増強が必要である．

なお，術前に大腿直筋の筋緊張に亢進を認めた場合は，術後の筋力増強において過度な負荷を与えることで筋に対する物理的ストレスが増大し，筋緊張のさらなる亢進や筋性疼痛を引き起こすことがある．したがって，術後の筋力増強では負荷量にも注意が必要である．

### 3）姿勢の特徴からみた股関節周囲筋の筋力増強

観血的治療により膝の変形が改善されると，術前に呈していた股関節外転・外旋位も改善傾向を示すが，一方で十分な改善を示さずに術後も残存していることがある．股関節外転・外旋位を呈する原因は，膝の変形以外にも股関節内転・内旋筋の筋力低下が関与していると考えられ，これらの筋力増強が重要となる．

また，股関節外転筋は前額面上での骨盤の安定性に関与することが知られているが，股関節内転筋と同時収縮することでさらなる安定性が得られるとされている．したがって，術後の股関節内転筋の筋力増強は，股関節外転筋との同時収縮を得ることが重要である．

### 4）姿勢の特徴からみた下腿・足部周囲筋の筋力増強

膝OAでは扁平足を呈することが多く，歩行の立脚期での安定性が得られず，効率的な蹴り出しもなされない．また，姿勢制御能力にも影響を及ぼすことが考えられ，これらは術後も残存していることが多い．扁平足やそれに起因する機能低下は，足趾屈筋や足底内在筋の筋力が関与しており，これらの筋力増強が重要となる．

術前の膝OAの立位姿勢では膝関節屈曲位を呈しており，それに伴い下腿前傾位を示す．この姿勢では下腿三頭筋の筋収縮が常に生じており，著明な筋力低下が認められないこともあるが，足関節底屈位での筋力発揮や遠心性収縮が十分になされず，これらを考慮に入れた術後の筋力増強が必要となる．

観血的治療により膝の変形が改善されると，足部のアライメントも改善傾向を示す．ただし，十分な改善を示さずに術後も足部のアライメント異常を呈する者や，正しいアライメントでの筋活動が十分になされない者も多い．これらのことから，術後の筋力増強では正しいアライメントにおいて筋収縮を促すことが重要である．

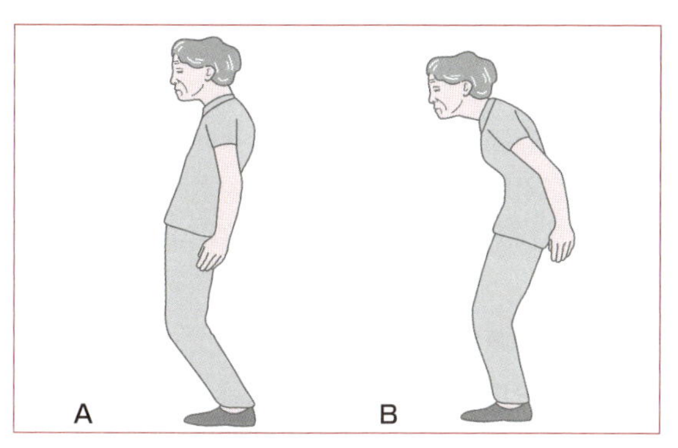


**図3　加齢による姿勢の影響**

A：骨盤前方偏位．大殿筋の筋活動が減少しているため，腸腰筋や股関節前部の軟部組織の受動的伸展により股関節の安定性を得ている．
B：体幹前傾．大殿筋やハムストリングス，脊柱伸筋の過緊張を示す．

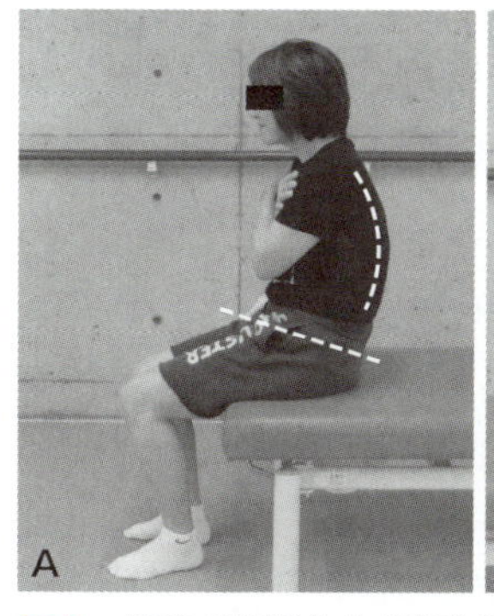


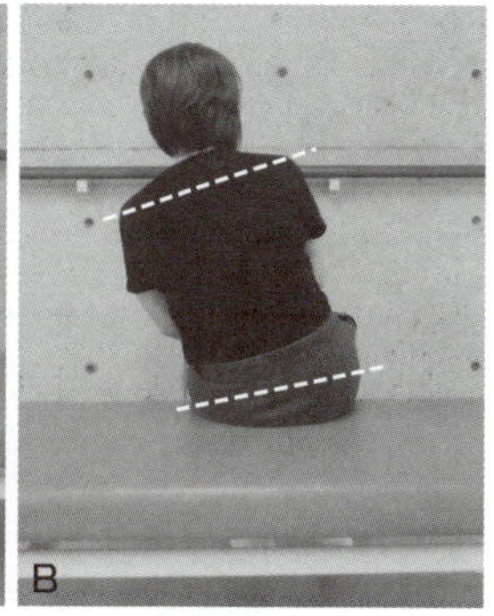


**図4　脊柱の後彎化と分節的運動の減少**

A：脊柱の後彎化，B：脊柱の分節的運動の減少
脊柱の後彎化により脊柱の分節的運動が困難となり，体幹が1つの剛体として運動する．

## クリニカル・テクニック
## 加齢による姿勢変化の影響を考える

膝OAにみられる骨盤後傾位と腰椎前彎の減少は，膝の変形を誘因とした上行性の運動連鎖の影響と考えられるが，観血的治療が選択される年齢層の多くは高齢者であり，その姿勢変化には加齢の影響が多く含まれる．加齢による姿勢変化は胸椎後彎の増大が先行するとされており，下行性の運動連鎖による腰椎前彎の減少，骨盤後傾位，股関節屈曲・外転・外旋位，膝関節内反位が生じる[5)]．これらのことから，観血的治療により膝の変形が改善したとしても，姿勢の改善や機能的な動作の獲得がなされないことが多い．加齢による脊柱の後彎化は，椎間板の変性や椎体の変形が原因として考えられるが，脊柱伸筋の筋力低下も原因の１つとされる．また，骨盤後傾は腸腰筋の筋力低下が原因として考えられる．したがって，術後の姿勢と動作の改善には加齢による影響も考慮に入れ，姿勢変化の原因となる筋に対して筋力増強を行うことが必要である．

また，立位姿勢において骨盤の前方偏位を認める場合があるが，これは大殿筋の筋活動が減少しているため，腸腰筋や股関節前部の軟部組織の受動的伸展により股関節の安定性を得ていると考えられる（図3-A）．この姿勢を呈する者は大殿筋の筋力低下を認めることが多く，術後の大殿筋の筋力増強が姿勢改善のためにも重要である．

一方，股関節屈曲，体幹前傾位を呈していることがあり，この姿勢では大殿筋やハムストリングス，脊柱伸筋が常に収縮し，過緊張を認めることが多い（図3-B）．この姿勢を呈する者はこれらの筋に筋力低下を認めないこともあるが，股関節伸展域での大殿筋やハムストリングスの収縮が十分に発揮されないことが多い．

加齢による脊柱後彎化は脊柱周辺の受動組織に安定性を委ねる姿勢であり，脊柱中間域の安定性に必要な体幹筋が十分に機能していない．この姿勢では，脊柱の分節的運動が困難となり，体幹は１つの剛体として運動することになる（図4）．また，外乱刺激に対する反応や機能的な動作の遂行にも影響を及ぼす．これらのことから，術後における体幹筋の筋力増強は重要である．

## 2 歩行の特徴からみた術後の筋力増強

### 1）ラテラル・スラストと筋力増強

内側型膝OAの歩行の特徴としてラテラル・スラストがある．ラテラル・スラストは，イニシャルコンタクト前の大腿四頭筋の収縮による予測的な制御が関与するとされている[6]．したがって，術前にラテラル・スラストを呈していた者は大腿四頭筋の筋収縮のタイミングが拙劣であると考えられ，協調的な筋収縮の獲得や固有受容器の機能向上が必要となる．また，ラテラル・スラストの制動のために外側広筋や大腿筋膜張筋が過剰に収縮し，これらの筋が肥厚していることも少なくない．術後もその影響が残存し，内側広筋と外側広筋の太さに差異が生じていることもあり，術後の大腿四頭筋の筋力増強においては内側広筋の収縮を確認しながら行う必要がある．

ラテラル・スラストが生じると，外部膝関節内反モーメントの増大により膝内側の圧縮応力が増大する．外部膝関節内反モーメントは床反力作用線の大きさとレバーアームの長さに影響されるため，膝OAでは体幹を立脚側に側屈させたDuchenne徴候によりレバーアームを短くし，モーメントを減少させていることが多い．Duchenne徴候が認められれば歩行中の股関節外転筋の収縮が減少するため（図5），結果として股関節外転筋の筋力低下が生じることがある．したがって，観血的治療によりラテラル・スラストが改善したとしても，股関節外転筋の筋力低下により歩行時の体幹の左右動揺が残存することがある．また，股関節外転筋の筋力低下は内側型膝OAの進行と関係があるとされており[7]，膝OA患者では元々股関節外転筋に筋力低下を呈していた可能性がある．これらのことからも，術後の股関節外転筋の筋力増強は重要である．

また，術前の歩行の立脚期では足部を外側に向けていることが多い．これは荷重線を足底外側に偏位させ外部膝関節内反モーメントを減少させるためであると考えられるが，術後もこの影響が残存していることがある．この肢位では歩行における足圧中心の正常な軌跡が生じないため，機能的な歩行が阻害される．術後の筋力増強は，正しいアライメントで実施することを常に考慮しなければならない．

### 2）歩幅の減少と筋力増強

術前の歩行では，イニシャルコンタクトでの衝撃を小さくするために歩幅の減少が認められる．歩幅の減少は，イニシャルコンタクトでの床面に対する足関節背屈角を減少させ，これによりヒールロッカー機能が不十分となり，イニシャルコンタクトからローディングレスポンスにかけての前脛骨筋の収縮が減少する（図6）．この歩行がパターン化することで前脛骨筋の筋力低下が生じ，術後も残存することがある．したがって，術後における前脛骨筋の筋力増強が必要となる．

正常歩行では，ターミナルスタンスにおいて下腿三頭筋の遠心性収縮により下腿前傾が制動される．その後も下腿三頭筋の収縮が継続することで，踵離れが効率的になされる．しかし，歩幅の減少に伴い下腿前傾が減少し下腿三頭筋の収縮も減少するため，結果として筋力低下が生じることがある（図7）．これにより，術後に歩幅の増大が認められたとしても下腿前傾の制動や効率的な踵離れがなされず，機能的な歩行が阻害される．したがって，術後は足関節底屈位での下腿三頭筋の筋力増強や，下腿前傾に伴う遠心性収縮などを行う必要がある．また歩行の蹴り出しでは足趾屈筋が重要な役割を担うため，足趾屈筋の筋力増強を行う必要がある．

イニシャルコンタクトでは，通常，外部股関節屈曲モーメントが発生し大殿筋の筋収縮が生じるが，歩幅の減少により外部股関節屈曲モーメントが減少し，大殿筋の収縮も減少する（図6）．これがパターン化することで大殿筋の筋力低下が生じ，術後も残存していることがある．したがって，術後における大殿筋の筋力増強が重要となる．

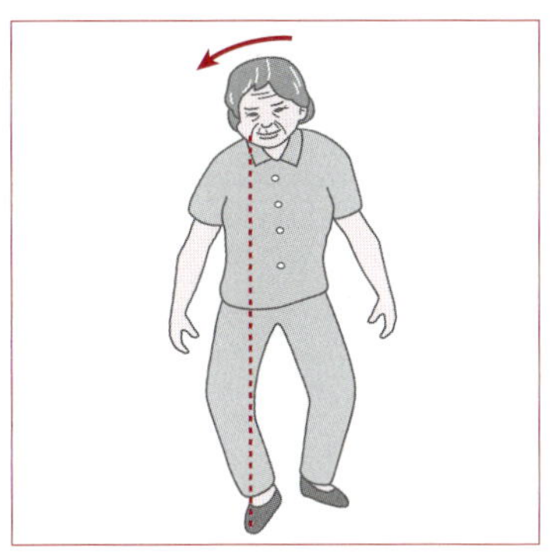

図5　Duchenne 徴候
歩行では立脚側への体幹側屈が生じる．これにより，レバーアームを短くし，外部膝関節内反モーメントを減少させる．この歩行では，股関節外転筋の収縮が減少する．

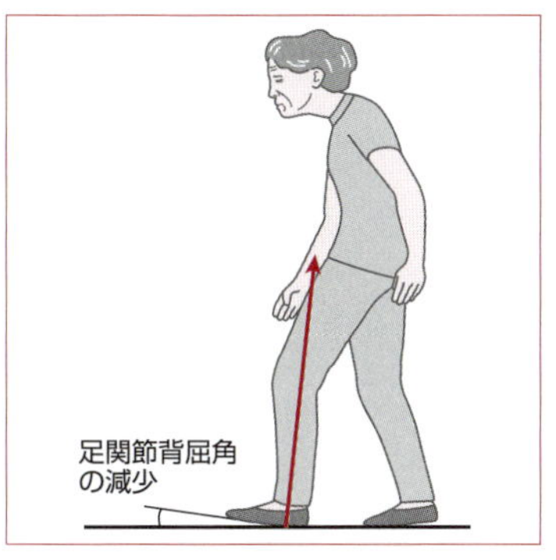


図6　イニシャルコンタクトにおける歩幅減少の影響
歩幅の減少により足関節背屈角が減少し，ヒールロッカー機能が不十分となり前脛骨筋の収縮が減少する．また，外部股関節屈曲モーメントが減少し，大殿筋の収縮が減少する．

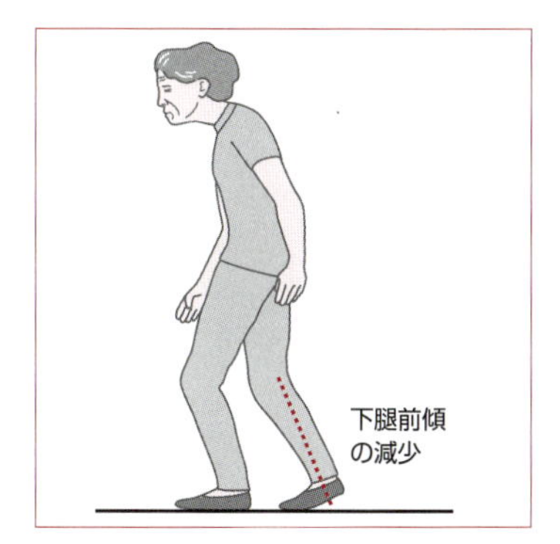


図7　ターミナルスタンスにおける歩幅減少の影響
歩幅の減少により下腿前傾が減少し，下腿前傾の制動と踵離れに作用する下腿三頭筋の収縮が減少する．

### 3）体幹前傾と筋力増強

正常歩行では，ローディングレスポンスにおいて膝関節が屈曲する．そして，この膝関節屈曲を制動するために大腿四頭筋の遠心性収縮が生じる．膝 OA 患者において大腿四頭筋の筋力低下や遠心性収縮が十分に発揮できない症例では，体幹を前傾させて外部膝関節屈曲モーメントを減少させる（図8）．また，膝関節の屈曲が生じないように，できる限り膝関節伸展位を保持しようとする．この歩行パターンは術後も残存し機能的な歩行を阻害するため，術後の筋力増強においては大腿四頭筋の遠心性収縮を行う必要がある．

# Ⅲ 理学療法プログラムの実際

## 1 大腿四頭筋に対する筋力増強

大腿四頭筋の筋力増強は，内側広筋の収縮を確認しながら行う．術後早期から patella setting や下肢伸展挙上（SLR）を行い，筋収縮の獲得を目指す．端座位でのレッグエクステンションも行うが，このとき膝の内側にボールを挟むことで内側広筋の収縮が得られやすい（図9）．また，股関節外転・外旋位でレッグエクステンションを行うことで，内側広筋の収縮が得られやすい（図10）[8]．膝関節屈曲角による筋力発揮能力に差異が生じていることを念頭に置き，屈曲角ごとに負荷量を調節しながら膝伸展抵抗運動を行う．十分な筋収縮が得られない場合は，腹臥位にて重力を利用した膝伸展運動が有効である（図11）．

ゴムバンドを用いたレッグプレスは，立位にて踵にゴムバンドをかけ，踵を床に押しつけるように力を入れる．ただし，このとき足部の外転や回外などが生じないように注意する（図12）．腹臥位での膝伸展運動も大腿四頭筋の収縮を得るのに有効であるが，足部外側での支持にならないように注意する（図13）．これらの運動において十分な膝伸展が得られなければ，自動介助運動にて実施する．大腿四頭筋の遠心性収縮も行い，可動範囲や速度，負荷量を適宜調節しながら実施する（図14）．

立ち上がり動作を利用した大腿四頭筋の筋力増

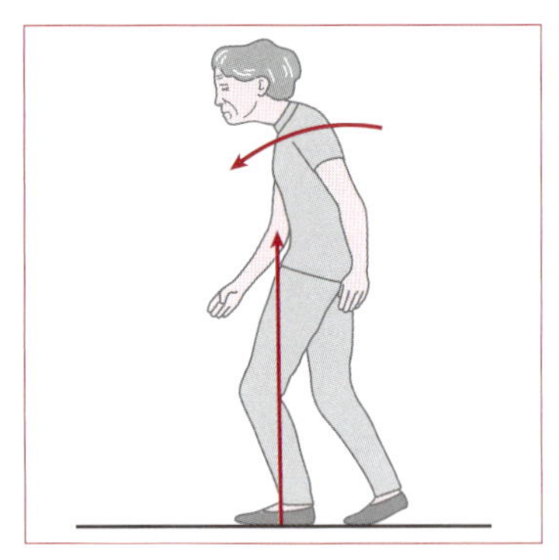

**図8　ローディングレスポンスにおける体幹前傾の影響**

体幹を前傾させることで外部膝関節屈曲モーメントが減少し，大腿四頭筋の収縮が抑制される．

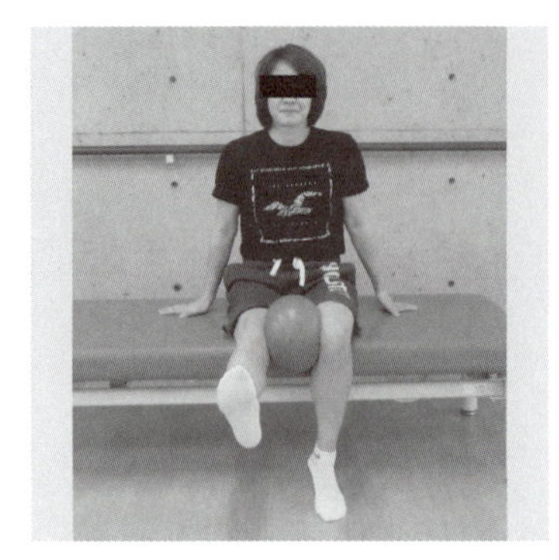

**図9　大腿四頭筋に対する筋力増強①**

レッグエクステンションでは，膝の内側でボールを挟むことで内側広筋の収縮が得られやすい．

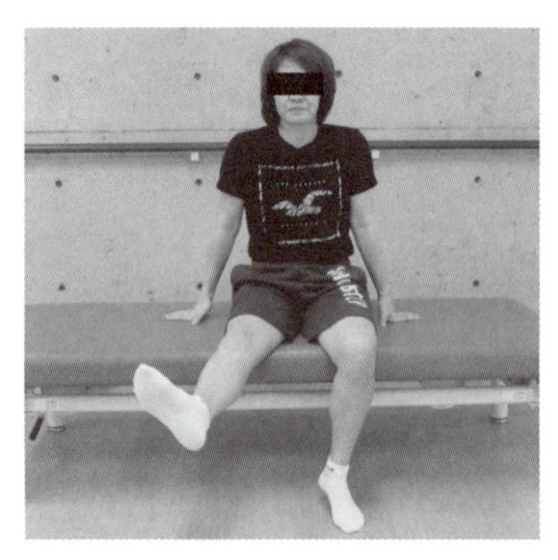

**図10　大腿四頭筋に対する筋力増強②**

股関節外転・外旋位でのレッグエクステンションでは内側広筋の収縮が得られやすい．

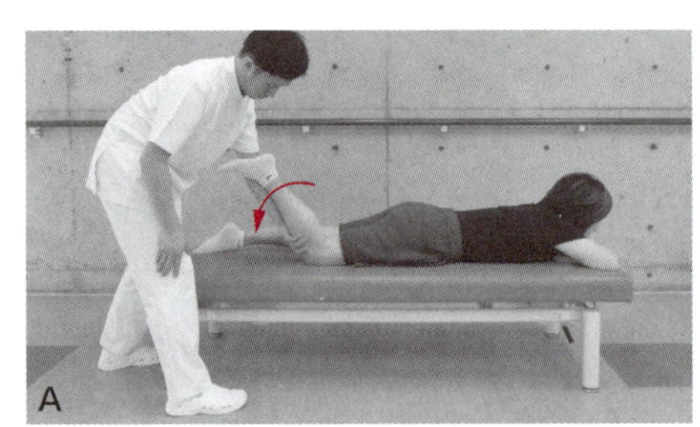


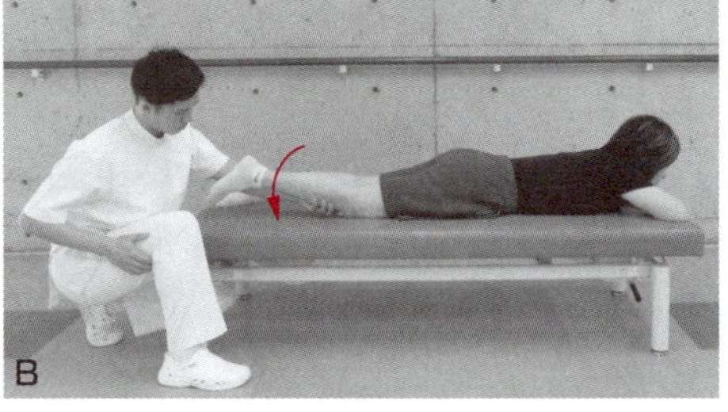


**図11　大腿四頭筋に対する筋力増強③**

A：膝屈曲位での膝伸展抵抗運動，B：膝伸展位付近での膝伸展抵抗運動
膝関節の屈曲角を変化させて膝伸展抵抗運動を行う．腹臥位にて重力を利用することで膝伸展運動が行いやすくなる．

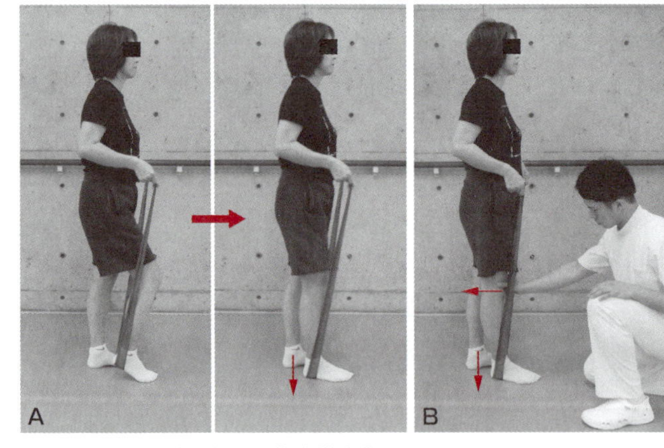


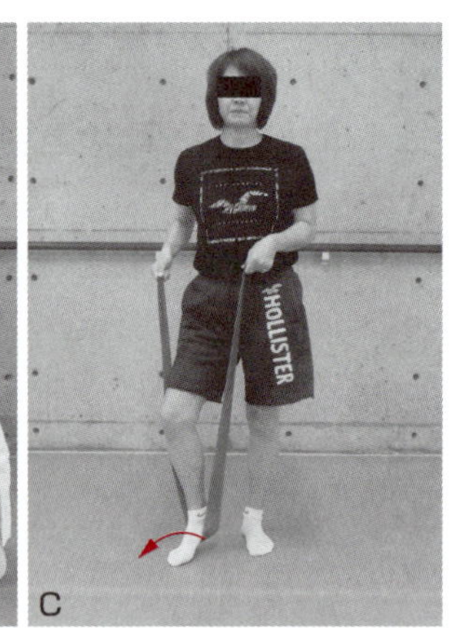


**図12　大腿四頭筋に対する筋力増強④**

A：ゴムバンドを用いたレッグプレス，B：自動介助運動，C：不良肢位
ゴムバンドを用いたレッグプレスは，立位にて踵にゴムバンドをかけ，踵を床に押しつける．最終域での膝伸展が不十分であれば自動介助運動を行う．このとき，足部の外転や回外などが生じないように注意する．

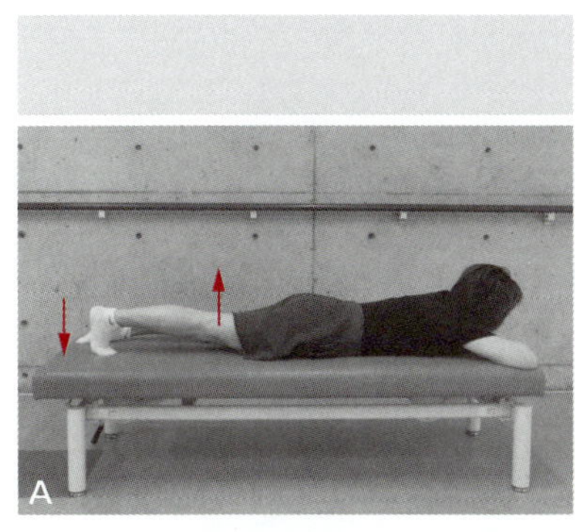


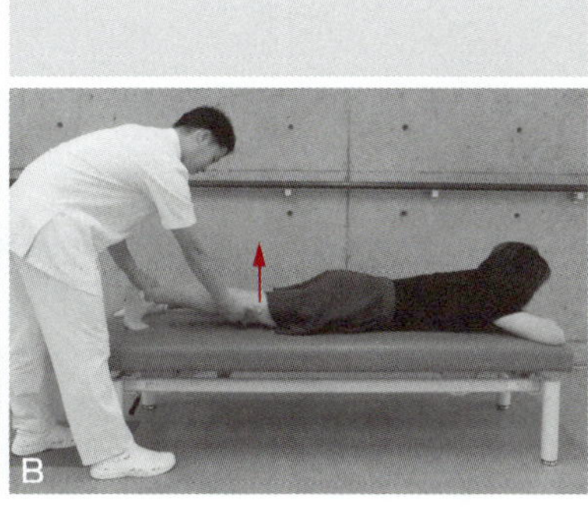


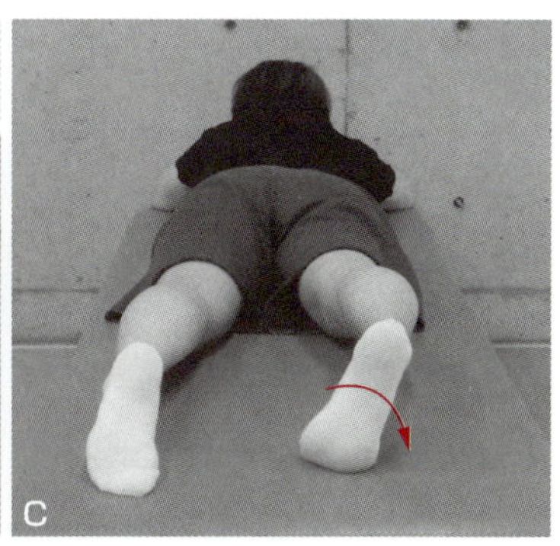


**図13　大腿四頭筋に対する筋力増強⑤**

A：腹臥位での膝伸展運動，B：自動介助運動，C：不良肢位
腹臥位での膝伸展運動において，最終域での膝伸展が不十分であれば自動介助運動を行う．このとき，足部外側での支持にならないように注意する．

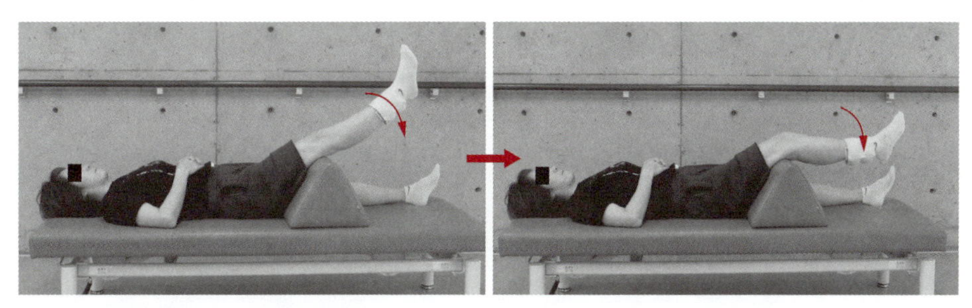

**図14　大腿四頭筋に対する筋力増強⑥**

大腿四頭筋の遠心性収縮を行う．可動範囲や速度，負荷量を調節しながら実施する．

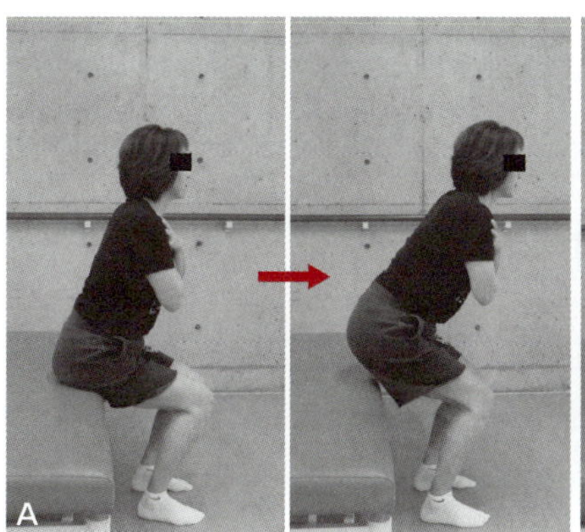


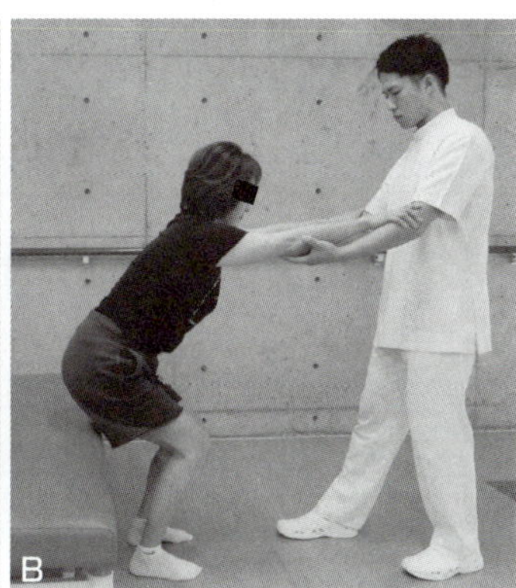


**図15　大腿四頭筋に対する筋力増強⑦**

A：立ち上がり動作（離殿）
B：姿勢やタイミングの誘導
離殿時の大腿四頭筋の収縮を促す．同時に，脊柱伸筋と股関節伸筋の収縮も得る．筋収縮が得られやすいように離殿時の姿勢やタイミングを誘導する．

強を行う．このとき，立ち上がることが目的ではなく，離殿時の筋収縮を得ることが重要である．また，同時に脊柱伸筋と股関節伸筋の収縮も得る．筋収縮が得られやすいように離殿時の姿勢やタイミングを誘導することが重要である（**図15**）．立位からの着座による遠心性収縮も行う．段差昇降を利用した大腿四頭筋の筋力増強では，後方重心や体幹側屈などが生じないように手すりなどを用いて体幹と下肢のアライメントをコントロールしながら行う（**図16**）．

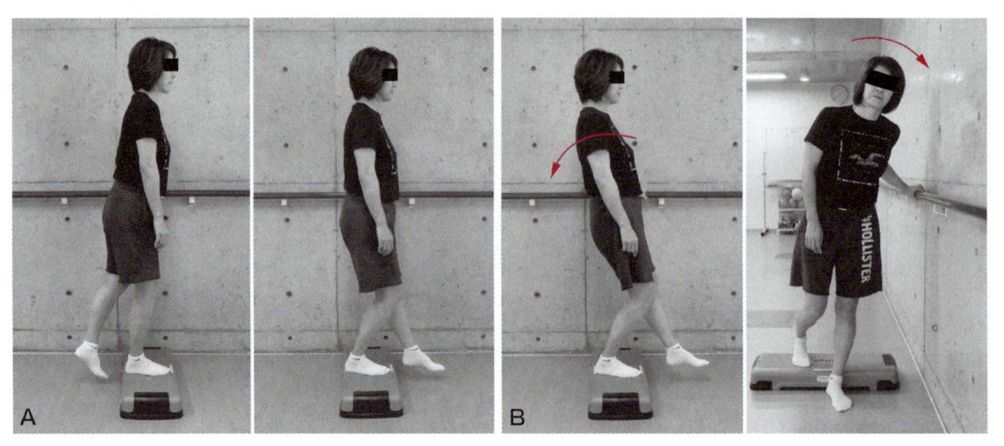


**図16　大腿四頭筋に対する筋力増強⑧**
A：段差昇降，B：不良肢位
段差昇降を利用した大腿四頭筋の筋力増強では，後方重心や体幹側屈などが生じないように体幹と下肢のアライメントをコントロールしながら行う.

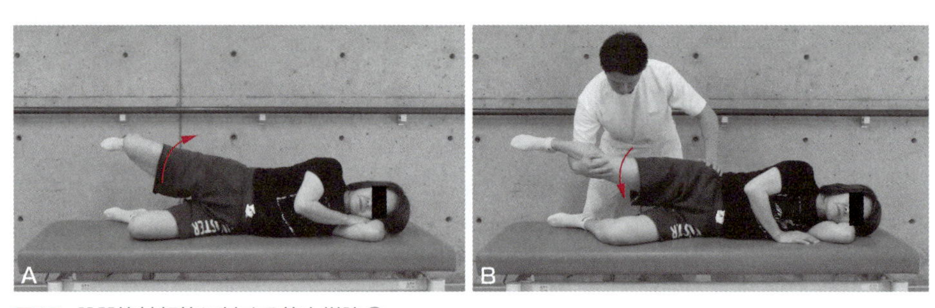


**図17　股関節外転筋に対する筋力増強①**
A：求心性収縮，B：遠心性収縮
膝関節の屈曲角を変化させることで負荷量を調節することができる．求心性収縮と遠心性収縮を行う．遠心性収縮では下肢の急激な落下が生じないように注意しながら行う.

## 2 股関節周囲筋に対する筋力増強

### 1）股関節外転筋に対する筋力増強

ゴムバンドを用いた股関節外転の抵抗運動や，側臥位での股関節外転運動を行う．このとき，股関節屈曲位や外旋位にならないように注意する．側臥位での股関節外転運動では，膝関節の屈曲角を変化させることで負荷量を調節することができる．また，股関節外転位からの内転運動による遠心性収縮も行う（図17）．サイドブリッジは股関節外転筋と体幹筋の同時収縮を得るのに有効な手段である．上肢支持が困難な場合は，体幹と膝で支持したサイドブリッジを行う．このとき，骨盤を高く挙上することが目的ではなく，股関節外転筋の収縮を確認しながら行うことが重要である（図18）．片脚立位での骨盤の側方挙上も行うが，骨盤の側方偏位や足底外側での荷重にならないように注意する（図19）.

### 2）股関節内転・内旋筋に対する筋力増強

背臥位や端座位にてボールの挟み込み運動を行うが，このとき下腿の外傾や足底外側での荷重にならないように注意する（図20）．側臥位での股関節内転運動（図21）や，片脚立位にて遊脚肢にゴムバンドを巻き股関節内転の抵抗運動を行う．このとき，体幹の側屈などが生じないように注意する（図22）．両脚立位では股関節内転・内旋筋の収縮を意識し，また片脚立位では内転・内旋筋

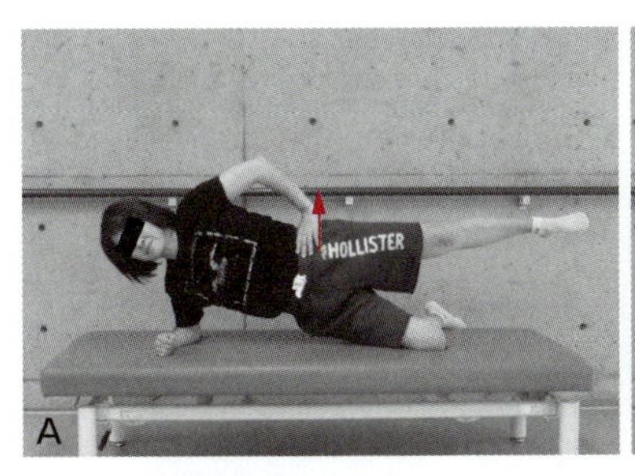

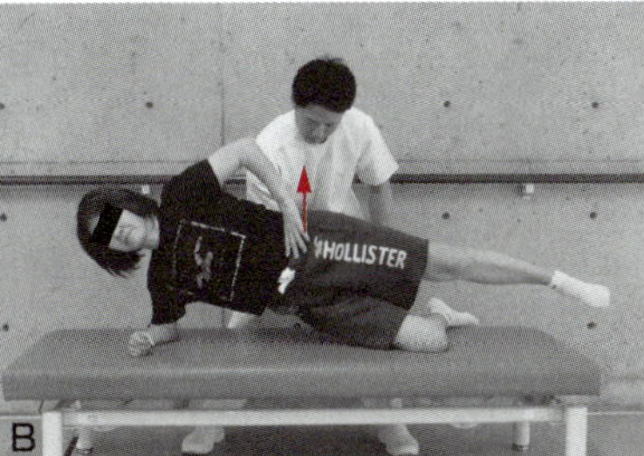

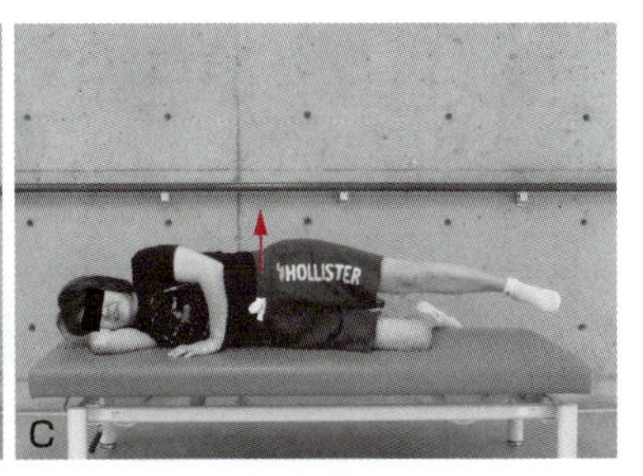


**図18　股関節外転筋に対する筋力増強②**

A：サイドブリッジ，B：サイドブリッジ（自動介助運動），C：体幹と膝での支持
サイドブリッジでは股関節外転筋と体幹筋の同時収縮が得られる．骨盤の挙上が不十分であれば自動介助運動を行う．上肢支持が困難であれば体幹と膝で支持する．

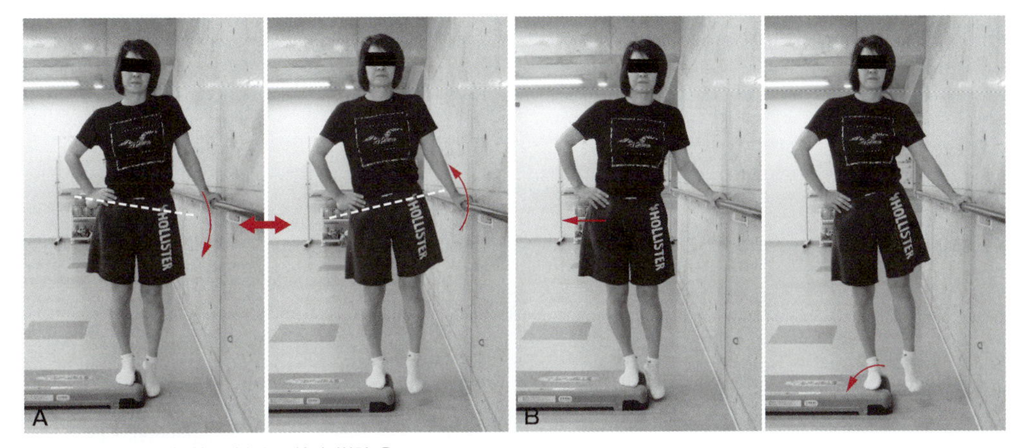


**図19　股関節外転筋に対する筋力増強③**

A：骨盤の側方挙上運動，B：不良肢位
片脚立位にて骨盤の側方挙上を行い，立脚側の股関節外転筋の筋力増強を図る．このとき，骨盤の側方偏位や足底外側での荷重にならないように注意する．

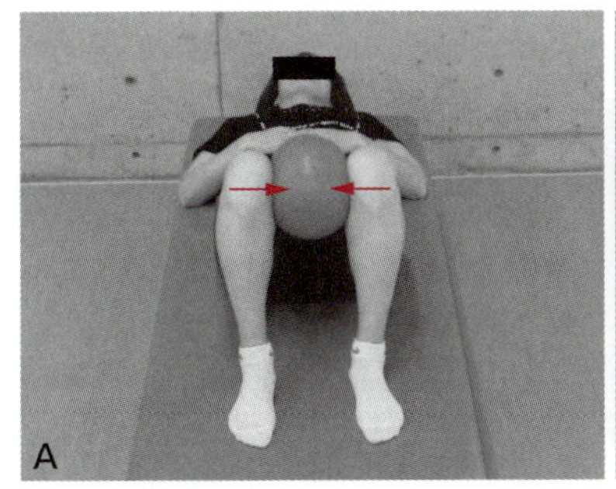

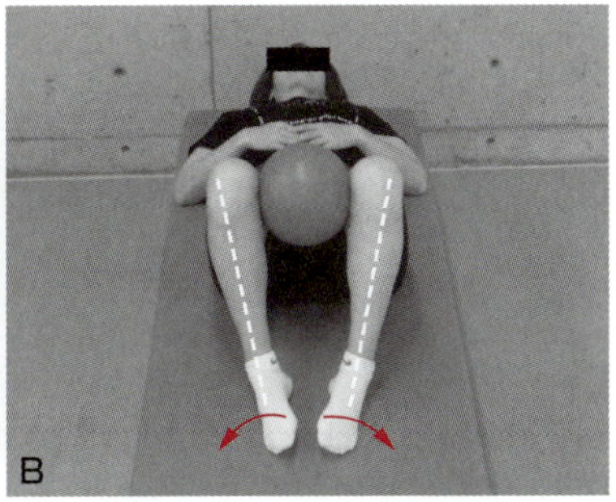


**図20　股関節内転・内旋筋に対する筋力増強①**

A：ボールの挟み込み運動
B：不良肢位
ボールの挟み込み運動にて股関節内転筋の筋力増強を図る．このとき，下腿の外傾や足底外側での荷重が生じないように注意する．

を収縮させながら体幹直立位と骨盤水平位を保持することで，股関節内転・内旋筋と外転筋の同時収縮を得る（図23）．

### 3）股関節屈筋に対する筋力増強

端座位での骨盤前傾運動とそれに伴う腰椎前彎を引き出す（図24）．ベッドの高さを変えて実施し，最終的には立位においても骨盤前傾位を保持できるようにする．また，股関節屈曲運動を端座位や背臥位など肢位を変えて実施する．このとき，骨盤や体幹の後傾による代償が生じないように注

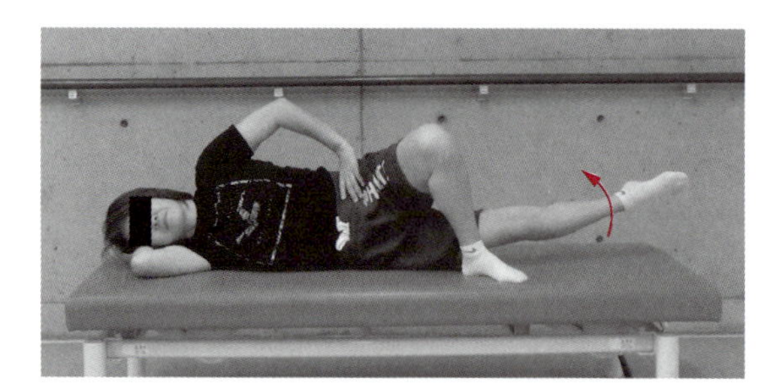

図21　股関節内転・内旋筋に対する筋力増強②

側臥位での股関節内転運動を行い，内転筋の強化を図る．

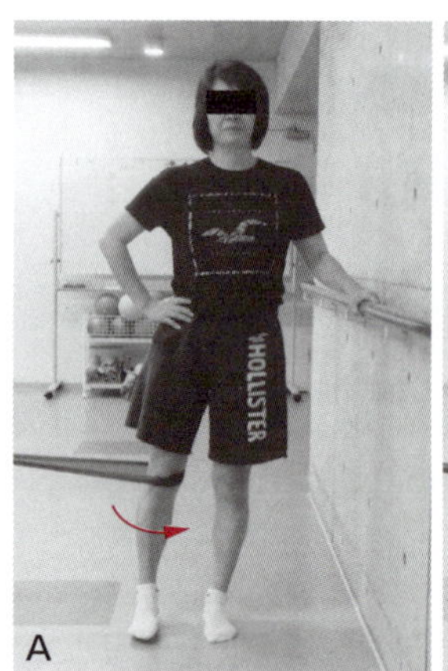

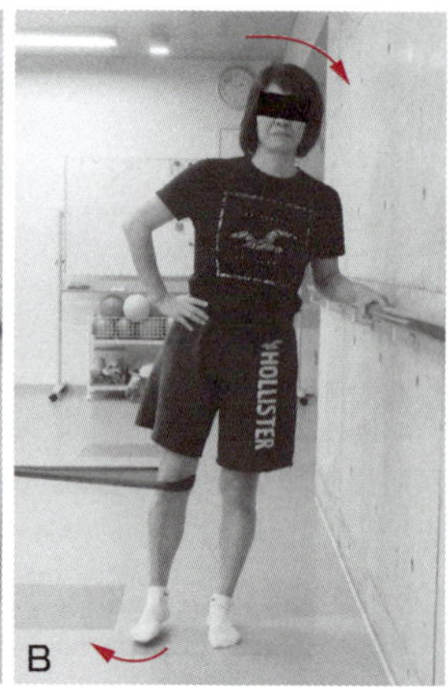


図22　股関節内転・内旋筋に対する筋力増強③

A：ゴムバンドを用いた股関節内転運動，B：不良肢位

ゴムバンドを用いた股関節内転運動を行い，内転筋の強化を図る．このとき，体幹の側屈や股関節の外旋が生じないように注意する．

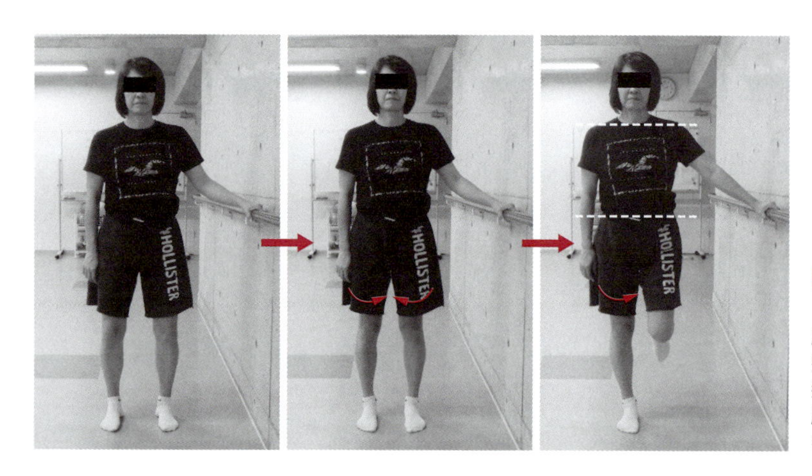

図23　股関節内転・内旋筋に対する筋力増強④

股関節内転・内旋筋を収縮させた立位姿勢を保持する．その後，体幹直立位と骨盤水平位を保持した片脚立位へと進め，股関節内転・内旋筋と外転筋の同時収縮を得る．

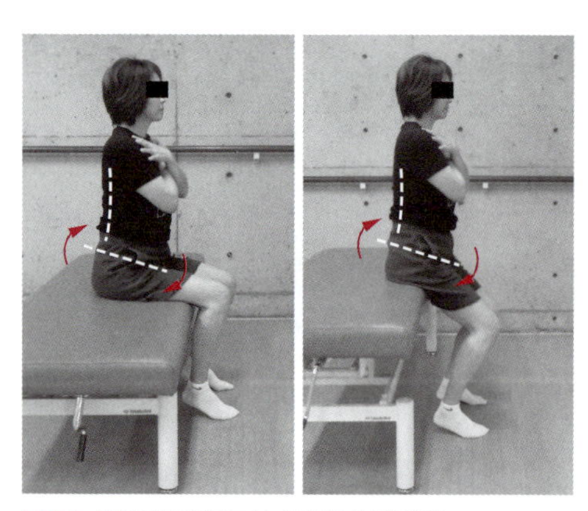

図24　股関節屈筋に対する筋力増強①

端座位での骨盤前傾運動を行う．ベッドの高さを変えて実施する．このとき，骨盤の前傾に伴う腰椎の前彎を引き出す．

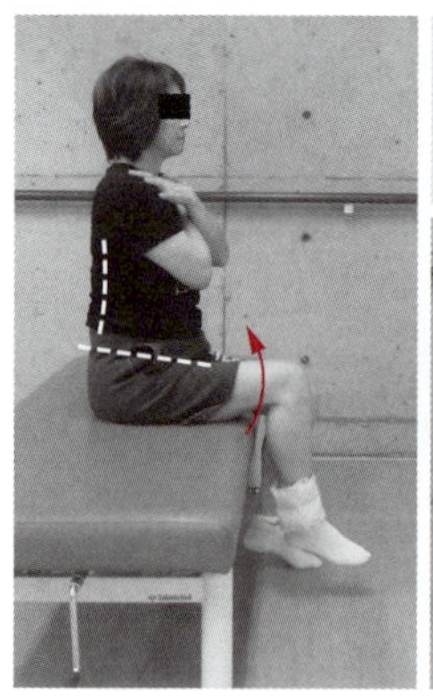

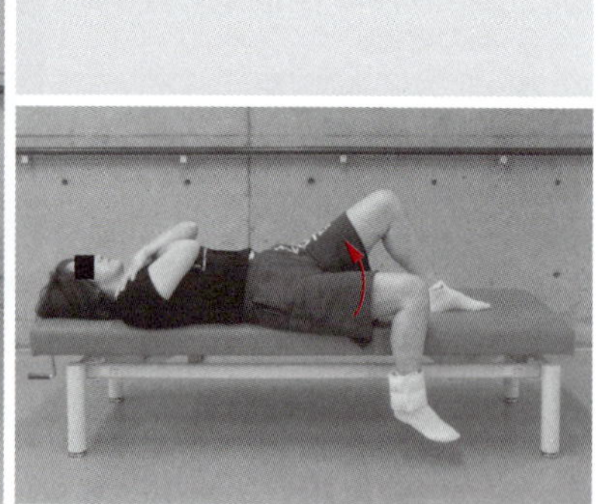

図25　股関節屈筋に対する筋力増強②

端座位や背臥位にて股関節屈曲運動を行う．骨盤後傾や体幹後傾による代償が出ないように注意する．

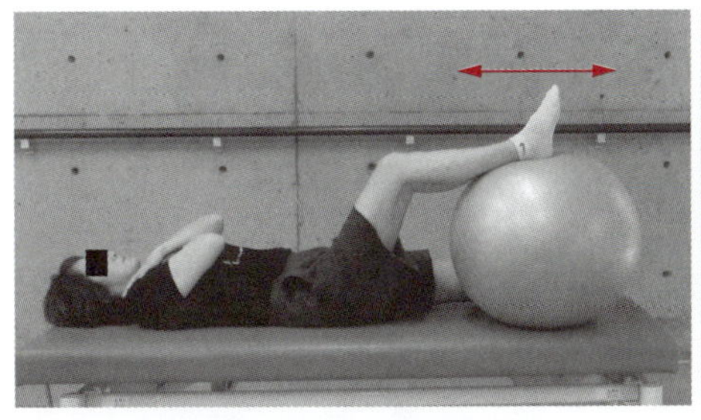
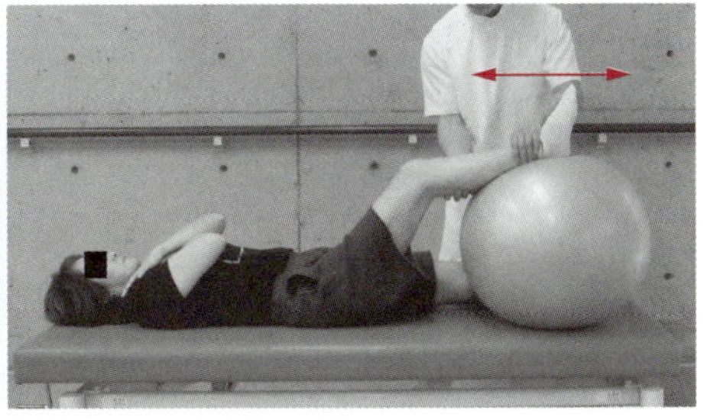

**図26 股関節屈筋に対する筋力増強③**
バルーンを上下へ転がし股関節周囲筋の協調的な収縮を促す．上手くできないときは介助下にて実施する．

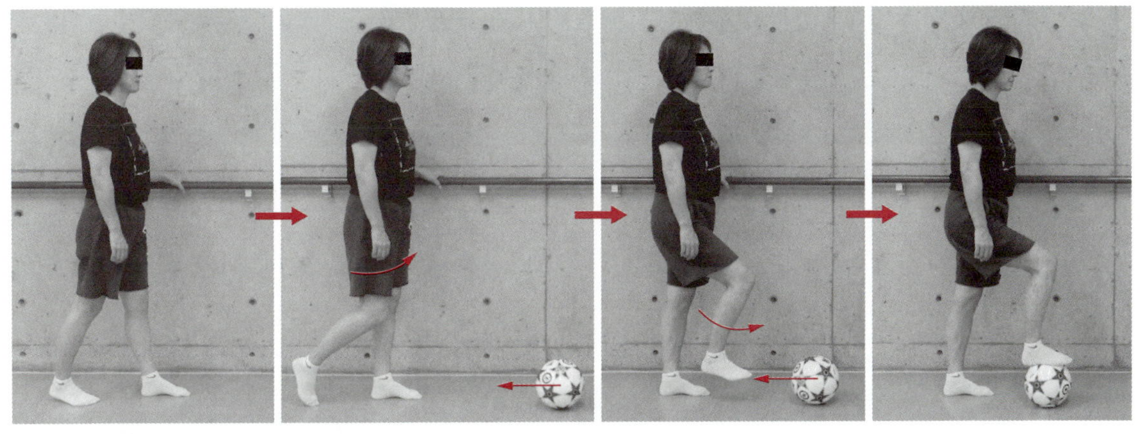

**図27 股関節屈筋に対する筋力増強④**
前方から転がってきたボールを足底で止める．股関節屈筋をはじめとする下肢筋の協調的な収縮を促す．このとき，殿部の後退などが生じないように注意する．

意する（図25）．背臥位にてバルーンの上に足を置き上下へ転がす運動では，股関節周囲筋の協調的な収縮を促す（図26）．

また，立位にて片側の足底でボールを前後に転がしたり，前方から転がってきたボールを足底で止めたりすることで，股関節屈筋をはじめとする下肢筋の協調的な収縮を得る．このとき，下肢・体幹アライメントに十分に注意して実施する（図27）．

#### 4）股関節伸筋に対する筋力増強

股関節の屈曲角を変化させて股関節伸筋の筋力増強を図る．ブリッジ運動が一般的に行われるが，足底外側での支持にならないように注意する．膝関節角を減少させるとハムストリングスの収縮を促すことができるが，ハムストリングスが過緊張である場合は注意が必要である．片脚支持にて実施する際は，骨盤の後退や体幹の回旋が生じないように注意する．また，足底面にバランスボードを置くなど，不安定な状況下においても実施する（図28）．股関節伸展運動では伸展域において股関節伸筋の収縮を促すことが重要である．このとき腰椎伸展や回旋による代償が生じないように注意する（図29）．

## 3 下腿・足部周囲筋に対する筋力増強

#### 1）下腿三頭筋に対する筋力増強

まずは端座位でのカーフレイズから実施し，その後立位へと進める．このとき足底外側での荷重

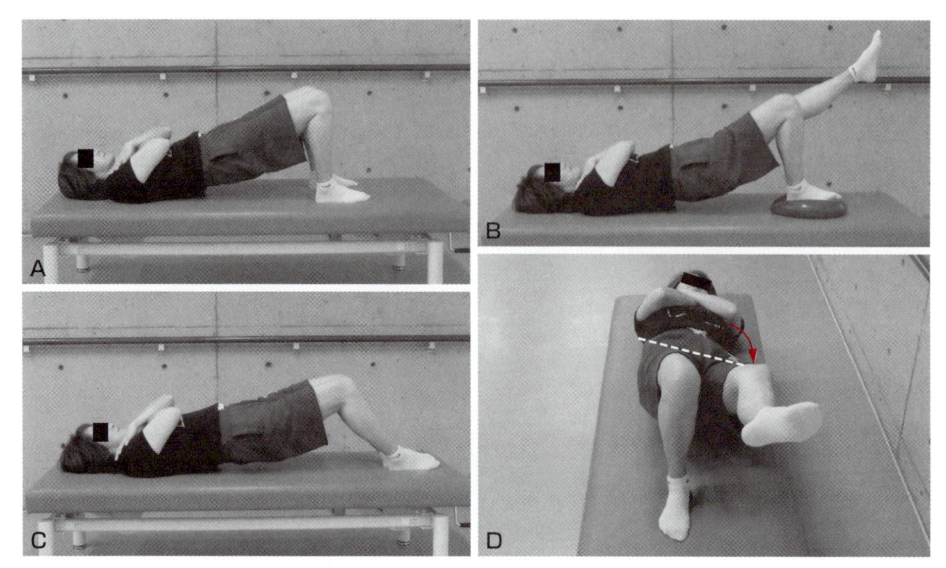


図28　股関節伸筋に対する筋力増強①

A：両脚ブリッジ.
B：バランスボードを用いた片脚ブリッジ.
C：膝関節の角度を小さくするとハムストリングスの収縮が増大する．ただし，ハムストリングスの筋緊張が高い場合はAの方法で実施する.
D：ブリッジ時の骨盤の後退や体幹の回旋が生じないように注意する.

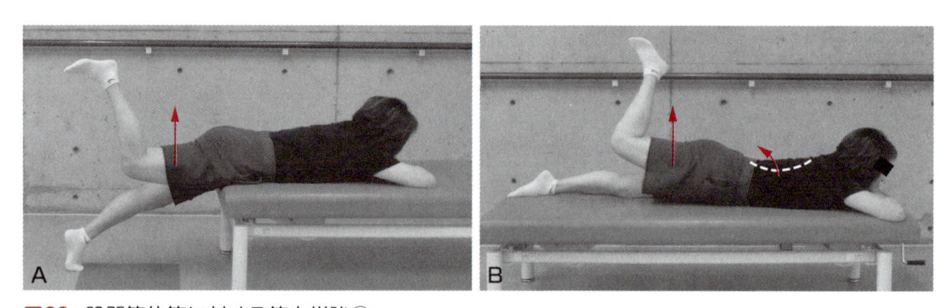


図29　股関節伸筋に対する筋力増強②

A：股関節伸展運動，B：不良肢位
股関節伸展運動では股関節伸展域での収縮を促すことが重要である．このとき，腰椎伸展や体幹回旋による代償が生じないように注意する.

や下腿の外傾，足部内転などが生じないように注意する（図30，31）．足関節底屈位からの背屈運動による遠心性収縮も行う．また，ミッドスタンスからターミナルスタンスにおいて，下腿三頭筋の収縮による下腿前傾の制動と踵離れを促す（図32）.

### 2）前脛骨筋に対する筋力増強

足関節背屈の抵抗運動を行う．立位での背屈－底屈の反復運動も行うが，運動中の重心移動を誘導し，殿部の後退や足底外側での荷重が生じないように注意する（図33）.

### 3）足趾屈筋や足底内在筋に対する筋力増強

タオルギャザーを行うが，足部内転などの代償が生じないように注意する（図34）．負荷量が大きければ代償が生じやすいため，負荷量を調節しながら実施する．また，身体重心の前方移動により足趾屈曲を促すことができる（図35）．足趾の屈曲だけでなく，伸展，外転，内転も行う（図36）.

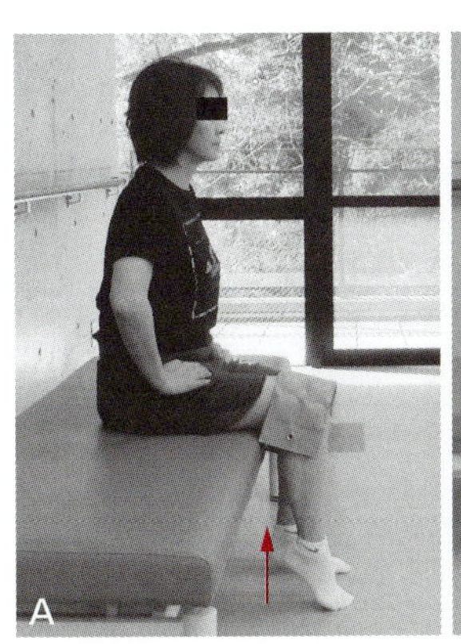


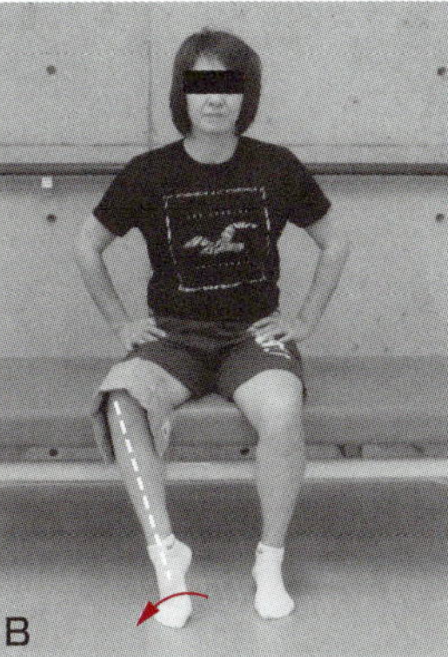


**図30　下腿三頭筋に対する筋力増強①**

A：端座位でのカーフレイズ，B：不良肢位

端座位でのカーフレイズでは，下腿の外傾や足底外側での荷重にならないように注意する．遠心性収縮も行う．

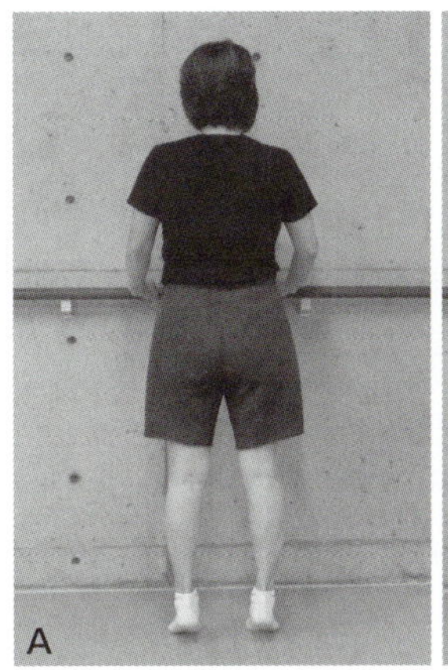


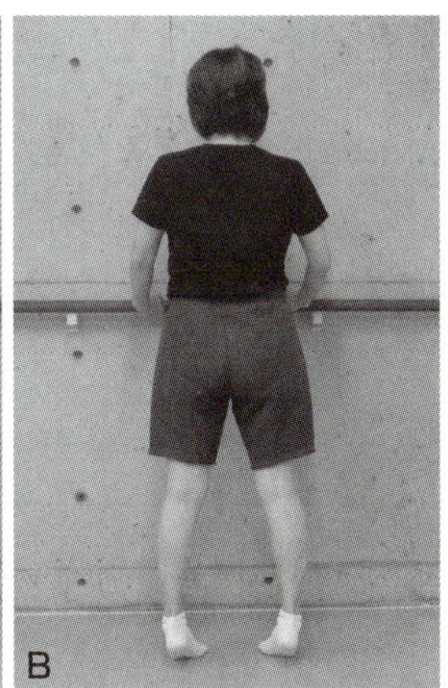


**図31　下腿三頭筋に対する筋力増強②**

A：立位でのカーフレイズ，B：不良肢位

立位でのカーフレイズでは，足底外側での荷重や足部内転が生じないように注意する．

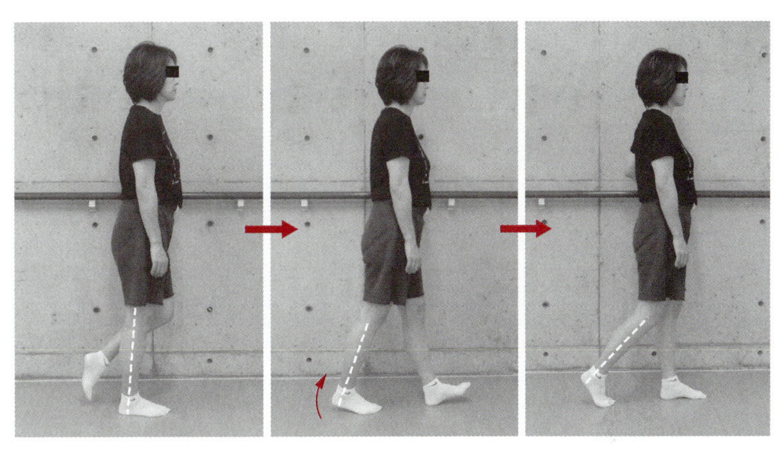

**図32　下腿三頭筋に対する筋力増強③**

ミッドスタンスからターミナルスタンスにおいて，下腿三頭筋の収縮による下腿前傾の制動と踵離れを促す．このとき，正しいアライメントで行えるように適宜誘導する．

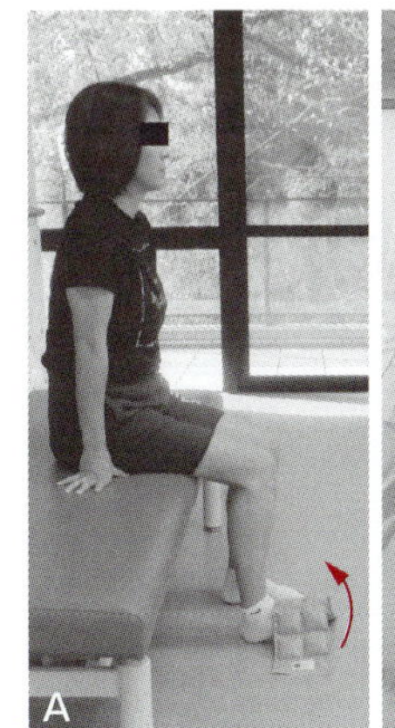


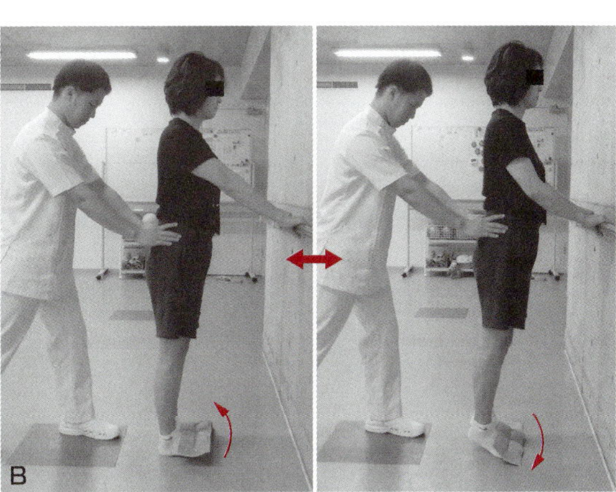


**図33　前脛骨筋に対する筋力増強**

A：端座位にて前脛骨筋の筋力増強を図る．遠心性収縮も行う．

B：立位での背屈－底屈の反復運動を行う．運動中の重心移動を誘導する．

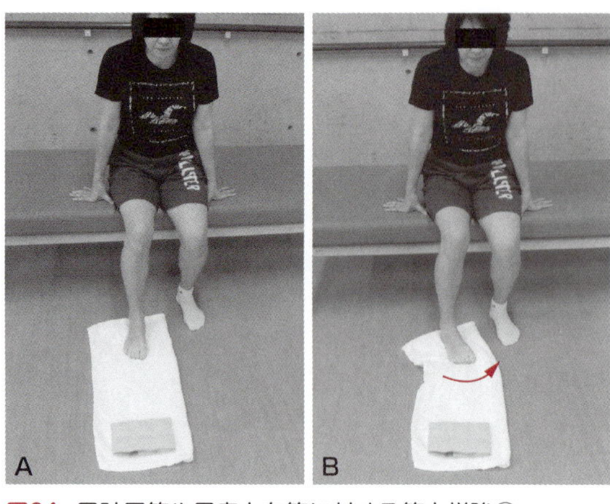


**図34　足趾屈筋や足底内在筋に対する筋力増強①**

A：タオルギャザー，B：不良肢位
タオルギャザーを行うが，このとき足部内転での代償が生じないように注意する．

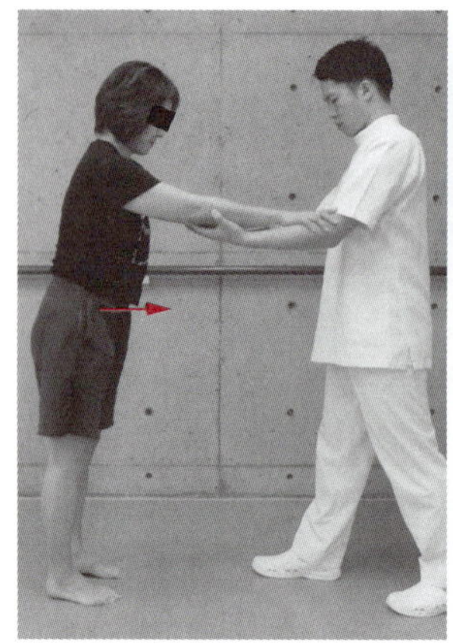

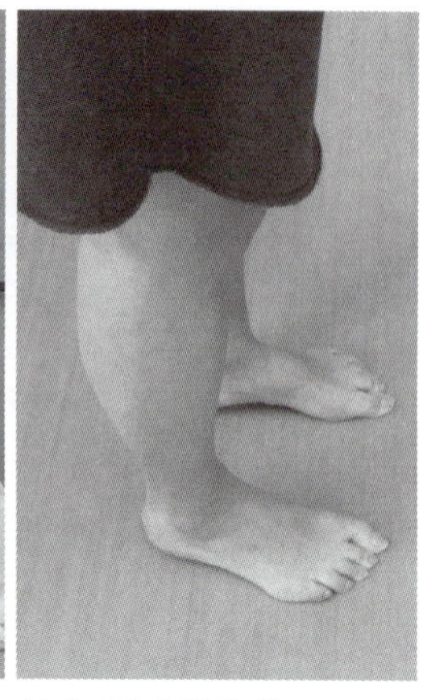

**図35　足趾屈筋や足底内在筋に対する筋力増強②**

身体重心の前方移動により足趾屈曲を促すことができる．

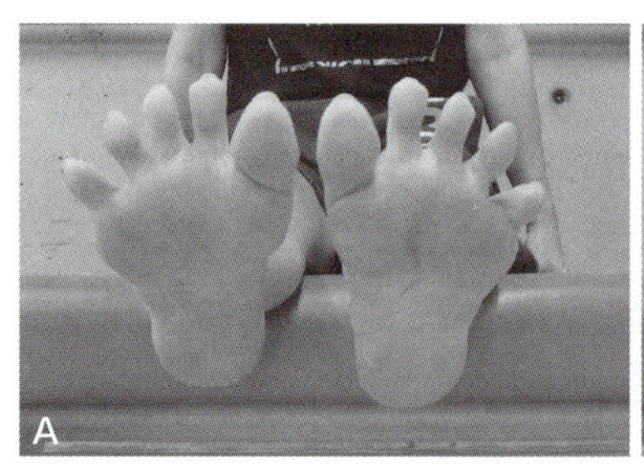


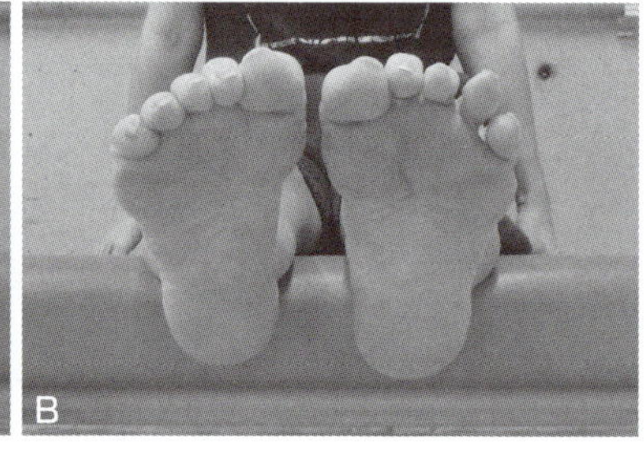


**図36　足趾屈筋や足底内在筋に対する筋力増強③**

A：足趾外転運動，B：足趾内転運動
足趾の外転や内転運動を行う．

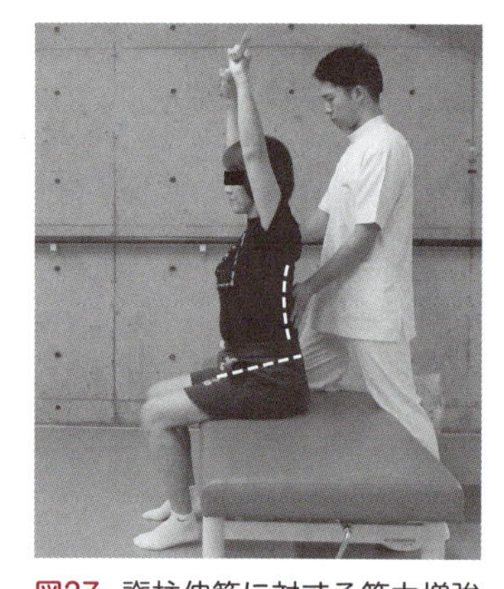

**図37　脊柱伸筋に対する筋力増強①**

上肢挙上による脊柱伸展運動を行う．このとき，体幹後傾による代償が生じないように注意する．

## 4　脊柱伸筋に対する筋力増強

姿勢改善と脊柱の分節的運動の獲得を目的に，脊柱伸筋の筋力増強を行う．端座位での上肢挙上に伴う脊柱伸展運動を行う（図37）．また，体幹を前傾位に保持することで，脊柱伸筋の収縮を促すことができる．このとき，上肢支持や動作の誘導を適宜行い，脊柱後彎が生じないようにする（図38）．端座位にて片側殿部に荷重し体幹の立ち直りを促すことで，脊柱の分節的運動を生じさせる．このとき，骨盤後傾や脊柱後彎が生じないように注意する（図39）．

### おわりに

術後の筋力増強の目的は，機能的な姿勢・動作の獲得にある．そのためには，膝 OA の病態を理解するとともに，術前のパターン化した姿勢・動作の影響を考慮することが重要である．

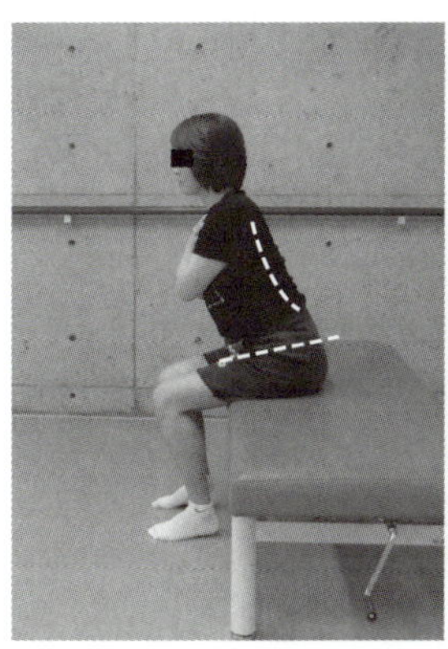
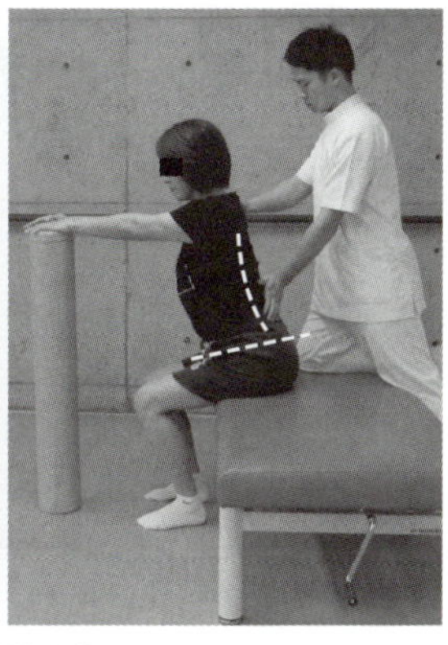

**図38　脊柱伸筋に対する筋力増強②**

体幹前傾位を保持することにより脊柱伸筋の収縮を促す．適宜，上肢支持や動作の誘導を行い，脊柱後彎などが生じないように注意する．

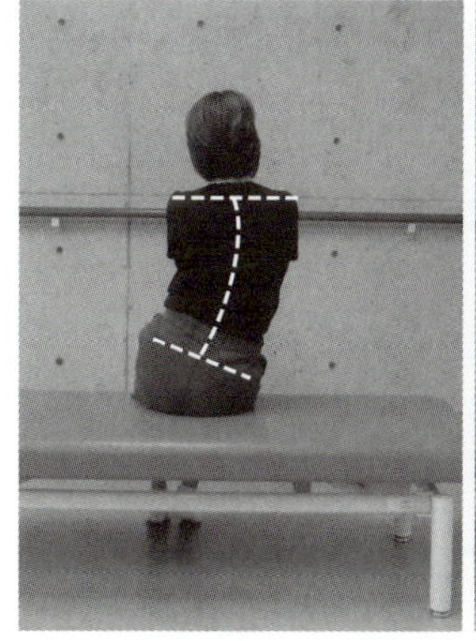
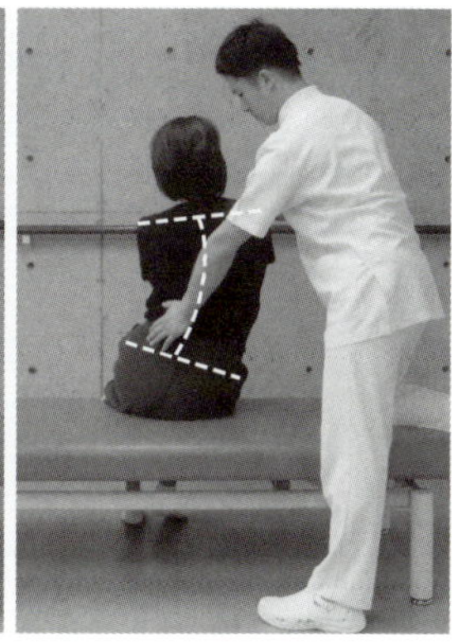

**図39　脊柱伸筋に対する筋力増強③**

骨盤前傾と脊柱伸展を保持した状態で，片側殿部への荷重により脊柱の分節的運動を促す．適宜，介助や動作の誘導を行う．

## 文献


1）Knecht S et al：A review on the mechanical quality of articular cartilage：implications for the diagnosis of osteoarthritis. Clin Biomech 21：999-1012, 2006
2）大森　豪ほか：変形性膝関節症の発症・進行への膝周囲筋力の影響．臨スポーツ医 28：603-606，2011
3）Ikeda S et al：Age-related quadriceps-dominant muscle atrophy and incident radiographic knee osteoarthritis. J Orthop Sci 10：121-126, 2005
4）Kennedy JC et al：Nerve supply of the human knee and its functional importance. Am J Sports Med 10：329-335, 1982
5）鈴木信正：日本人における姿勢の測定と分類に関する研究―その加令変化について―．日整会誌 52：471-492，1978
6）西川智彦ほか：内側型変形性膝関節症における歩行時 lateral thrust と内側広筋，外側広筋の筋活動動態との関係．理学療法科学 24：517-521，2009
7）Chang A et al：Hip abduction moment and protection against medial tibiofemoral osteoarthritis progression. Arthritis Rheum 52：3515-3519, 2005
8）根地嶋誠ほか：膝関節伸展位等尺性収縮時の股関節肢位と内側広筋筋活動．理学療法学 31：359-363，2004

# 膝OA患者の術前・術後の歩容改善をねらう

橋本 雅至

## 歩容改善のための着眼点

- 左右の体重移動は体幹機能で行う．
- 体幹から下肢，足部へと力が伝達して前方への推進力が発揮される．

歩行動作を行ううえで大切な基本事項は，左右の体重移動と前方への推進力を発揮する機能である．これらの機能を効率良く，安定して果たすことができれば，歩容もより実用的なものとなりうる．

## I 左右の体重移動

### 1 左右の体重移動を体幹と股関節を中心に行う一般的な戦略

#### 1）体幹の同側への側屈や側方傾斜による体重移動

カウンターウエイトといわれる体幹の重量を利用した体重移動である（図1）．

**利点** 股関節外側の支持力（股関節外転筋力）を少なくすることができる．

**欠点** 左右に体を移動する際，体幹の重量を常に左右に大きく移動する必要がある．これを体幹の同側への側屈もしくは側方傾斜で行うが，体幹の左右の動揺が大きく，視野が斜めになると不安定になる．また，この動揺を制御するためにさらなる筋活動が必要となり，これらの腰椎周囲筋の過活動や過負荷は同筋の疲労を招き，筋膜性腰痛の原因にもなりうる．

#### 2）体幹正中位における骨盤での左右移動による体重移動

カウンターアクティビティーといわれる主に筋力による制御であり，体幹，股関節周囲の協調性のある筋活動を利用する（図2）．

**利点** 骨盤での最小限の側方移動により体重を左右に移動させることができ，体幹や視野が傾かない．

**欠点** 股関節の内転と外転の協調性のある運動が必要であり，骨盤を土台とした体幹の制御（立ち直り運動）が必要である．

荷重側の足底面外側での荷重が必要であり，体幹は正中位を保持して同側のほうを上方に押し上げるような体重支持が要求される．これには体幹の安定性と下部体幹の固定性との良好な関係と，扁平足や過回内足では困難となる足底面外側での体重支持の可否が問題となる．

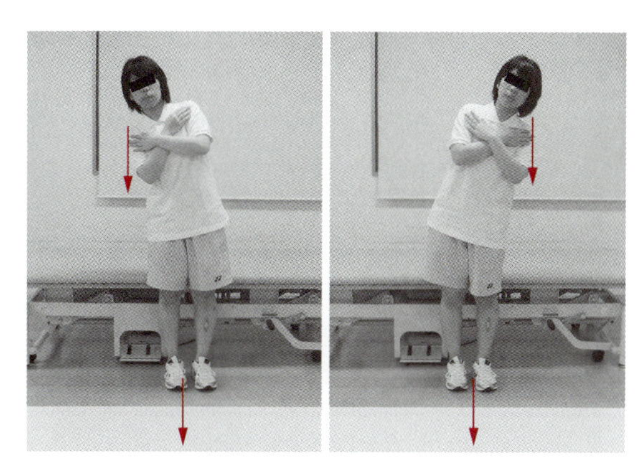

**図1　立位での側方体重移動（カウンターウエイト）**
体幹を側屈または側方傾斜すると視野も傾斜する．また，足底外側部での体重支持が不十分となる．

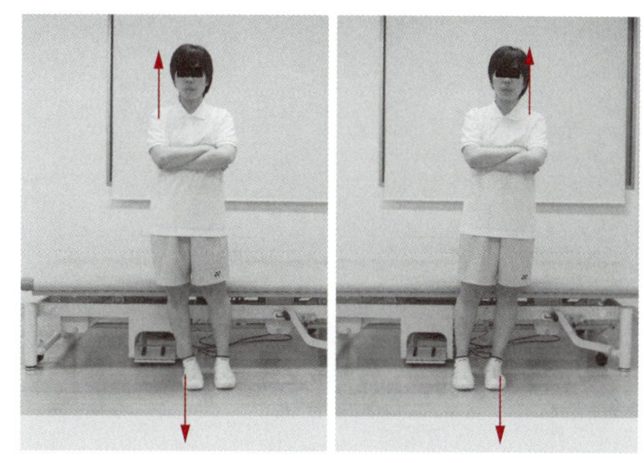

**図2　立位での側方体重移動（カウンターアクティビティー）**
体幹を正中位で保持すると足底外側部での体重支持が得られる．

## 2 膝OA患者の歩行時における左右への体重移動と膝関節

膝関節の中心点と重心線との関係に着目する．一般に重心線が膝関節の中心点の内側を通ると内側関節裂隙に荷重が集中する．その関係を調整するために膝関節自体ができることは何かを考えてみる．

### 1）膝関節の外反（knee-in）

荷重した状態での膝関節伸展位（締まりの肢位）では外反偏位は困難である．膝関節軽度屈曲位なら関節が緩みの肢位となり，外反運動が可能となる．しかし，荷重位では緩みの肢位にある膝関節の不安定性が高まることが予想される．実際，変形性膝関節症（knee osteoarthritis：膝OA）患者の歩行を観察してみると，膝関節軽度屈曲位はよくみられる現象の1つであり，これに伴って股関節も軽度屈曲位になることが多い．

### 2）体幹が行う調整機能（図3）

体幹を同側へ側屈もしくは側方傾斜させると，重心位置が前額面上を移動する．つまり，体幹の重量を荷重側に移動させることで体幹の重心（重量）を移動することができ，膝関節と重心線の位置関係を調整することができる．しかし，この調整は先述したように体幹の動揺を招き，膝関節との位置関係の調整がむずかしくなることが予測される．

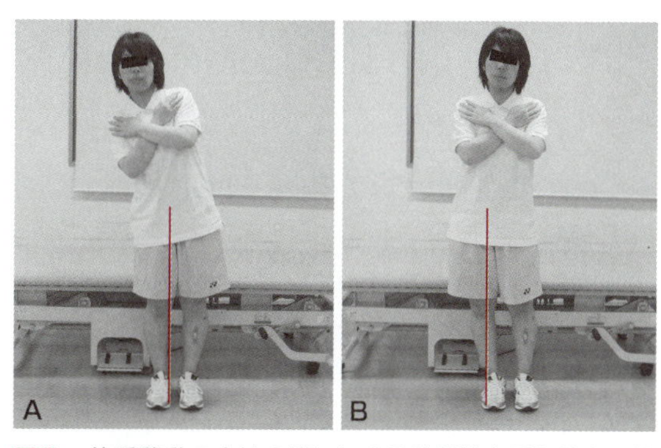


**図3　体重移動の方法の違いによる膝関節と重心線との位置関係**
A：体幹を側方傾斜し，足底内側で支持すると重心線は膝関節の中心点の内側を通る．
B：骨盤で移動し，足底外側で支持すると重心線は膝関節の中心点近くに位置する．

骨盤の側方移動と反対側への体幹軽度側屈による体幹の立ち直り運動では，荷重が体幹，骨盤から下肢を伝わって足底面で荷重される．体幹の動揺が少なく，膝関節と重心線との関係を良好に保ちやすい．ただし，膝関節のアライメントが正常であることが前提であり，内反変形が進んだ膝OA患者では協調性のある筋活動はむずかしい．変形の少ない症例や人工膝関節全置換術（total knee arthroplasty：TKA）後の症例では，この骨盤での体重移動による調整方法を目標とする．

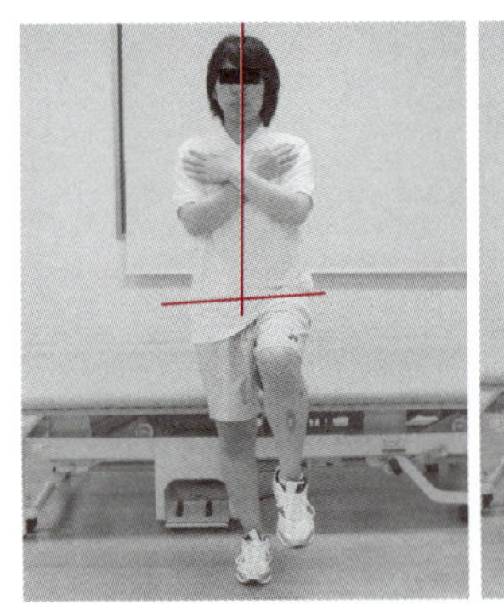

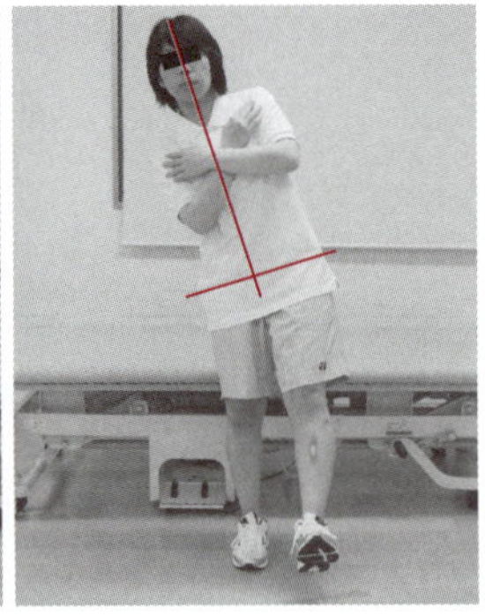

図4　体幹での代償運動

膝関節の屈曲角が減少すると骨盤の傾斜（挙上）により下肢を前方へ振り出すことになる．骨盤の傾斜はそのまま体幹の傾斜へと連鎖しやすい．

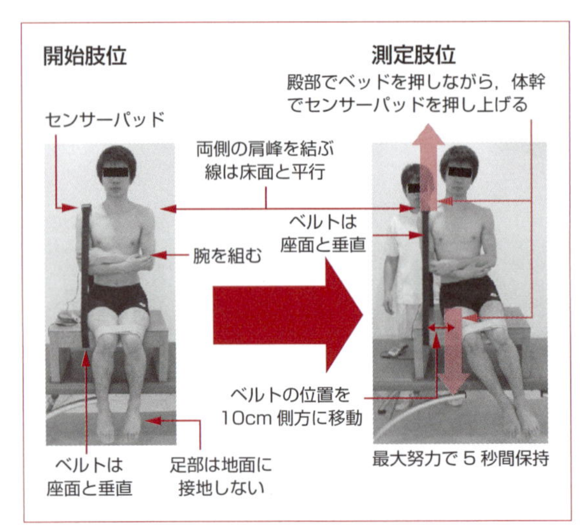


図5　体幹体重支持機能テスト（TRT）

セラピストは被検者が肩甲帯を過度に挙上しないように注意する．

## 3 手術適応のある膝 OA 患者の術前歩行

これは膝関節の変形が進み，可動性の減少している状況を想定している．

膝関節に内反変形があると側方への体重移動の際，体幹の荷重側への移動（側屈）が著明となる．これは，膝関節が伸展位で曲がらない，曲がりにくいといった可動性の低下により，荷重機能を優先して膝関節をできるだけ伸展位で保持しようとすることに関係がある．歩行時の左右の体重移動を主に体幹が担い，本来，下部体幹と下肢で行う制御に対する代償運動である（図４）．このとき，股関節周囲筋の運動制御は疎かになり，体幹での代償運動が主に行われることになる．このような動きは，長期的に継続された運動制御パターンとして習慣づけられ，下肢だけではなく，体幹にも根強く残存する．

## 4 膝 OA 患者の術後歩行

これは膝関節のアライメントが改善し，可動性も改善しつつある状況を想定している．

膝関節のアライメントは調整され，可動性とともに良好となるが，体幹に残存する荷重に関する運動制御パターンは術前のままである．この点では，術前と歩行状態が大きく変化するかは疑問である．特に体幹の同側への側屈や側方傾斜による体重移動様式が問題となる．そこで膝関節のアライメントが良好になった後，体幹を含めた左右への体重移動に関する運動様式を再教育する必要がある．体幹（下部体幹，股関節）に対するトレーニングは，術前からアプローチを開始することが望ましい．

### クリニカル・テクニック
### 体幹体重支持機能テスト（TRT）（図５）

ここで筆者の着眼点として体幹体重支持機能テスト（trunk righting test：TRT）について紹介する．

体幹の立ち直り動作を用いた測定方法である．先述したように立位における側方への体重移動の際，体幹をどのように機能させるかにより２つのパターンがあることを説明した．座位でも同じことが起こっている（図６，７）．

TKA 後の症例の歩行において，術前から残存す

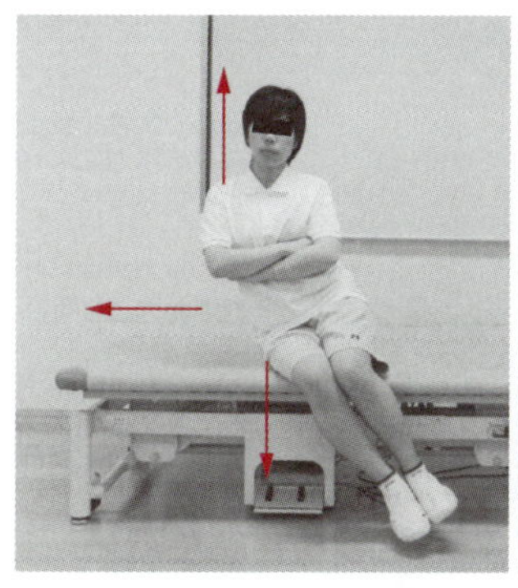
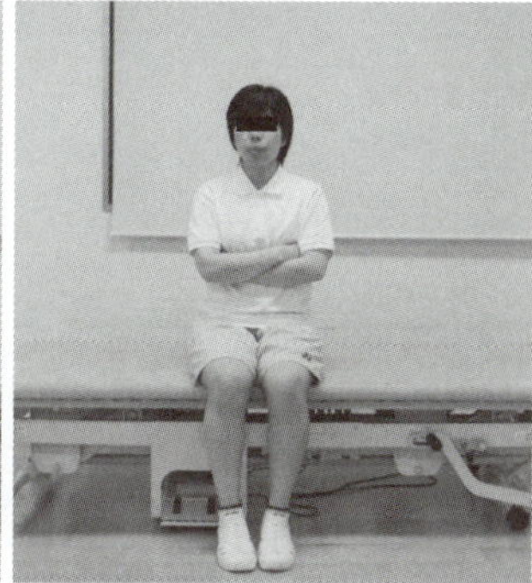
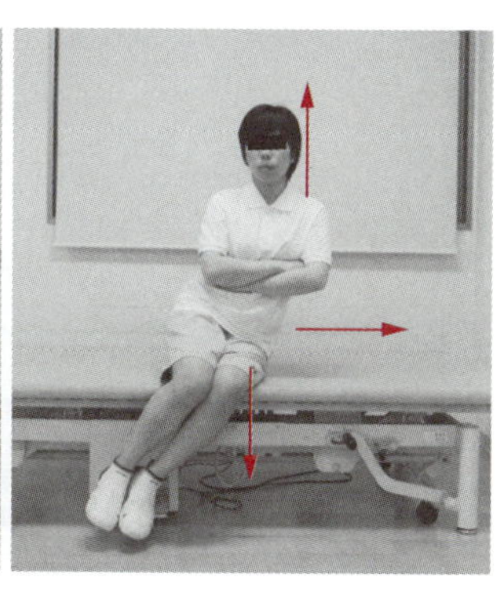

**図6　体幹の立ち直り運動を伴った側方への体重移動**
坐骨での支持と反対側への体幹側屈.

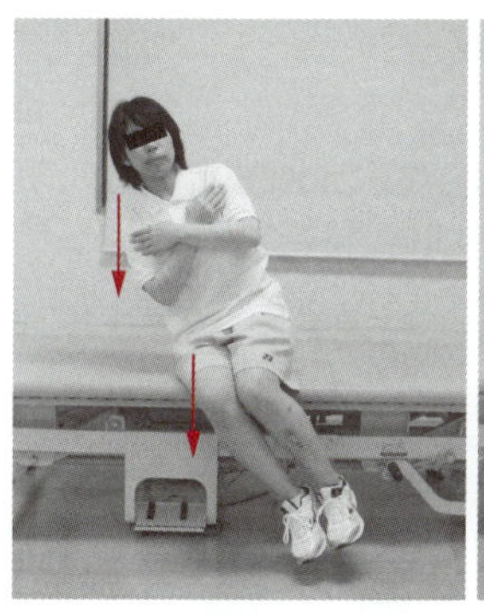
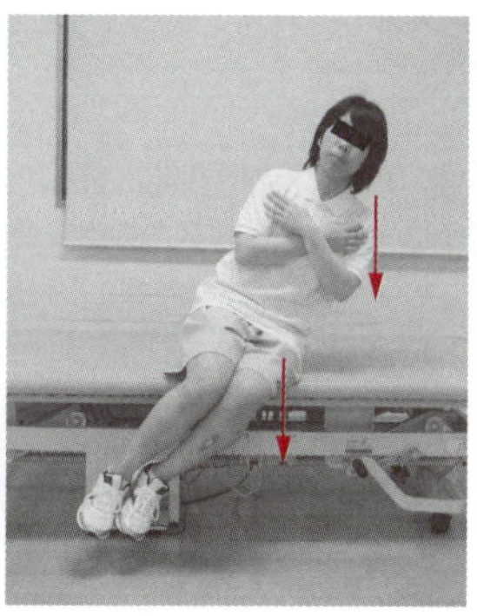

**図7　体幹の傾斜による側方への体重移動**
坐骨での支持と体幹の同側への側屈もしくは側方傾斜.

る体幹機能の運動制御パターンがあることを勘案して体幹機能を評価することは，術前，術後の機能予測に有用である．また，体幹での体重移動機能は膝関節と重心線との関係にも影響を与えていることから，膝関節に加わるメカニカルストレスを予測し，膝OAの成因を考察するうえでも重要であると思われる．

### 1）TRT[1～4] に反映される体幹の体重支持機能は立位における片脚での体重支持と関連する

TRTは座位姿勢にて体幹機能を中心に評価しているが，この機能は立位姿勢においても同様に必要とされる体幹機能である．左右への体重移動を骨盤の移動により行う場合，座位姿勢では坐骨で座面を押す力であり，立位では体幹から下肢を伝わって足底面で床を押す力である．体幹は坐骨で押す力を基本にして座位，立位ともに左右の体重移動に関与していると考えられる（図8）．

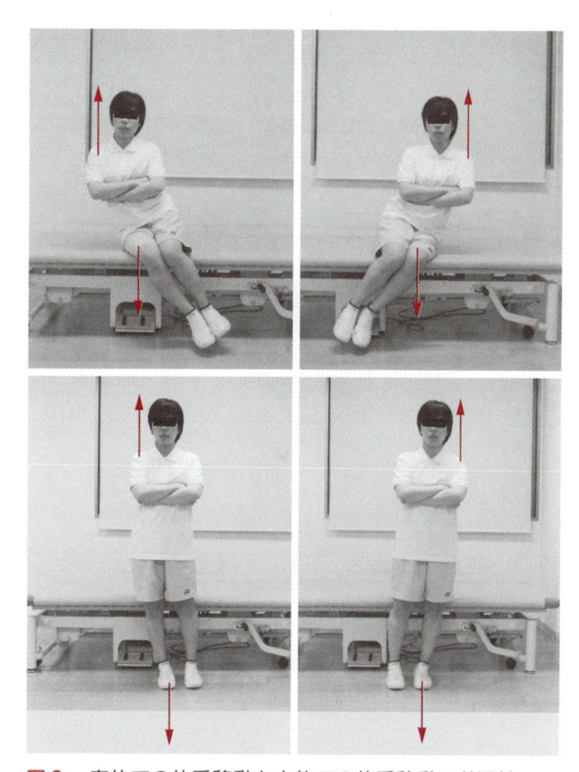

**図8　座位での体重移動と立位での体重移動の共通性**
体幹における体重支持機能としては類似している．立位での機能向上のために座位での体幹機能の改善を行う．

実際のTRTの測定では，端座位姿勢にて肩で上方に押し上げる力を測定し，これを座位での坐骨で座面を下方に押す力の一部とみなし，その数値をテ

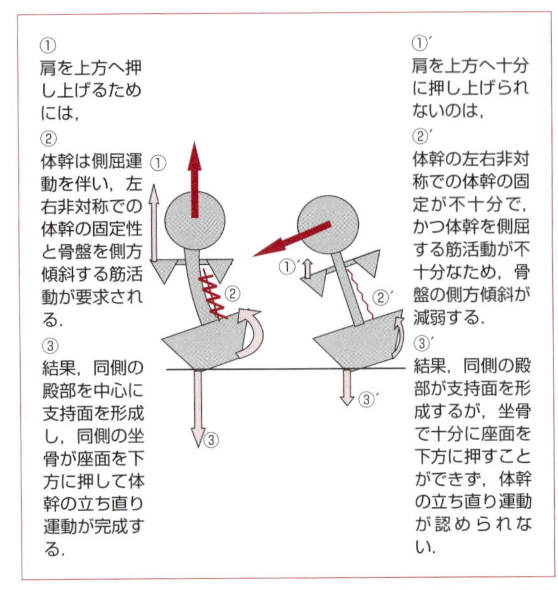


**図9　体幹の制御（立ち直り運動）と側方傾斜の運動様式の違い**

体幹の運動制御により③と③′の力が変化する．

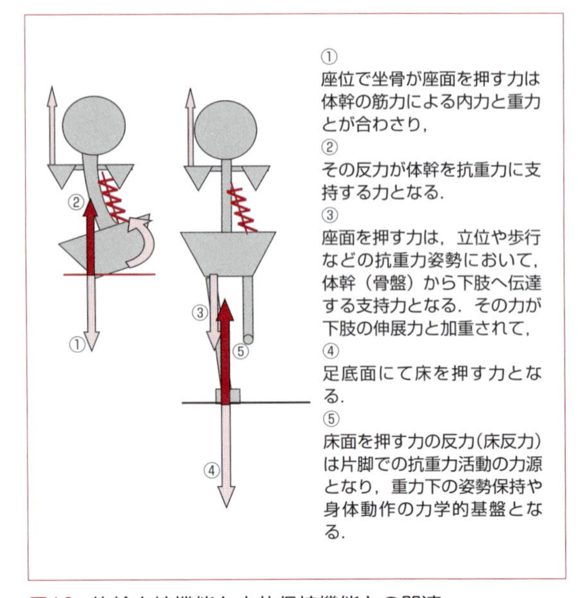


**図10　体幹支持機能と立位保持機能との関連**

座位・立位時の体幹の体重支持機能は類似する．

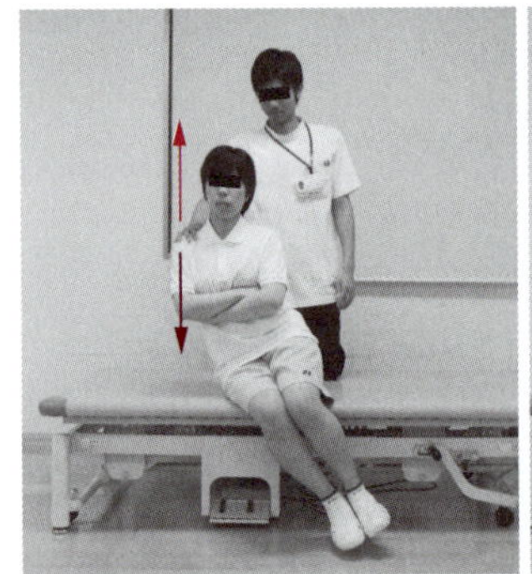
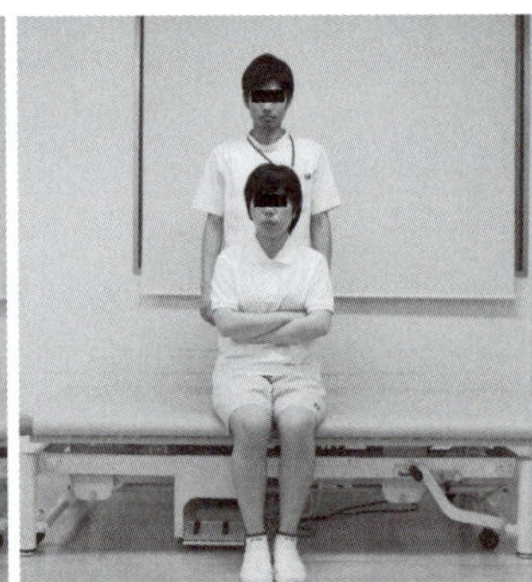
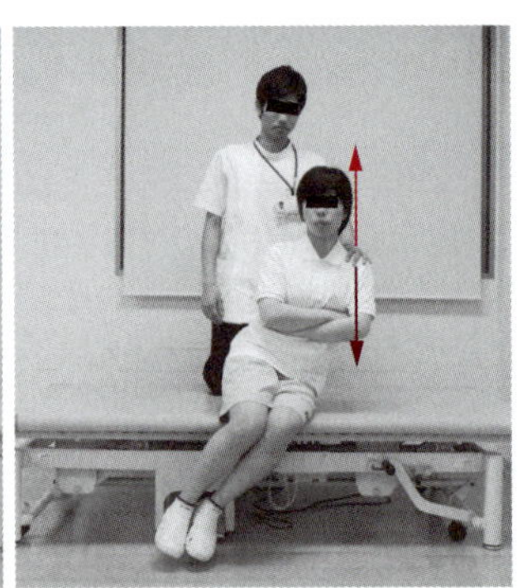

**図11　体幹の体重支持機能に対するスクリーニング**

↓：セラピストが肩を上方から押す力，↑：被検者が肩を押し上げる力
肩を上方から押し，抵抗する力をみて左右の支持性を確認する．

ンションメータにて測定する．測定した絶対値（測定値）は個人差が大きく，現状では一般的な傾向は十分に見出せていない．しかし，個々で観察される測定値の左右差が，いくつかの下肢機能（片脚ステップ動作など）と関連することが示唆されている．

TRT の測定値の左右差が下肢機能と関連があることは，坐骨が座面を押す力が下肢を伝わって足底面で床を押す力と加重され，これらの力に対する座面の反力や床反力などの外力が抗重力状態での身体運動や姿勢保持の基盤となることを示している．例えば，坐骨で座面を十分に押すことができない側の片脚立位では，足底面が床を十分に押すことができないことを示唆している（図9，10）．

このように体幹の体重支持機能の左右差に着目すると，測定機器を使用しなくても，座位で簡便に，セラピストが被検者の肩で押し上げる力の左右差を判定することが可能となる．TRT を想定した座位で行うスクリーニングとして，セラピストが判断す

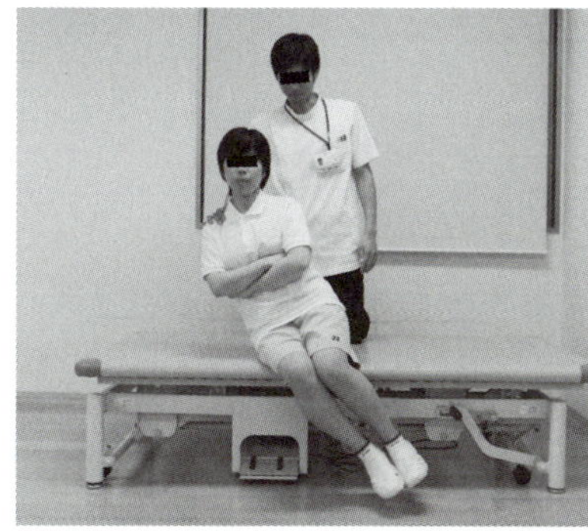
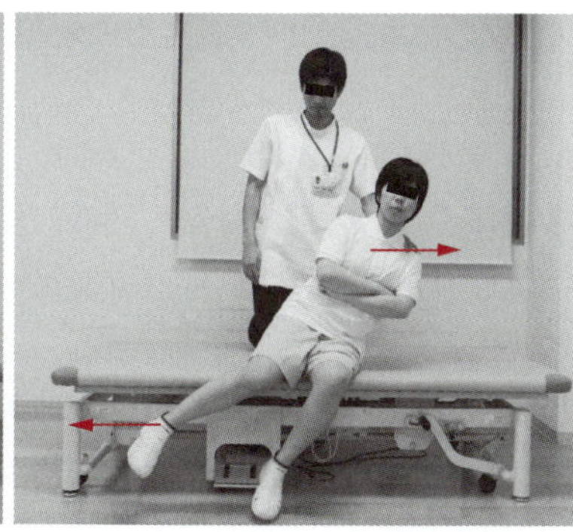

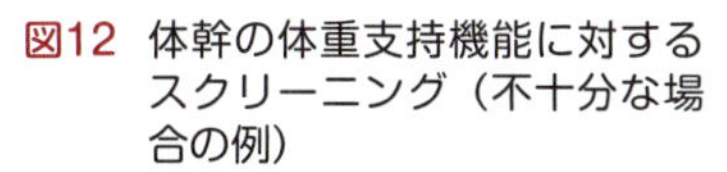
**図12　体幹の体重支持機能に対するスクリーニング（不十分な場合の例）**

肩を上方から押し，その外力に抗することができるか否かをみる．体幹支持が不十分な場合，体幹の支持が崩れたり，反対側下肢が挙上する．

る肩を押し上げる力の左右差は，立位での下肢機能とも関連する体幹支持機能の左右差や体幹支持機能の可否を示す指標になるものと思われる．

実際の場面では，セラピストが肩を上方から押すと，その力に抗する被検者の抵抗力に左右差を確認することができる．また，上方から押した際に被検者の反対側の下肢が外転（挙上）し，下肢の重量で対応しようとする現象（カウンターウエイト）が確認できる例や，十分な体幹の側屈（立ち直り運動）がみられない例を認めることがある．これらは体幹に要求される支持機能の左右差であり，支持しやすい側（優位側）と支持しにくい側（劣位側）として判断することができる（図11, 12）．同様のことが立位でも確認される．セラピストが肩を上方から押すことにより，体幹が傾斜し，体重支持が反対側に比べて劣ることが予測される（図13）．

これらは体重支持機能の左右差として体幹に着目したもので，体幹と下肢とをあわせて評価することを意味しており，歩行時の側方体重移動に影響を与える機能評価になると考えられる．そのため，両下肢に均等に荷重支持が行われているという前提は，

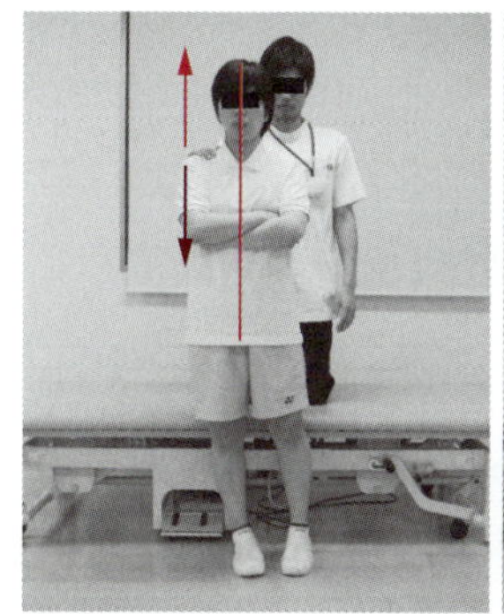
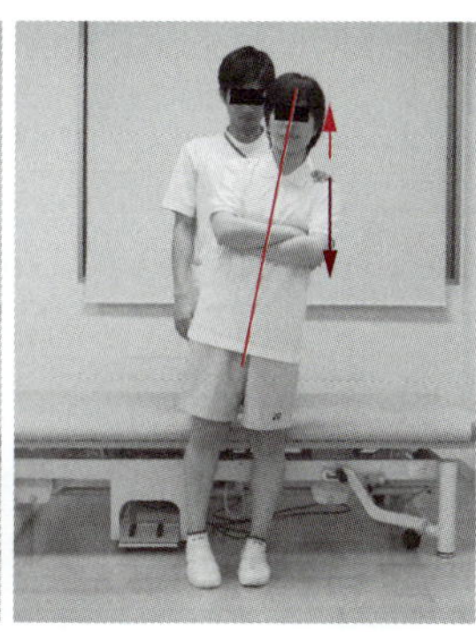

**図13　体幹の体重支持機能に対するスクリーニング（立位）**

↓：セラピストが肩を上方から押す力
↑：被検者が肩を押し上げる力
肩を上方から押し，左右の支持性を確認する．支持が不十分な場合（左側），体幹の側方傾斜が起こり，上方からの力に抗することができない．

優位側と劣位側の存在により疑問視されるであろう．また，膝関節が変形性関節症に至る要因を考察するうえで，膝関節に加わる局所的なメカニカルストレスの予測と軽減対策などに有効であると考えられている．さらに術後の症例では，下肢機能の向上アプローチだけでなく，体幹機能の向上も積極的に加える必要があることを裏づけている．

# Ⅱ　前方への推進力の発揮

## 1　通常の歩行

歩行時の前方推進力は，立脚後期に前足部にて床を蹴る力に対する反作用として，身体に働く床反力が役割を担っている．矢状面の解釈としては，体重支持を示す鉛直成分と前方へ推進される水平成分に分けられる．動作時のことで厳密には簡単

ではないが，前足部の作用中心(COP)が身体重心位置よりも後方にあるため，床反力のベクトルは前方に傾く．これにより水平成分は前方への力を発揮する．通常は骨盤の軽度前傾位や股関節の軽度伸展運動，膝関節伸展位，足関節底屈運動などが連動して，その役目を遂行している．実際の視覚的な観察はむずかしいが，体幹から下肢，足部へと力が伝達されて床を後方へ蹴っている．この力の伝達には関節の固定性が必要であり，靱帯や関節包などに由来する関節の締まりの肢位や筋力による関節固定などが必要になる．

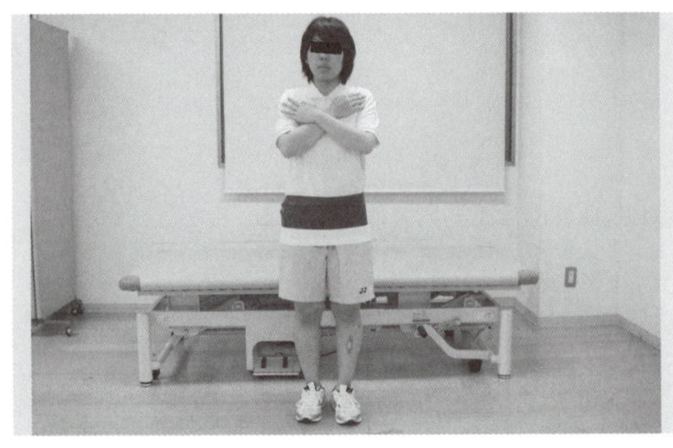

**図14 ベルトによる下腹部への圧迫**
体幹の体重支持機能が不十分な場合，下腹部をベルト（セラバンド）などで圧迫する．

## 2 膝OA患者の術前歩行

膝関節は軽度屈曲位(緩みの肢位)にあり，膝関節部で力の伝達は減少することが予測される．また　膝関節の内反変形に伴って，足部は回内傾向(足部縦アーチが低下)が強まり，足部の剛性が低下し，さらに力の伝達が低下する．これ以外にも個人的因子である全身性の関節弛緩性や靱帯損傷後の関節不安定性などで，もともと関節の柔軟性が高い場合でも力の伝達が不十分な状態になる．

関節部での緩みは力の伝達を減少させるが，ある程度は筋力での補償が可能である．しかし，過剰に筋力を使うと疲労の原因となり，膝関節以外の隣接関節周囲筋が2次的に障害される．

膝OAでは膝関節が軽度屈曲位をとるため，股関節も軽度屈曲位となり，立脚後期に股関節伸展運動が減少する．前足部で蹴る位置をより後方にするのは股関節伸展運動であるため，股関節伸展が使えない場合は，膝関節屈曲位にて足部を後方に位置させることもある．

立脚後期の力の伝達が減少することにより，前方への推進力の発揮が減少し，大股で歩けない，ステップ，ストライド長が減少するなどの現象が確認される．

# Ⅲ 理学療法プログラムの実際

## 1 左右の体重移動の調整

### 1）座位による体幹トレーニング

このトレーニングは術前から始める．

TRTにて体幹の体重支持機能が低下している場合は，下腹部にベルト(セラバンド)などを巻き，軽度圧迫を試みる．TRTでの改善傾向が認められれば，以後のアプローチの初期に使用すると体幹機能の介助となりうる(図14)．

座位での側方移動から開始し，支持面変更の拡大と坐骨支持の獲得をねらい，坐骨支持での体重支持を行えるように誘導する．ボールやスリングを使用して行うが(図15〜17)，上肢で支持しているときは移動側の体幹が機能するブリッジ活動となる．支持面が整えば上肢の支持を外す．このとき，移動側とは反対側の体幹が機能し立ち直り運動が誘導される．

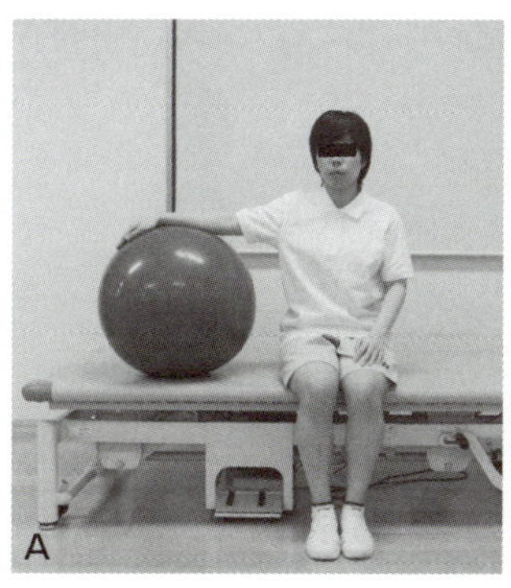


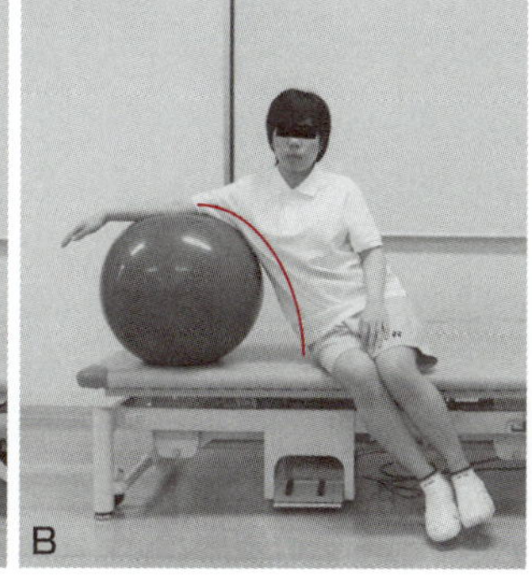


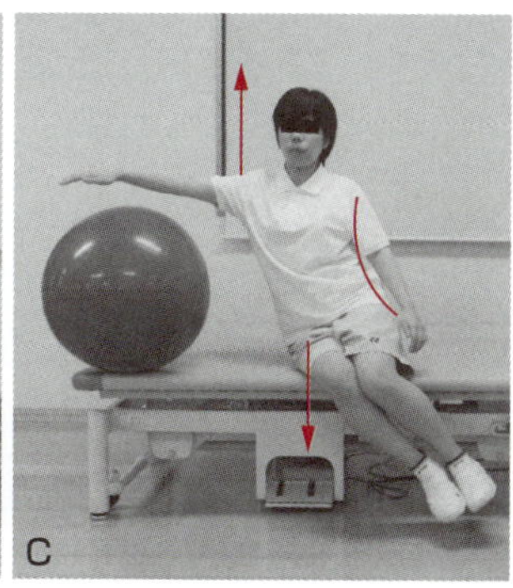


**図15　ボールを使った側方移動の練習**

A，B：ボールの転がりを利用して支持面を側方に移動することから始める．
C：次に上肢の支持を外すと，坐骨支持，体幹の側屈，体幹の正中位保持が促される．

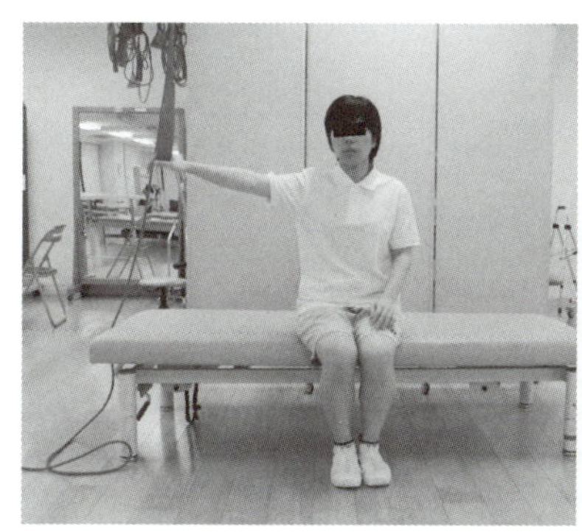

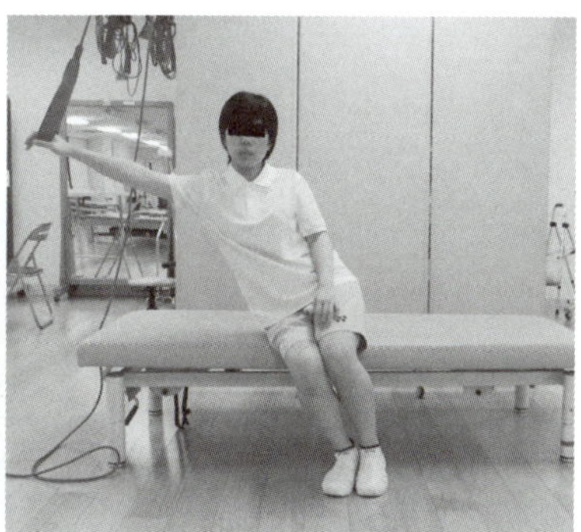

**図16　スリングを使った側方移動の練習①**

スリングの振り子運動は，支持面を側方に移動すると坐骨支持，体幹の側屈，体幹の正中位保持が促されやすい．

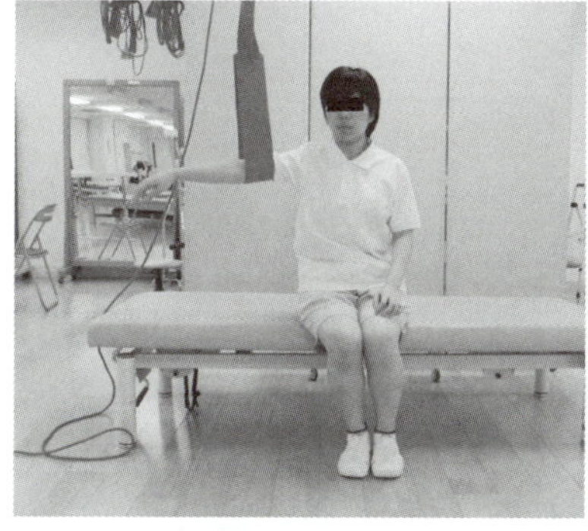

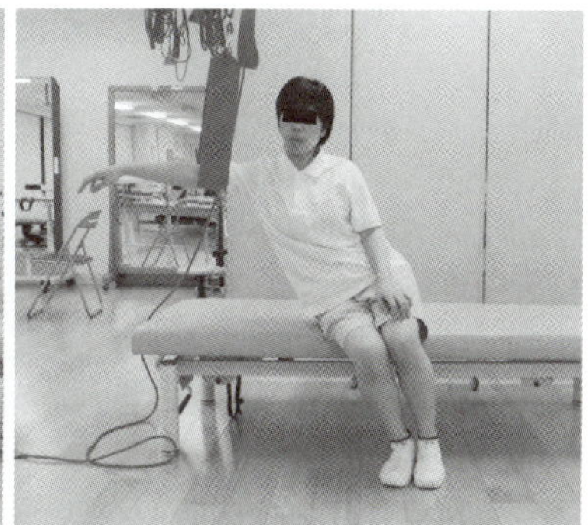

**図17　スリングを使った側方移動の練習②**

上肢筋力に不安がある場合は上腕部にスリングをつける．

### 2）立位による体幹トレーニング

セラピストの誘導と道具などを使い，簡単なことから複雑な運動へと進める．

骨盤部での左右の体重移動に慣れない患者には，セラピストによる細やかな誘導（再教育）が必要となる（図18）．セラピストの介助に始まり，ある程度の歩行が可能であっても積極的に平行棒や姿勢鏡を使い，視覚的なフィードバックを行い，自動運動としての完成を目指す（図19, 20）．体重移動に伴う不安定な要素がある場合は平行棒や

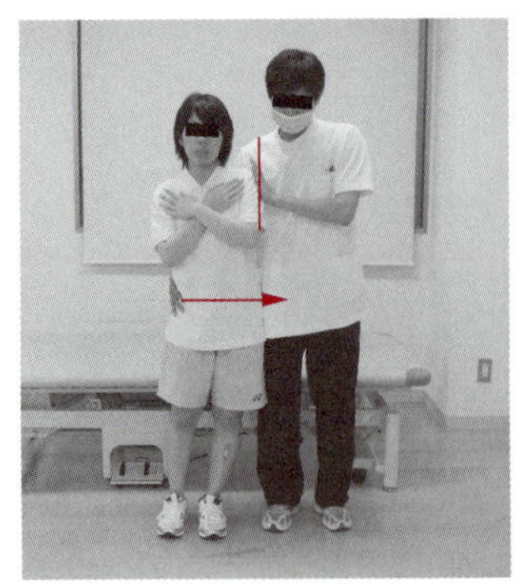
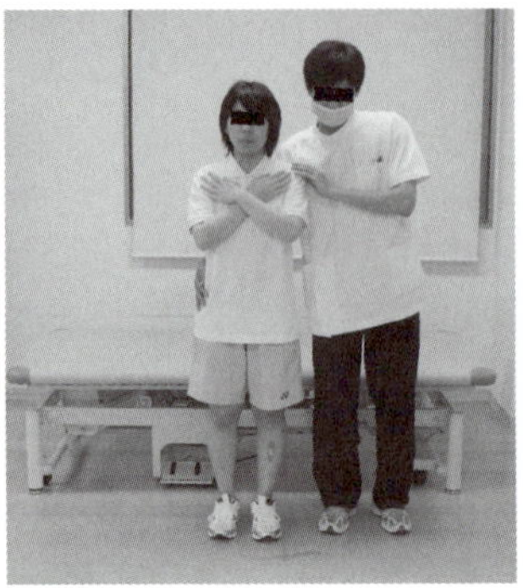
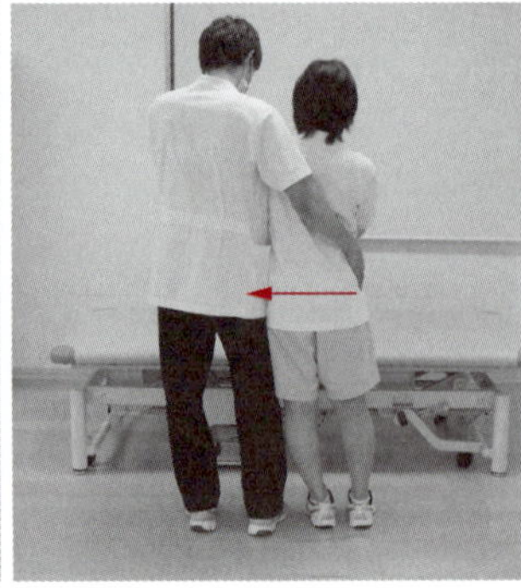

図18　側方への体重移動を促すセラピストの誘導（骨盤部での体重移動）

骨盤部でセラピストを側方に押すように指示・誘導する．この際，上部体幹が接しないように注意する（体幹の側屈を促す）．初めは介助して，可能になれば自動運動へと促す．

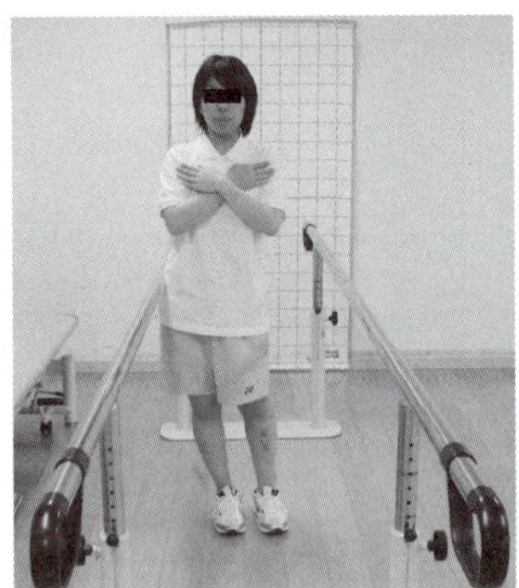
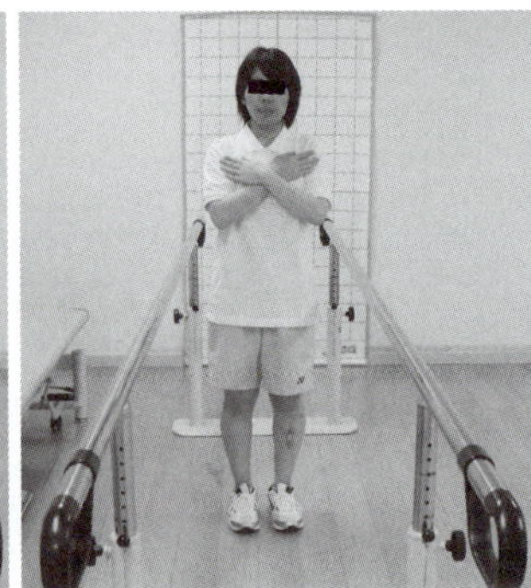
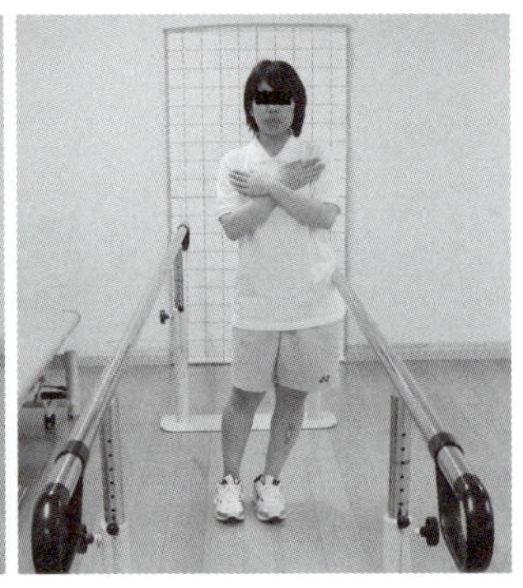

図19　平行棒内での側方体重移動の練習

体幹を正中位に保持して骨盤を左右の平行棒に近づける．初めは平行棒につけるように移動し，できれば接触する前に止めるようにする．

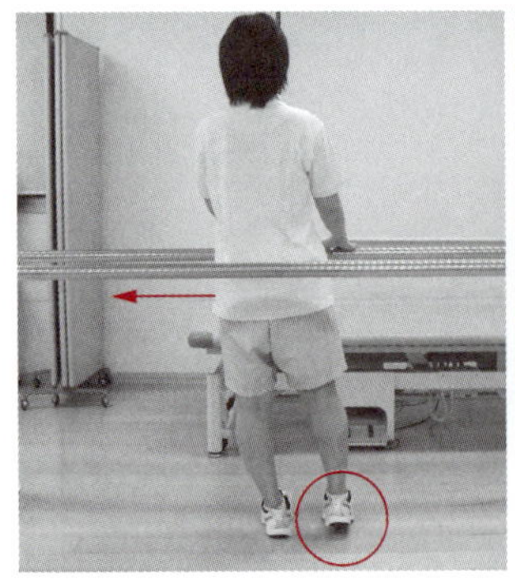
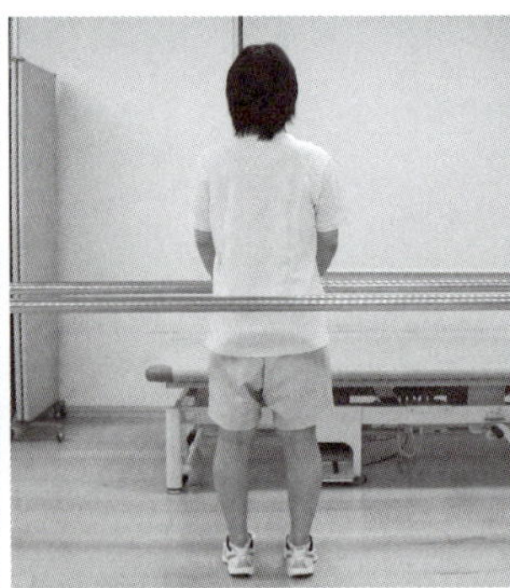
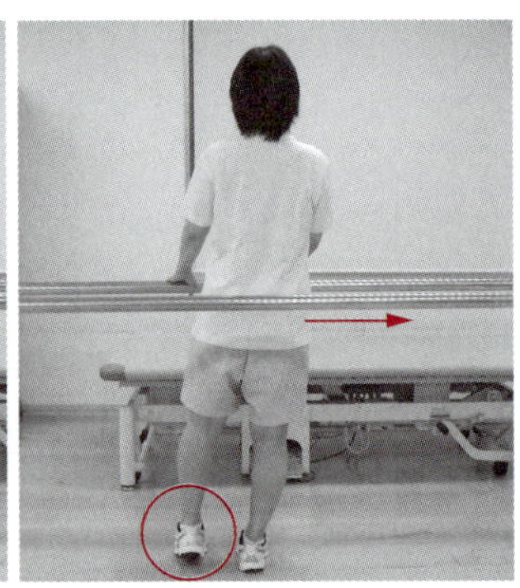

図20　荷重側への体重移動と反対側への抜重

体幹正中位を保持したまま，骨盤部で側方へ体重移動する．反体側は前足部のみで接地し，荷重量を減少させる．

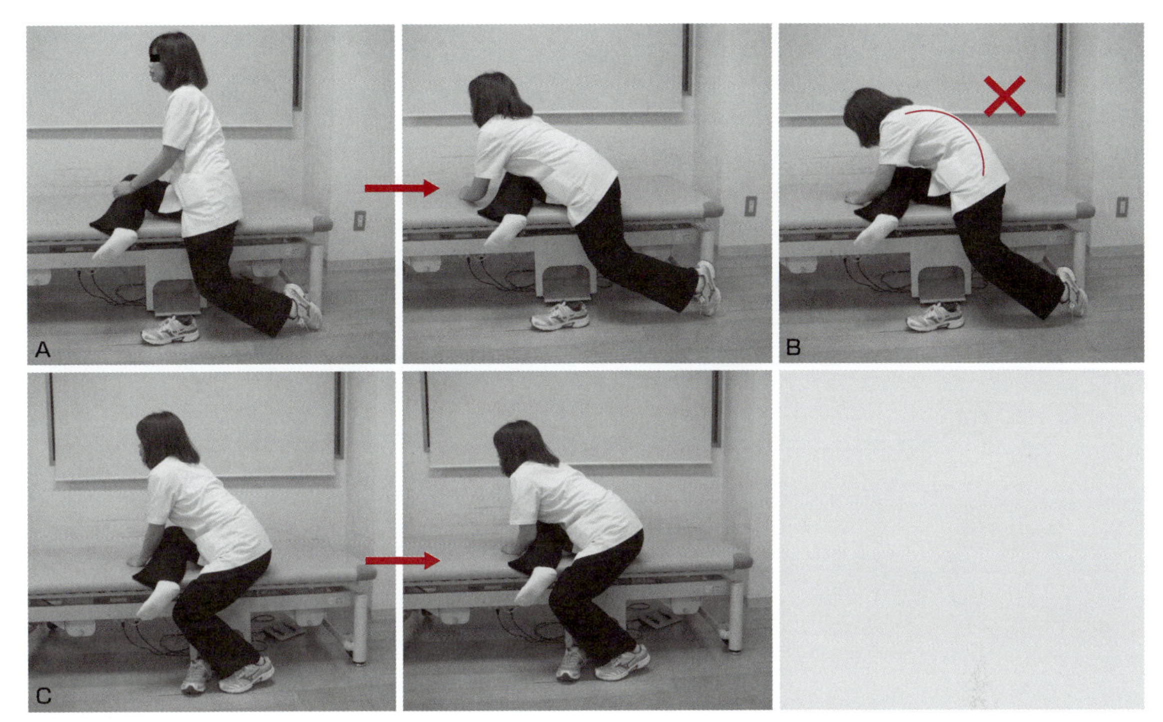


図21　殿筋群のストレッチング

A：ベッドなどを使用し，体幹重量を利用して股関節の屈曲運動を行う．下垂した下肢を後方に移動させると伸張感が強まる．
B，C：体幹を屈曲したり，骨盤を後方回旋すると伸張が不十分になる．

道具を積極的に使用し，反復練習による運動の習得を目指す．

## 2 前方への推進力（後方への蹴り）の向上

### 1）股関節の可動性を改善するためのトレーニング（ストレッチング）

股関節の伸展運動の向上のため，可動域の拡大を積極的に行う（図21～23）．伸展方向のストレッチングだけではなく，伸展運動の主動作筋の疲労によるコンディション低下を対象にして，筋のコンディショニング効果も同時にねらう．

硬くなった筋に対しては直接的に圧迫してストレッチング効果を得る（圧迫ストレッチング）（図24, 25）．

### 2）床を蹴るためのトレーニング

座位での足関節底屈運動から始め，底屈筋群でも単関節筋をトレーニングする（図26～29）．その際，足趾の屈曲筋も含めて，術後の荷重制限がある時期から状況をみて行う．単関節の底屈筋は，立脚後期のheel-offからtoe-off時に足関節を安定化させ，前足部に足圧中心を移動させるために重要である．この時期に腓腹筋が底屈運動に大きくかかわると膝関節が伸展（後方へ変位）し，heel-offが不十分になり，つま先での蹴りが不完全となる可能性がある．立脚後期の蹴りを完成するには，膝関節屈曲位での足関節底屈運動を安定して行うことが重要である．

また，足部の剛性が低下している場合は，屋内でも靴を履いてトレーニングさせたり，インソールパッドの貼付により足部剛性を高めることをねらう（図30, 31）[6]．屋内履きの靴は靴自体の剛性よりも脱着を優先して，柔らかい物を選ぶことが多い．靴の基本構造（足底のシャンク，ヒールカウンター，アーチバンデージ）を確認し（図32），

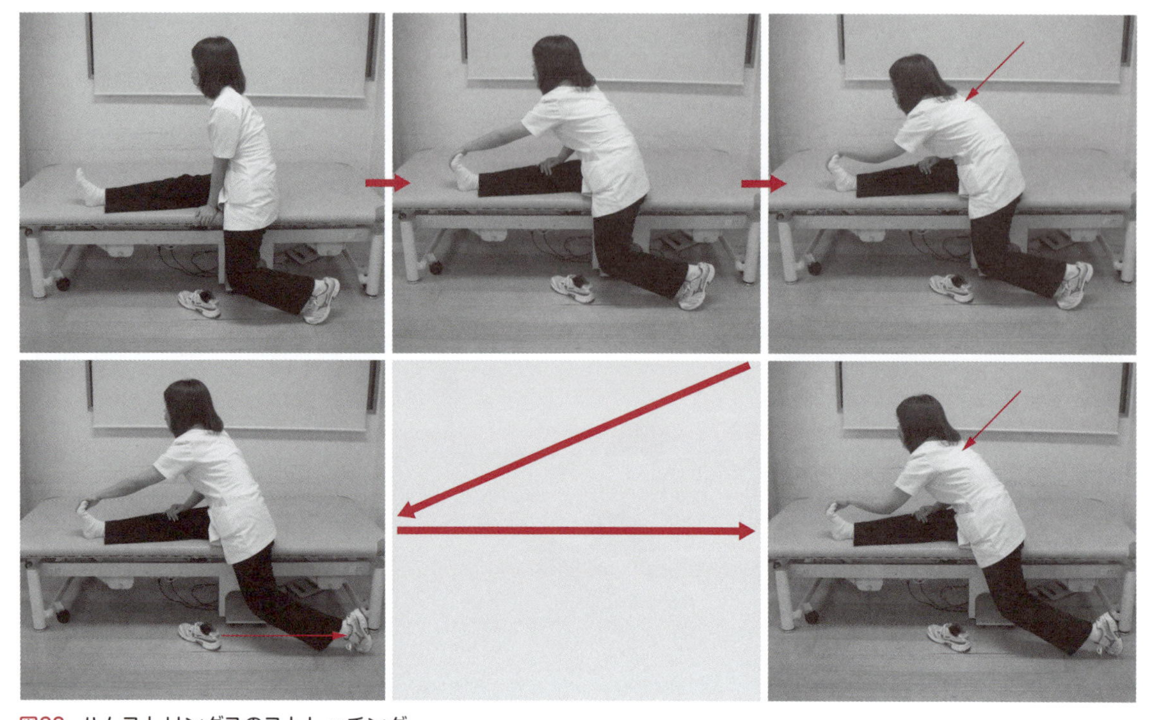

図22 ハムストリングスのストレッチング

ベッドや椅子を使用し，反対側の下肢を下垂する．下垂した下肢を後方に移動すると伸張感が強まる．

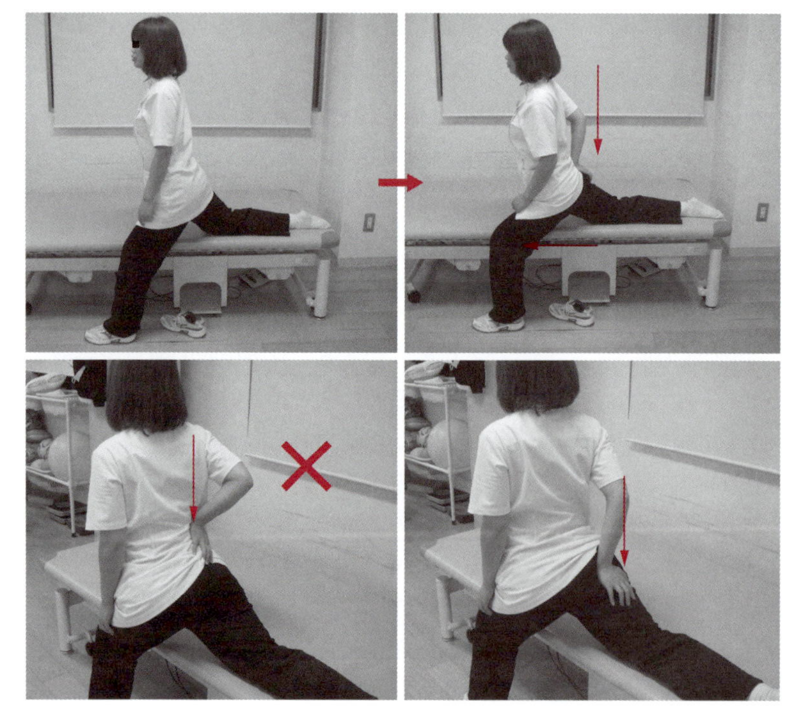

図23 股関節前方部のストレッチング

股関節の伸展に伴い後方から殿部を下方に押すようにすると股関節の伸展運動が誘導しやすくなる．

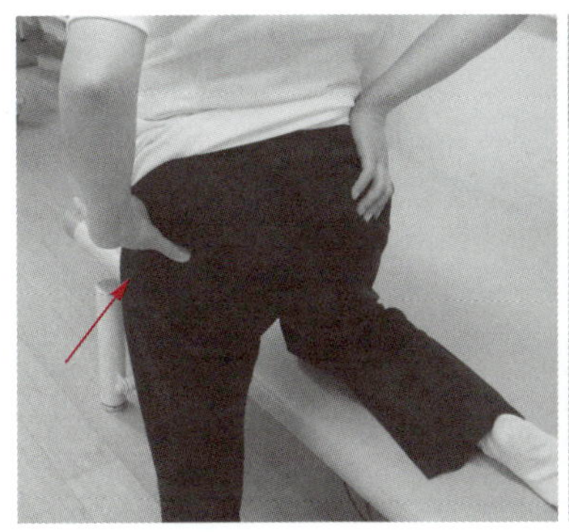
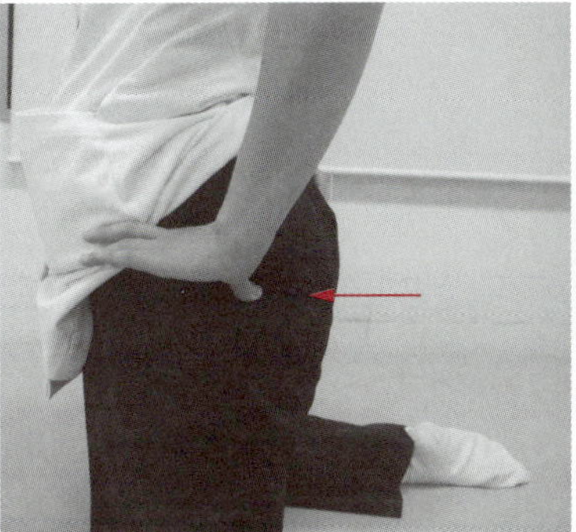
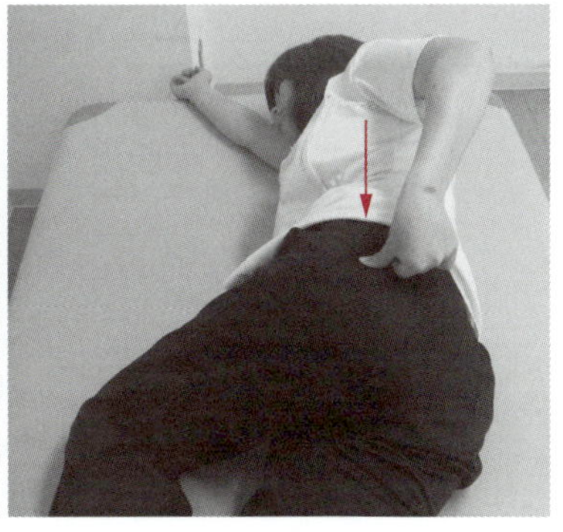

**図24　圧迫ストレッチング①**

硬くなった筋を直接押すことにより，筋の伸張をねらう．初めは押すことによる痛みがあるが，伸張されると痛みが軽減する．

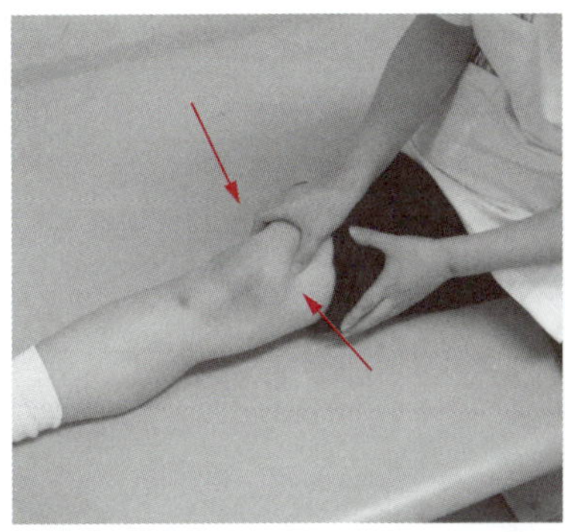
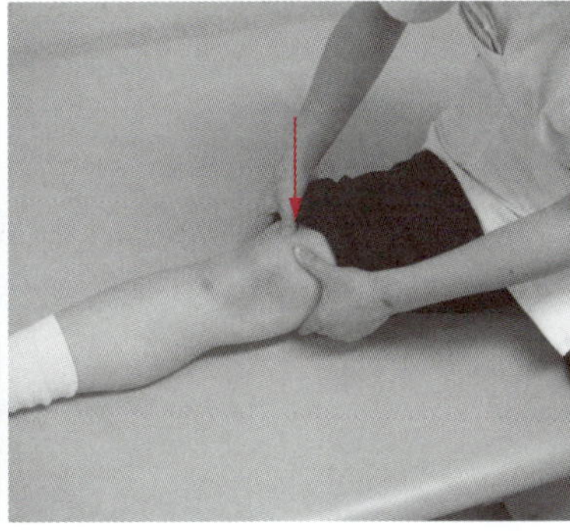
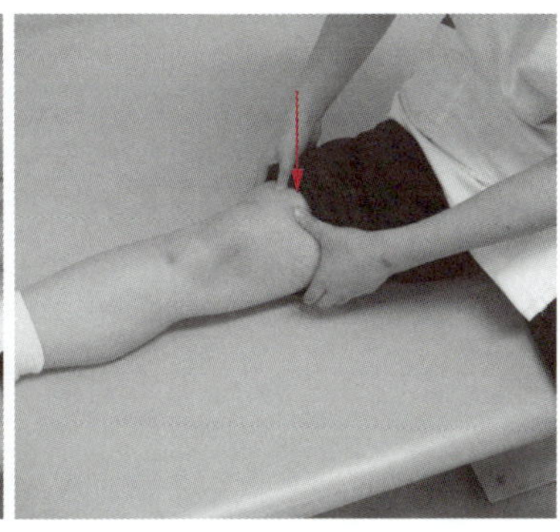

**図25　圧迫ストレッチング②**

硬くなった筋や軟部組織を直接押すことにより，伸張性の改善をねらう．初めは押すことによる痛みがあるが，伸張されると痛みが軽減する．

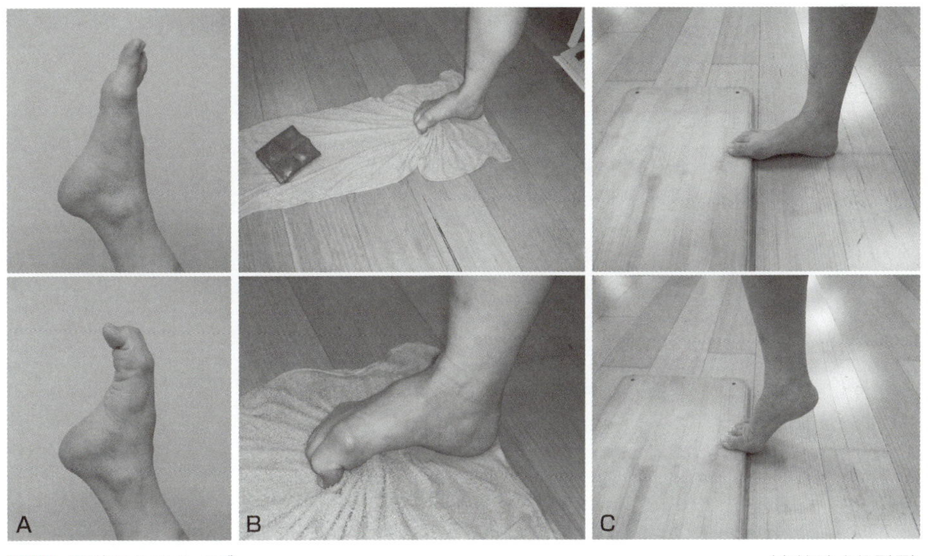


**図26　足趾エクササイズ**　（文献5)より引用）

A：MP 関節屈曲（内在筋収縮），B：内在筋収縮を強調したタオルギャザー，C：足趾支持にて行うカーフレイズ

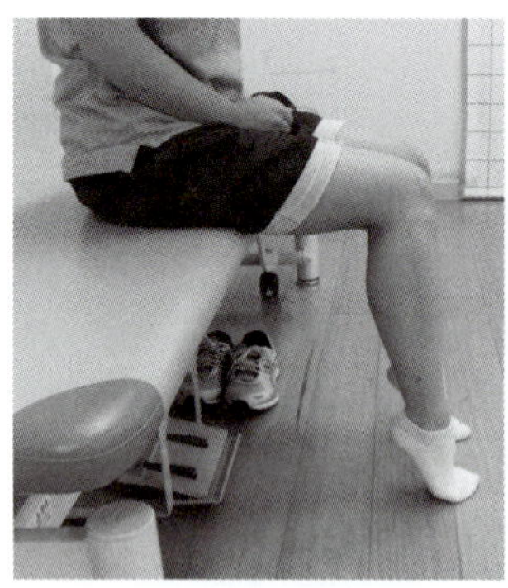
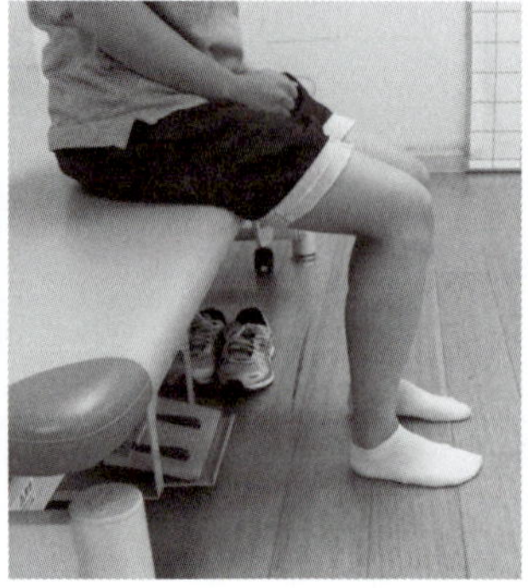
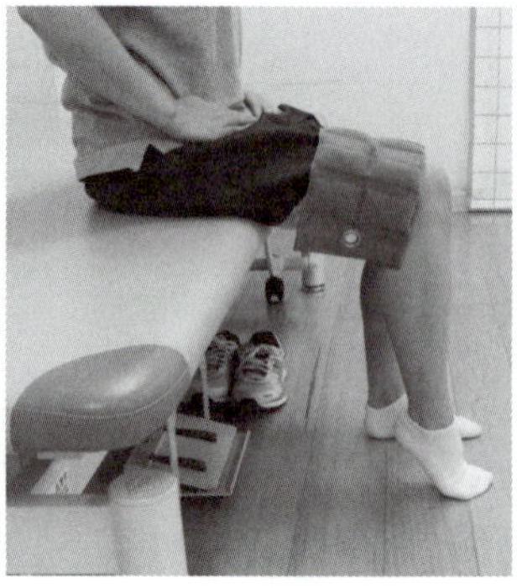

図27　座位での足関節底屈運動

底屈筋群でも単関節筋を中心に筋力増強効果をねらう．歩行の際のheel-off時の前足部荷重保持を向上させる．

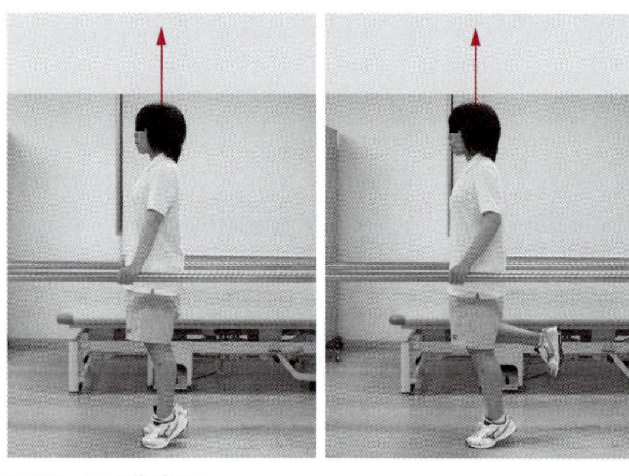

図28　つま先立ち

平行棒内の手支持ありから始め，両脚から片脚へと進める．体幹の正中位保持を意識し，前後にずれないように指導する．頭頂を天井につけるように指導する．

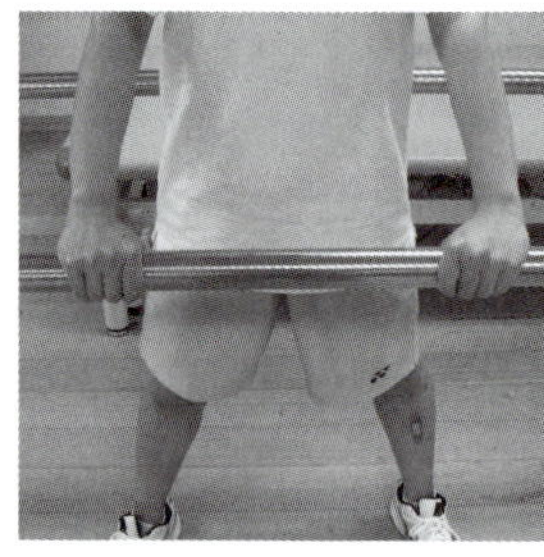
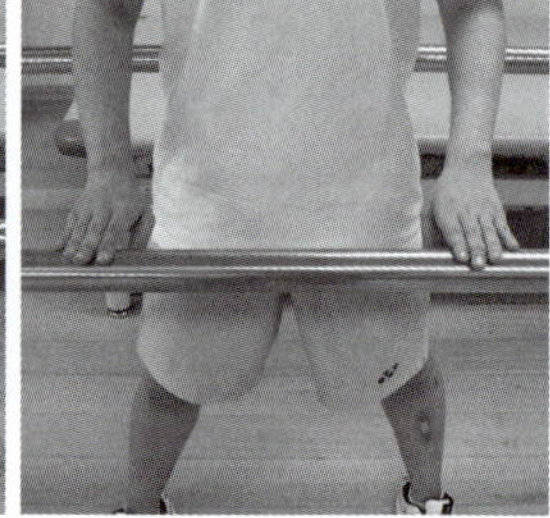

図29　平行棒を使う場合の持ち方の違い

持ち方を変えると動作の難度や下肢荷重量が変化する．

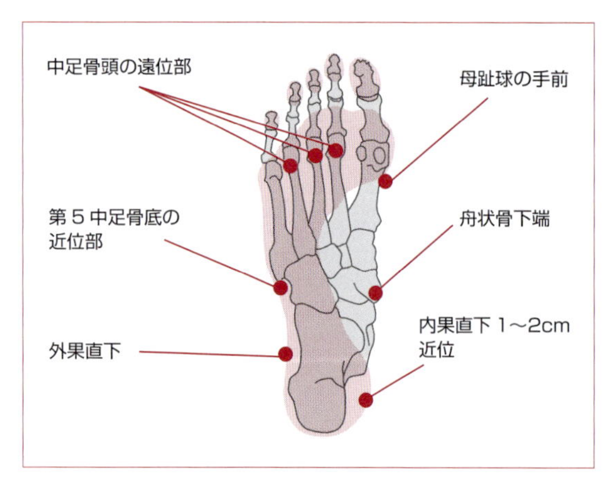


図30　インソール操作のための足底マーキング

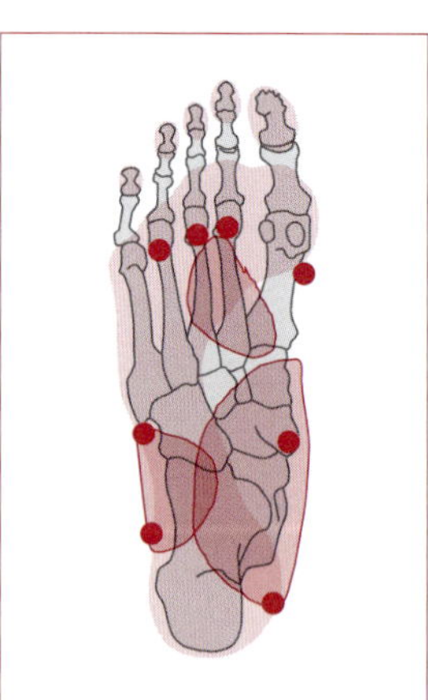
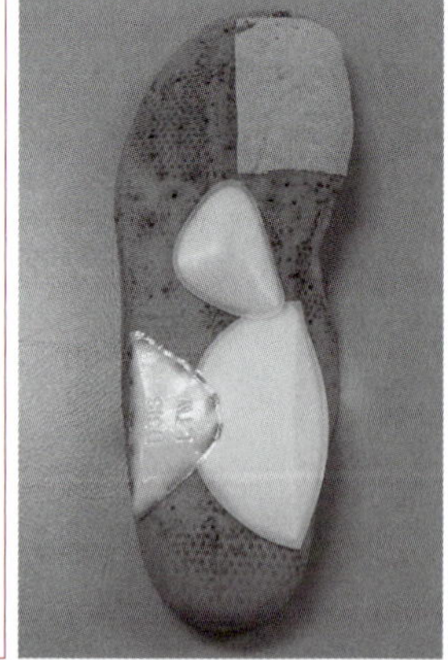

図31　足部剛性の向上をねらったインソールパッドの貼付位置

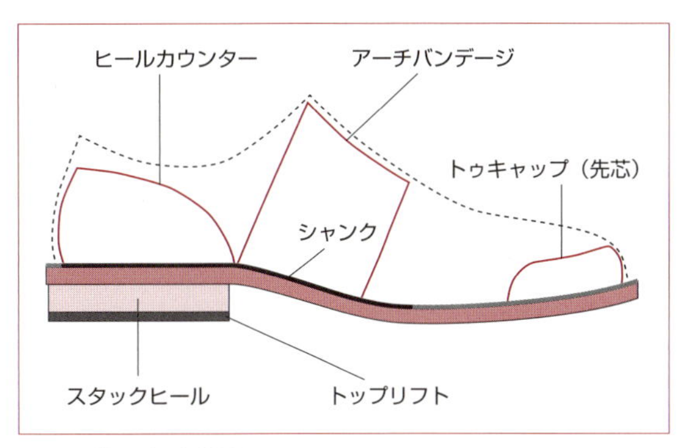


図32　靴の基本構造

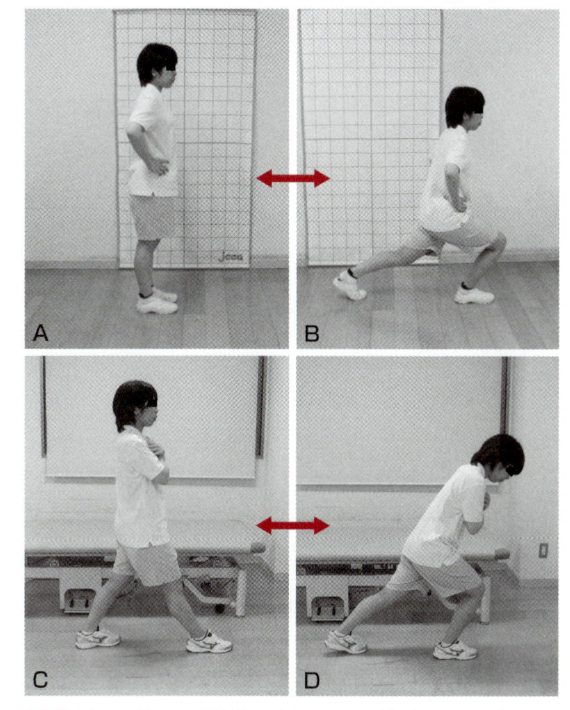


図33　レッグランジ動作のトレーニング（フォワードランジ）

下肢全体のCKCトレーニングだが，股関節運動を伴った体重移動の練習にもなる（A↔B）．下肢の支持性に不安がある場合は，あらかじめ前方に片脚を出した状態から始める（C↔D）．側方の不安定性がある場合は，平行棒など積極的に上肢による支持を追加する．

屋内でも荷重位トレーニングの際には，適切な剛性を有した靴を履かせることが重要である．

### 3）複合的な閉鎖運動連鎖（CKC）トレーニング（レッグランジ）

股関節の運動を主に前方や側方へ体重移動するとともに下肢の抗重力活動，推進力の発揮などを複合的にトレーニングする．レッグランジには，フォワードランジやサイドランジなどがあるが（図33, 34），膝の状態にあわせて1歩足を出すことにより下肢への衝撃を避けたトレーニングを多用している．その場合はあらかじめ足を出して体重移動を主に行う．下肢の屈伸（求心性収縮，遠心性収縮）を繰り返し，体幹の安定性を保持しながら行うことで運動の協調性の向上を目指す．

## 3　歩容改善のチェックポイント[7)]

歩容の改善をできるだけ視覚的な観察で判断できれば，臨床上有用である．

例えば，片脚立位において，骨盤での側方体重移動の有無により，カウンターウエイトなのか，カウンターアクティビティーなのか，体幹の体重支持機能を反映した体重移動の様式を判断する．またその際の足部の回内・回外運動で，どちらかへの偏りや動きの頻度などを確認すると足底外側面での荷重の有無を確認することができる．さらに身体制御の結果，バランスを崩して倒れやすい方向が決まっている場合もあり，これらを介入前後の変化として評価する．

歩行時は，肩甲帯（上部体幹）の回旋と骨盤（下部体幹）の回旋とが互いに反対方向に同期しており，加えて上部体幹の回旋運動に上肢の振りが連動している．推進力の発揮の変化は，前足部による後方への蹴りの状況が変化した際に，下肢の蹴りと骨盤の後方回旋，骨盤の回旋と肩甲帯の回旋，肩甲帯の回旋と上肢の振りが連動することから，各部位の動きの観察と上肢の振りの状況を介入前後で観察する．さらに一定距離（10〜15m，屋内で可能な距離）の歩行での歩数の増減を確認する．介入後に推進力の発揮の効率が良くなると，半歩から1歩歩数が減少することがある．このような小さな変化であっても，長距離歩行では大きな

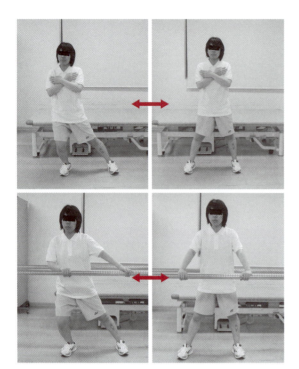

**図34　レッグランジ動作のトレーニング（サイドランジ）**

股関節運動（内・外転）を伴った体重移動の練習である．下肢の支持性に不安がある場合は，あらかじめ側方に片脚を出した状態から始める．側方の不安定性がある場合は，平行棒など積極的に上肢による支持を追加する．

差となる．

そのほか，歩容を前後から観察するポイントを図35に示す．

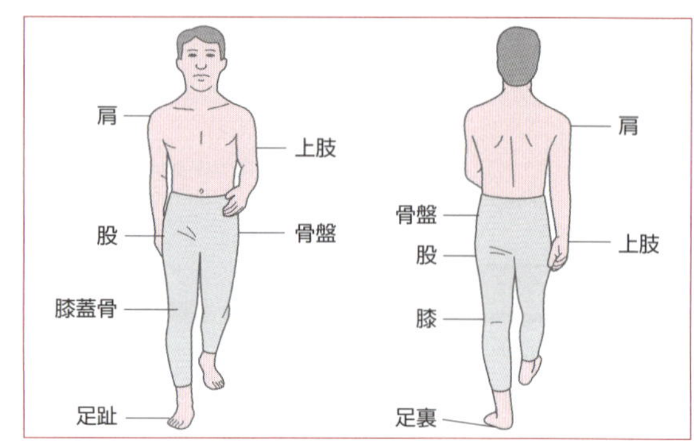


**図35　前後からの歩容観察ポイント**　（文献6）より引用）

①肩甲帯の回旋：骨盤回旋との同期
②上肢の振りの有無：肩甲帯，骨盤回旋，下肢の蹴りの反映
③骨盤帯の回旋，側方変位：ズボンの縫い目の動き
④股関節の伸展：ズボンのしわの大小
⑤膝のスラスト：足圧中心の移動変化
⑥膝蓋骨の向き：膝関節軸の回旋の反映
⑦足裏のみえ方（toe-off）：下肢の蹴りの大小の反映
⑧足趾の動き：足圧中心の移動軌跡

## おわりに

膝OA患者の膝関節に限定したアプローチでは，歩行能力（歩容）の改善にまでは至らないことが多い．身体全体，特に経年変化を考慮すると体幹機能には是非とも着眼してもらいたい．評価方法やアプローチには，まだまだ工夫が必要と思われるが，現時点での参考にしていただきたい．

### 文献

1）木下和昭ほか：ハンドヘルドダイナモメーターを用いた体幹機能評価方法の再現性と関連性．関西臨床スポーツ医・科学研究会誌 23：27-30，2013
2）木下和昭ほか：変形性膝関節症における体幹機能と身体機能の関連性．運動器リハビリテーション 25：350-355，2014
3）木下和昭ほか：端座位での片側支持における姿勢保持と Trunk Righting Test との関係．理学療法科学 30：329-332，2015
4）木下和昭ほか：Trunk Righting Test と体幹機能の関係性．関西臨床スポーツ医・科学研究会誌 24：31-34，2014
5）橋本雅至ほか：理学療法による overuse 障害への対応．臨スポーツ医 31：674-684，2014
6）橋本雅至ほか：テーピング，インソールを必要とする対象者．歩行を診る—観察から始める理学療法，松尾善美（編），文光堂，東京，390-408，2011
7）橋本雅至：スポーツウエアを必要とする対象者．歩行を診る—観察から始める理学療法，松尾善美（編），文光堂，東京，409-426，2011

# 心血管疾患を伴う膝OAの運動療法を考える

西村 真人，松尾 善美

## 心血管疾患によるリスクの着眼点

- 膝 OA 患者が潜在的あるいは顕在的に有する心血管疾患によるリスクを把握する.
- 安全かつ効果的な運動負荷を行う.

膝 OA 患者は，心血管疾患に罹患するリスクが高く，安全に運動療法を施行するためには，循環動態の把握と運動療法における対応が必要である.

## I 心血管疾患によるリスクの把握

### 1 心血管疾患によるリスク

#### 1）変形性関節症患者の心血管疾患の合併

わが国の先行研究では，変形性関節症患者の心血管疾患の合併率は約 7.4 %と報告されている[1]. また，心筋梗塞や狭心症などの虚血性心疾患の基礎疾患の合併率は，糖尿病 8.5 %，高血圧症 31.3 %，脂質異常症 14.6 %であり，全体として心血管疾患の基礎疾患の合併率は 39.5 %[1]と，約 4 割の患者が心血管疾患の発症リスクを有している．同研究の 3 年間に及ぶ追跡調査では，年間 1.5 %に新たに心血管疾患を発症する[1]と述べられている．さらに，近年の高齢化による人工関節置換術の適応であるが，心疾患や腎障害のために人工関節置換術が不可能なだけでなく，心疾患そのものに対する検査や処置が不可能な患者に遭遇することもある.

#### 2）変形性関節症患者の転帰

イギリスにおける膝関節および股関節の変形性関節症患者の追跡調査では，屋外歩行が困難と感じる患者と感じない患者では，屋外歩行が困難と感じる患者の生命予後が悪いと述べられている[2]. また，年齢や性別などを調整するとその死因はがんや呼吸器疾患などでは両群に統計学的な有意差はないが，心血管疾患のみに有意差を生じると報告されている（図 1）[2].

わが国の追跡調査では，変形性膝関節症（knee osteoarthritis：膝 OA）を罹患している患者の 10 年間の死亡率は罹患していない患者に比較して高く，その原因として脳・心血管疾患によるものが多いと報告されている[3].

これは疼痛や関節可動域制限，筋力低下よる歩行困難から身体活動量が減少し，高血圧症や糖尿病などの悪化，マイオカインなどの抗炎症サイトカインの減少，炎症性サイトカインの増加などにより粥状硬化の伸展や心筋リモデリングを惹起し

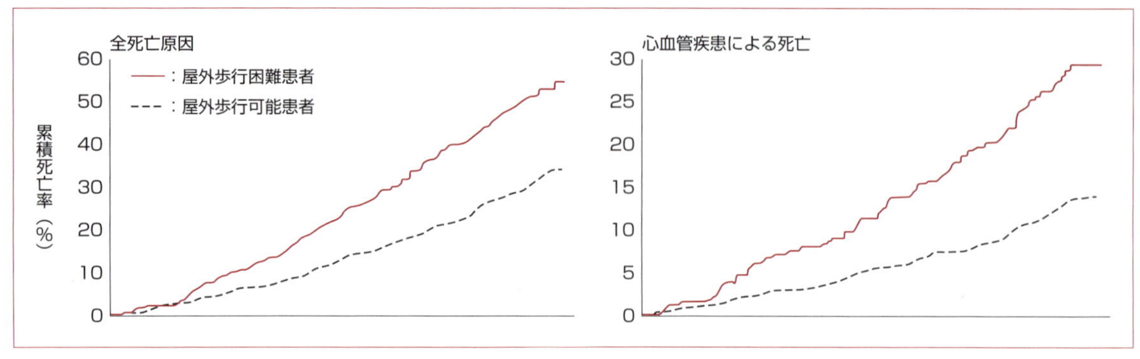


**図1　15年間の膝関節および股関節の変形性関節症患者の死亡原因と累積死亡率**

年齢や性別などを調整すると，心血管疾患のみ屋外歩行困難患者と屋外歩行可能患者の間で有意差がある（p=0.002）．

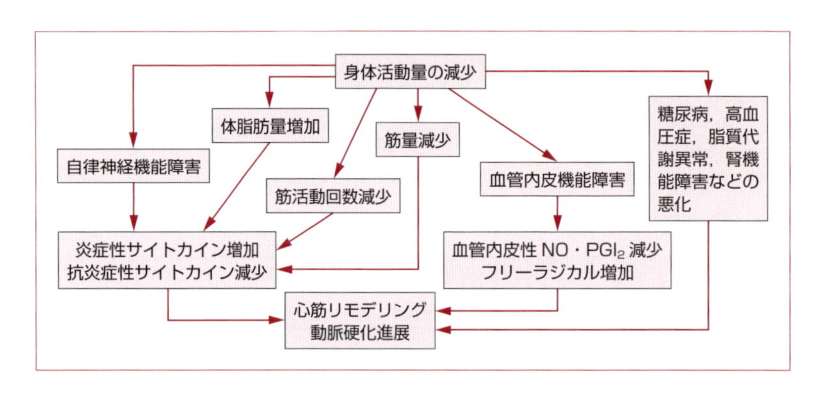


**図2　身体活動量の減少による動脈硬化および心筋リモデリングの進展のメカニズム**

ていると考えられる（図2）．よって，心血管疾患，循環動態の把握が重要であり，また保存的治療，人工関節置換術後ともに心血管疾患の予防のためにも，運動習慣の獲得が必要である．

### 3）心血管疾患

膝OA患者に併存する主な心血管疾患は，狭心症，心筋梗塞，大動脈瘤，下肢の閉塞性動脈硬化症などの動脈硬化性疾患，そして加齢に伴う退行変性による弁膜症（大動脈弁狭窄症，僧房弁閉鎖不全症など）や狭心症・心筋梗塞を繰り返し発症したことによる虚血性心筋症による心不全である．動脈硬化性疾患や心不全は再発するため，一度発症した患者に関しては再び発症するリスクが高いため，発症していない患者以上に注意して観察することが必要である．

人工関節置換術患者では12誘導心電図などの術前検査が行われるが，術後に膝関節痛は消失したが胸部症状で歩行距離が延ばせず労作性狭心症が判明した患者や術創部の治癒遅延で末梢動脈閉塞症が判明した患者などもおり，術前検査ですべての心血管疾患が診断されるわけでないことを認識すべきである．

## 2　循環動態の把握

膝OA患者の理学療法中の事故防止，および膝OA患者の生命予後の改善を図るために，循環動態の把握は重要である．しかし，整形外科病院や診療所，在宅などでは，循環動態を把握するための高度な機器は設置されていないことが多い．ここで重要となるのは，循環動態に関連する理学的所見の把握である．また，簡便なモニター心電図も重要なアイテムとなる．

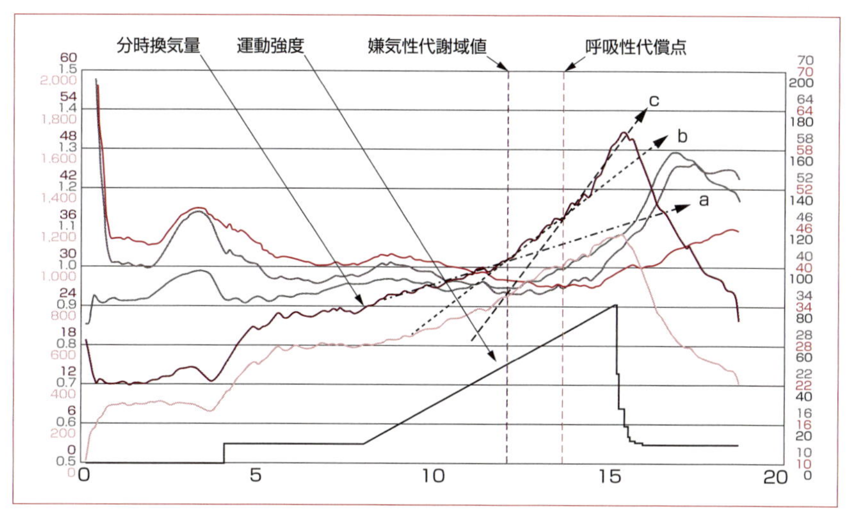


**図3　漸増運動負荷中の運動強度と換気量の関係**

a：嫌気性代謝域値前の換気量増加の傾き，b：呼吸性代償点前の換気量増加の傾き，c：呼吸性代償点後の換気量増加の傾き

心肺運動負荷試験のデータである．運動強度が嫌気性代謝域値を超えると，嫌気性代謝より増加した二酸化炭素を排出するため換気が亢進し（分時換気量増加），呼吸性代償点を超えると緩衝していた重炭酸塩の枯渇により換気がさらに亢進する．

### 1）循環動態の理学的所見

#### ① 胸　痛

胸痛は，狭心症や急性心筋梗塞，大動脈弁狭窄症，大動脈疾患で認められる．労作時の胸痛は，労作性狭心症では安静で速やかに胸痛は寛解するが，急性心筋梗塞や不安定狭心症では20分以上持続する．また，これらの疾患の痛みはいわゆる"胸"だけでなく，肩，上肢，頸部，背部，上腹部にも放散する．

高齢者や糖尿病を有する患者では，胸痛とはならずに胸部不快感や胸部の鈍重感として訴えることがあるので注意する．

#### ② 息切れ

息切れの原因には，心機能低下のほかに呼吸機能障害，代謝性アシドーシスによるもの，貧血，薬剤，痛み，心因性によるものなどがある．通常，換気量の増加は1回換気量の増大から始まり，嫌気性代謝域値あるいは呼吸性代償点を超えると呼吸回数の増加で必要換気量を維持するため（図3～5），息切れが生じる．心機能が低下すると最大酸素摂取量が減少するだけでなく，それに伴い嫌気性代謝域値と呼吸性代償点も低下するため，運動負荷により息切れが早期に生じやすくなる．

#### ③ うっ血所見

心不全によるうっ血は，心機能低下による代償機転により，体水分量が増加した状態である．うっ血所見は，浮腫，腹水，体重増加，起座呼吸，頸静脈拍動，肝頸静脈逆流，湿性ラ音の聴取，心音のⅢ音の聴取などである．

浮腫は，水分貯留によるものであり，下肢に出現しやすいが，顔面や体幹にも及ぶ．術後患者の場合，術側下腿の浮腫を通常認めるが，両側や体幹，顔面に認められる場合は心不全の増悪を疑う．

体重増加も水分貯留によるものであり，1週間あたりに2kg以上の増加は心不全の増悪が疑われる．

頸静脈圧上昇は，頸静脈怒張や頸静脈拍動などにより把握され，血管内水分量の増加を表す．急性心筋梗塞などによる急性左心不全においては左房圧の上昇によってその前方にある右心系の内圧が高まり，体水分量が増加する前に頸静脈怒張や頸静脈拍動が確認できる（図6）．

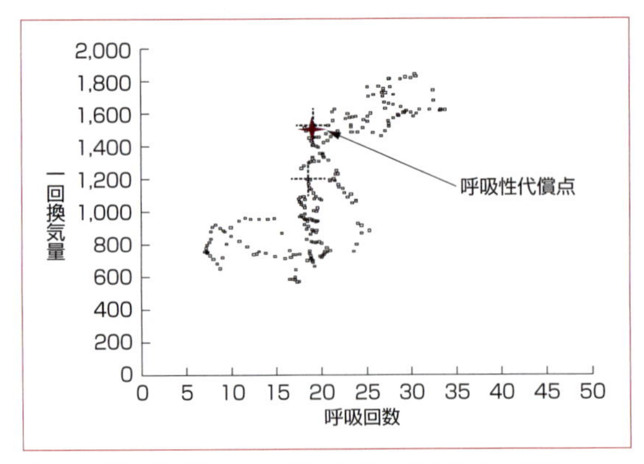


**図4　漸増運動中の1回換気量と呼吸回数の関係**

X軸が呼吸回数，Y軸が1回換気量．嫌気性代謝域値もしくは呼吸性代償点を超えると呼吸回数で必要換気量を維持する．この患者は，呼吸性代償点より呼吸回数で必要な換気量を確保している．

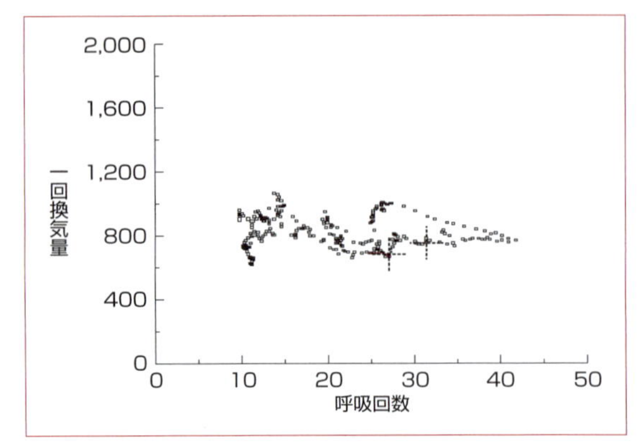


**図5　心不全患者にみられた漸増運動中のrapid shallow breathing**

運動強度の増加により1回換気量はほとんど増加せず，呼吸回数のみ増加．

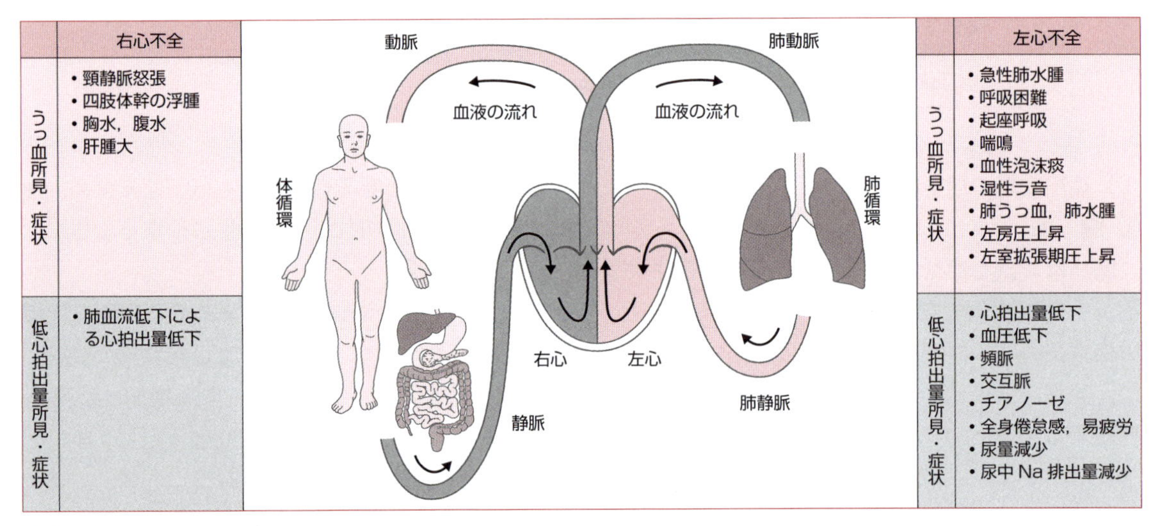


**図6　左心不全と右心不全**

うっ血を呈する部位に違いがあり，左心不全ではその前方（手前）になる肺に，右心不全では前方の四肢，体幹，消化管などにうっ血を認める．また，急性心筋梗塞などによる急性左心不全では，体水分貯留による四肢のうっ血を認める前に左房圧の上昇によって肺動脈圧が上昇し，そして右心系内圧がその影響で上昇し，頸静脈怒張や頸静脈拍動が確認できることがある．

肝頸静脈逆流は，腹部を圧迫することにより頸静脈拍動の最高点が1cm以上上昇するものである．正常人の場合は不変か逆に消失する．

起座呼吸は，臥床することにより強い息切れを訴えるものである．これは，重力により下肢や消化管に貯留していた血液が臥床することにより心臓へ灌流し，左心不全が増悪している場合，肺血液量の増加により肺がうっ血，肺コンプライアンスが減少して呼吸仕事量が増大し，息切れを発生する．また，夜間就寝時に発作性に起こるものもある（発作性夜間呼吸困難）．

湿性ラ音の聴取も左房内圧の上昇により，肺がうっ血し気管支の浮腫による閉塞や肺胞に漏出液が貯留することによって発生する．

Ⅲ音の聴取は，拡張早期において心房からの血液が勢いよく急速に充満する際に心室壁を振動さ

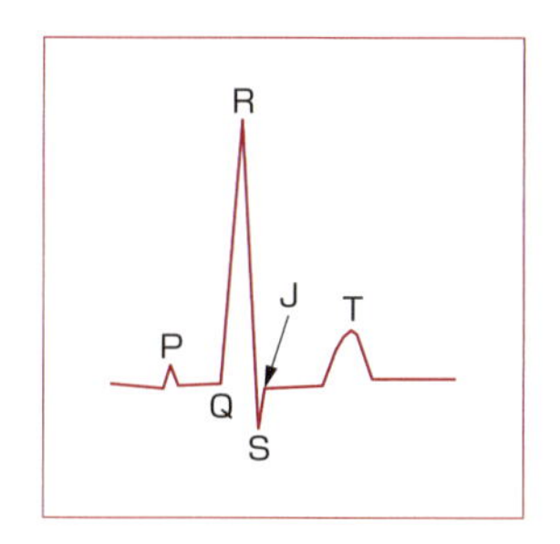


**図7　心電図波形と名称**

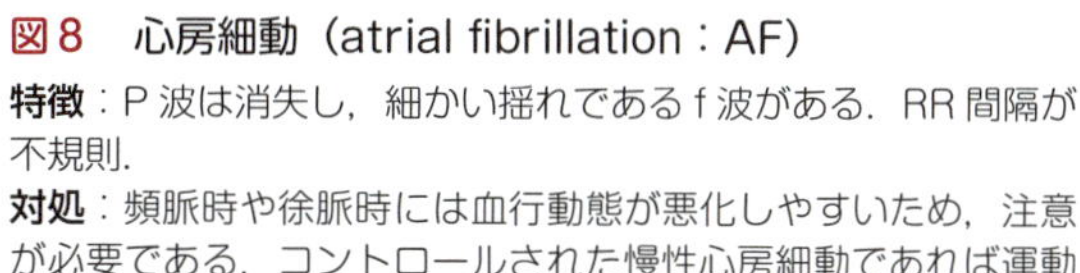


**図8　心房細動（atrial fibrillation：AF）**

**特徴**：P波は消失し，細かい揺れであるf波がある．RR間隔が不規則．

**対処**：頻脈時や徐脈時には血行動態が悪化しやすいため，注意が必要である．コントロールされた慢性心房細動であれば運動は可能である．新たに発生した際には運動を中止し，医師への報告が必要である．

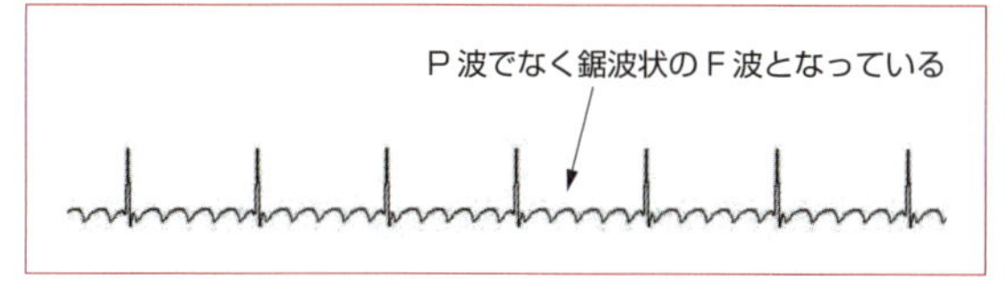


**図9　心房粗動（atrial flutter：AFL）**

**特徴**：P波は消失し，鋸歯状のF波がある．2：1や4：1などの房室伝導を呈する．F波の頻度は約250～350/分．

**対処**：頻脈時には血行動態が悪化しやすいため，注意が必要である．新たに発生した際には運動を中止し，医師への報告が必要である．

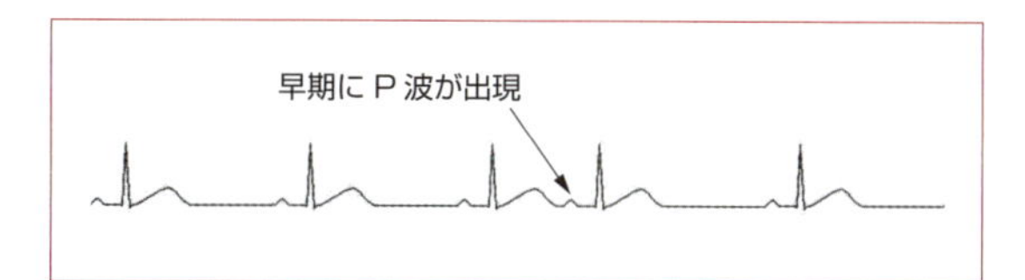


**図10　上室性期外収縮（supraventricular premature contraction：SVPC）**

**特徴**：基本調律と異なるP波が早期に出現．RR間隔が短縮．QRS波の形は基本調律と同じ．

**対処**：基本的には経過観察でよいが，運動中に頻度が増加する場合は，心房細動（AF）へ移行する可能性もあることから注意を要する．

せることで生じる音で，心不全悪化時に心尖部で聴取される．

肺野の1/3以上のラ音の聴取，Ⅲ音の聴取，末梢の浮腫，肝頸静脈逆流，起座呼吸，頸静脈圧上昇のなかで最も感度・特異度が高いのは，頸静脈圧上昇である[4]．

**④ 低灌流所見**

心疾患における低灌流所見は，心拍出量の低下から起こる．低血圧（収縮期血圧90mmHg未満），平均血圧低下（proportional pulse pressure 25％未満），交互脈，四肢冷感，チアノーゼ，疲労感，意識混濁，尿量減少などがみられる．

低灌流所見は，環境因子（気温）や患者因子（せん妄，腎機能障害，不眠，ストレス）などの影響も受けやすいので，関連のある因子の確認は必要である．

高齢の高血圧症患者では，降圧薬の増量などで血圧が想定以上に低下した場合，血圧低下に対する耐性が弱いため，わずかな血圧低下で起立性低血圧症状を起こし転倒することがあり，降圧薬が変更された際には注意する．

**2）心電図**

心電図は不整脈のほかに虚血による変化も評価可能なため，それらを判読できるのがよい．詳細は他書に譲り，判読すべき不整脈を紹介する（図7～18）．

虚血性の変化は，ST変化でとらえる．狭心症では，STが降下する．主に上昇型，水平型，下降型に分類され（図19），水平型，下降型の特異度が高いとされる．急性心筋梗塞では，ST部分が上昇する．発症から2～12時間程度経過すると，異常Q波（深さがR波の1/4以上）を認めるようになる．24時間以上経過するとSTは下降し始め，T波が逆転する．

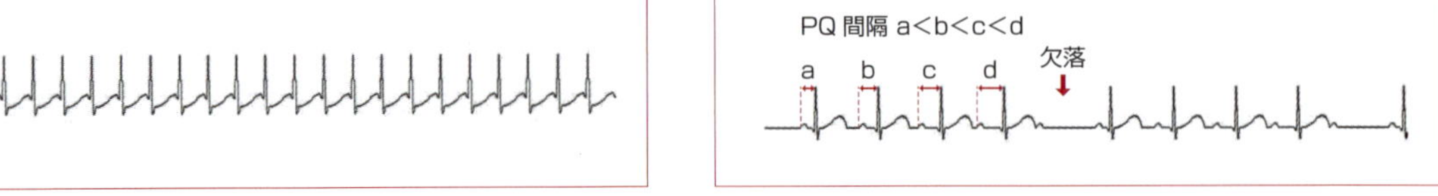


**図11　発作性上室頻拍（paroxysmal supraventricular tachycardia：PSVT）**

**特徴**：P 波は不明か，房調律時とは異なる．RR 間隔は一定．QRS 波は狭くほぼ正常波形．心拍数（HR）は 140 ～ 240 拍/分前後．

**対処**：血行動態に影響を与え，動悸やめまいなどを起こしやすいため，運動は中止し，医師への報告が必要．

**図12　2 度房室ブロックウェンケバッハ型(Wenckebach second degree atrioventricular block)**

**特徴**：PQ 時間が徐々に延長．QRS 波は脱落する．

**対処**：血圧や自覚症状などを注意深くモニタリングしながらであれば，運動は可能である．

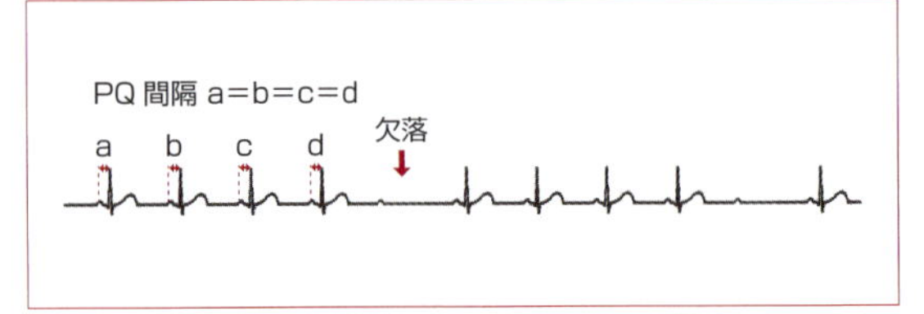


**図13　2 度房室ブロックモビッツⅡ型（Mobitz typeⅡ second degree atrioventricular block）**

**特徴**：正常な P 波が規則的に出現する．PQ 間隔の延長を伴わずに QRS 波が脱落する．

**対処**：血行動態を悪化させ，投薬やペースメーカ治療の適応ともなるため，即刻運動を中止し，医師への報告が必要である．

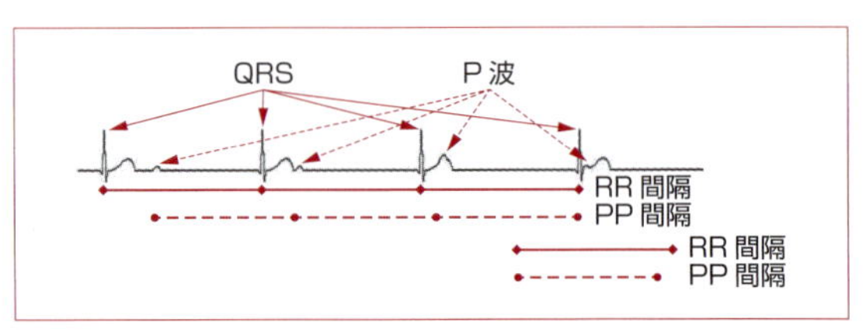


**図14　完全房室ブロック（complete atrioventricular block：CAVB）**

**特徴**：P 波と QRS 波がまったく無関係に出現する．PP 間隔より RR 間隔のほうが長い．

**対処**：血行動態を悪化させ，治療の適応となるため，即刻運動を中止し，医師への報告が必要．

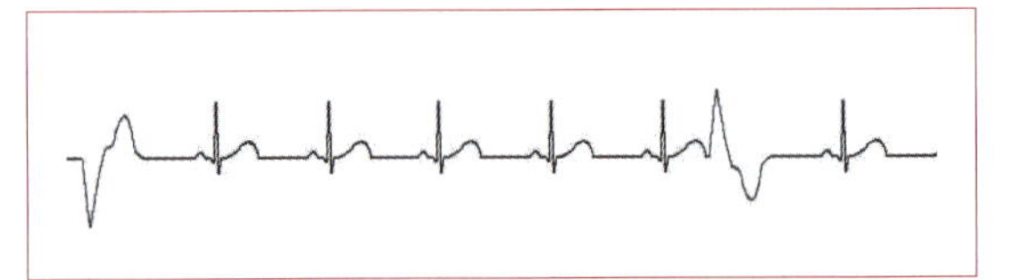

**図15　心室性期外収縮（premature ventricular contraction：PVC）**

**特徴**：QRS 波が基本調律より早期に出現．先行する P 波が消失．QRS 幅が広い．期外収縮の QRS 波を挟む RR 間隔は基本調律の RR 間隔の 2 倍．

**対処**：表 1 参照．

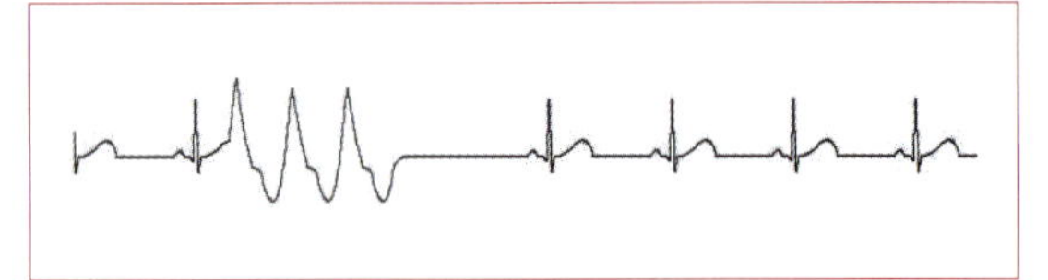

**図16　PVC short run**

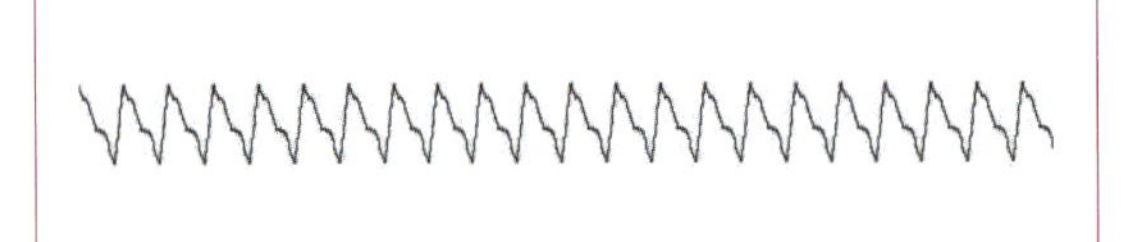

**図17　心室頻拍（ventricular tachycardia：VT）**

**特徴**：QRS 幅が広い．先行する P 波を認めない．心室起源性の期外収縮が 3 拍以上連続する．非持続性心室頻拍（NSVT）/short run 型：30 秒未満で停止するもの．持続性心室頻拍（SVT）：30 秒以上持続するもの．

**対処**：心拍出量の低下により意識消失する危険性あり．心室細動へ移行する危険性もあり．即刻運動を中止し，医師への報告が必要である．呼吸停止している状態では，人を集め即刻心肺蘇生術を開始する．

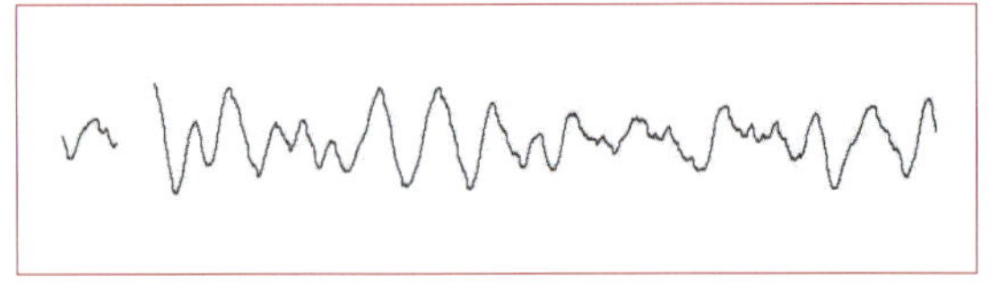

**図18　心室細動（ventricular fibrillation：VF）**

**特徴**：心室筋が無秩序に部分的な収縮を繰り返している状態．P・QRS・T 波の区別はつかない．波形の振幅や調律は不規則である．心拍出量の低下により意識消失，呼吸停止．

**対処**：人を集め即刻心肺蘇生術を開始する．

図19　狭心症によるST変化

J80はJ点より80msec後方で，通常の心電図のスピードであれば，J点から数えて2mm（2目盛り）あとの点.
上昇型，水平型，下降型の順に虚血の感度が高くなる.

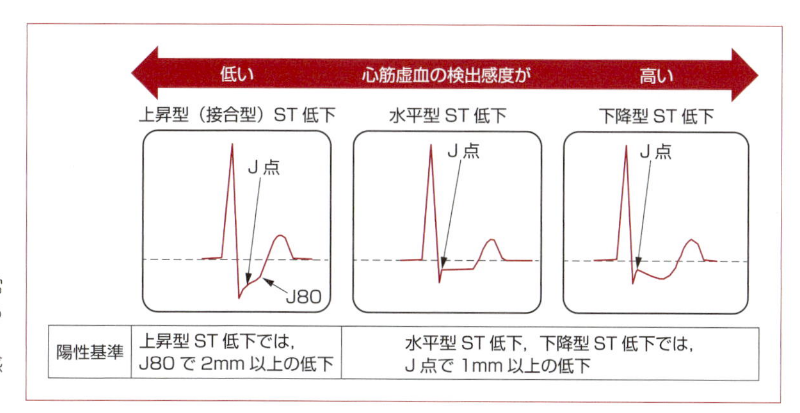


| 陽性基準 | 上昇型ST低下では，J80で2mm以上の低下 | 水平型ST低下，下降型ST低下では，J点で1mm以上の低下 |
|---|---|---|

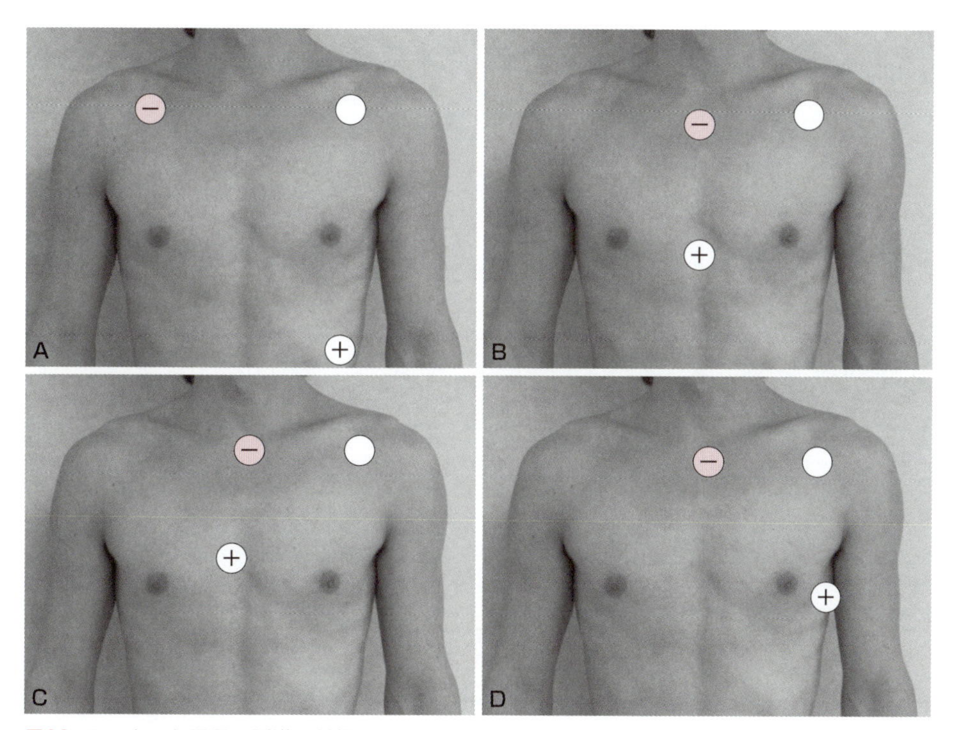


図20　モニター心電図の誘導の種類

A：Ⅱ誘導.
B：NASA誘導．筋電図の混入が少ない.
C：CM1．P波を観察しやすく，不整脈の判定で脚ブロックや心室期外収縮の起源の判定などが容易.
D：CM5．左室前壁から側壁の虚血に伴うST変化を観察しやすい.

クリニカル・テクニック

## モニター心電図（図20，21）

虚血の部位の特定や詳細な不整脈の評価は12誘導心電図が必要であるが，モニター心電図でも電極の位置を張り替えることで近似した波形を読み取ることが可能である．胸骨柄に赤い端子(－)を設置し，緑色の端子(＋)を12誘導心電図の胸壁誘導に応じた位置へそれぞれ順に装着する．CM5は，12

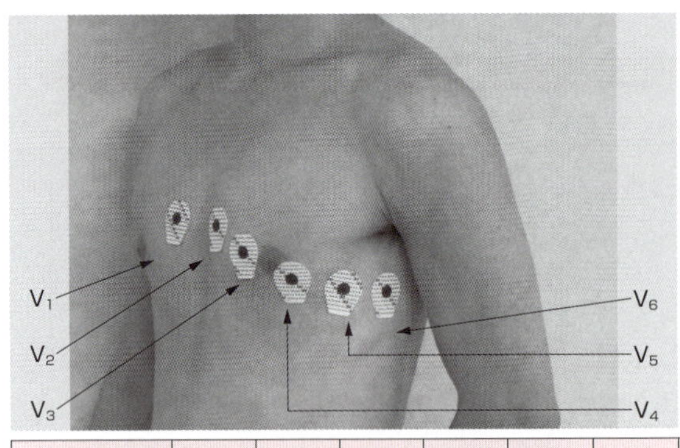


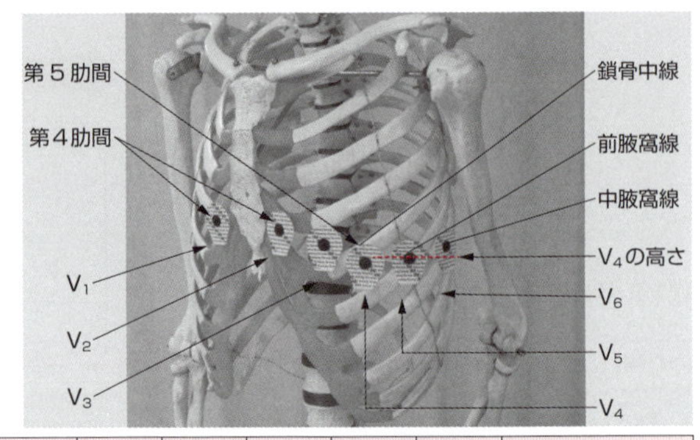


| | Ⅰ | Ⅱ | Ⅲ | $_aV_R$ | $_aV_L$ | $_aV_F$ | $V_1$ | $V_2$ | $V_3$ | $V_4$ | $V_5$ | $V_6$ | 主な閉塞枝 |
|---|---|---|---|---|---|---|---|---|---|---|---|---|---|
| 前壁 | | | | | | | | | ◎ | ◎ | | | LAD |
| 前壁中隔 | | | | | | | ◎ | ◎ | ◎ | ▲ | | | LAD |
| 前壁側壁 | ◎ | | | | ◎ | | | | ▲ | ◎ | ◎ | ◎ | LAD & LCX |
| 広範囲前壁 | ◎ | | | | ◎ | | ◎ | ◎ | | ◎ | ◎ | ◎ | LCA |
| 側壁 | ◎ | | | | ◎ | | | | | | ◎ | ◎ | LCX |
| 高位側壁 | ◎ | | | | ◎ | | | | | | | | LAD & LCX |
| 下側壁 | ◎ | ◎ | ◎ | | ◎ | ◎ | | | | ▲ | ◎ | ◎ | LCX |
| 下壁 | | ◎ | ◎ | | | ◎ | | | | | | | RCA & LCX |

**図21　胸部誘導の位置と虚血部位，ST 変化の関係**
◎：心電図異常が出現することが多い，▲：心電図異常が出現することもある，LAD：左前下行枝，LCX：左回旋枝，LCA：左冠動脈，RCA：右冠動脈

誘導心電図の $V_5$ と近似して左室前壁から側壁の ST 変化をとらえやすく，虚血の判断にむいている．Ⅱ誘導または CM 1 は P 波の確認がしやすく，不整脈の判断に使用しやすい（表１）．

# Ⅱ 安全かつ効果的な運動負荷①（表２）

## 1 運動頻度

術前もしくは保存的加療の患者に関しては，膝関節の状態を考慮して週に３回程度が望ましい．疼痛の増悪などがなければ頻度を増加する．

## 2 運動強度

有酸素運動における運動強度の決定について述べる．本来負荷強度は，心肺運動負荷試験を行い嫌気性代謝域値で運動処方するのが最も安全で理想的であるが，施設環境や患者の膝関節の状態により不可能なことが多い．この際には，可能な限り心電図モニタリング下で心拍数を安静時心拍数＋20 拍，β遮断薬（表３）を使用している場合は心拍数の増加が抑制されるため，安静時心拍数＋10 拍，自覚的運動強度としてはボルグスケールの 11～13 にとどめる程度の負荷から開始する．

抵抗運動に関しては，低強度で行う場合は 1 回最大反復回数（1 repetition maximum：1 RM）

**表1　Lown 分類**

| グレード | 心電図所見 |
|---|---|
| Grade 0 | 心室性不整脈なし |
| Grade Ⅰ | 心室性期外収縮　1 時間に 30 個未満 |
| Grade Ⅱ | 心室性期外収縮　1 時間に 30 個以上 |
| Grade Ⅲ | 多型性心室性期外収縮 |
| Grade Ⅳa | 心室性期外収縮　2 連発 |
| Grade Ⅳb | 心室性期外収縮　3 連発（short run，図 16）以上 |
| Grad eV | R on T 型 |

grade Ⅳb，grade Ⅴの不整脈では原則的に運動は中止．
grade Ⅳa 以下でも運動によって頻度が増加する場合は，心負荷が増大している可能性があるため中止も考慮．

**表2　運動処方**

| 有酸素運動 |
|---|
| 頻度：週 3～5 日程度* |
| 強度：安静時心拍数＋20 拍** |
| 　　自覚的運動強度　ボルグスケール 11～13 |
| 　　Karvonen の式（最高 HR－安静時 HR）×k＋安静時 HR*** |
| 時間：20～30 分**** |
| **抵抗運動** |
| 頻度：週 2 日程度* |
| 強度：8～15 回繰り返し行える負荷量 |
| 　　自覚的運動強度　ボルグスケール 10～13 |
| 　　膝関節に痛みの生じない程度 |

HR：心拍数
*膝関節の状態による．
**β遮断薬使用者は安静時 HR＋10 拍から開始．問題がなければ徐々に増加し，安静時 HR＋30 拍まで，β遮断薬が使用されていれば＋20 拍．
***k は，心不全 0.3～0.5，高リスク症例 0.4～0.5，若年健常例 0.6．
****5 分程度から開始し，1 日合計で 20～30 分．

**表3　β遮断薬**

| | 一般名 | 製品名 |
|---|---|---|
| β遮断薬 | アテノロール | テノーミン |
| | ビソプロロール | メインテート，ビソノ |
| | ベタキソロール | ケルロング |
| | メトプロロール | ロプレソール，セロケン |
| | アセブトロール | アセタノール |
| | セリプロロール | セレクトール |
| | プロプラノロール | インデラル |
| | ナドロール | ナディック |
| | カルデオロール | ミケラン |
| | ピンドロール | カルビスケン |
| | ニプラジロール | ハイパジール |
| αβ遮断薬 | アモスラロール | ローガン |
| | アロチノロール | アロチノロール塩酸塩 |
| | カルベジロール | アーチスト |
| | ラベタロール | トランデート |
| | ベパントロール | カルバン |

の 20～30％での 8～15 回，ボルグスケールの 10～13 で繰りかえし行うことのできる運動を行う．1 RM の 50％以上の負荷をかける際は 1ヵ月程度の監視下での有酸素運動で安全性の確認後に，膝関節に痛みが生じずに 8～15 回繰り返し反復できる負荷量（ボルグスケール 10～13）で行う．また，ゆっくりとした運動で，筋を収縮させる際には息を吐きながら施行する．この際の循環器系の反応としては血圧の上昇が心拍数増加より大きくなるので，有酸素運動時の安静時心拍数＋20 拍（もしくは安静時心拍数＋10 拍）と，そのときの収縮期血圧をかけた二重積を超えないように負

荷量をコントロールする．

なお，自覚的運動強度は個人差が大きいため参考程度とし，他覚的に“楽”なのか“努力を要している”かを判断すること．

## 3 運動時間

通常は，20～30分程度の運動をすすめる．しかし，ほとんど身体活動を行っていなかった患者では，人工関節置換術後数週経過したのちでも連続20分の運動は困難なことがあり，5分程度の運動を日に数回行う短時間高頻度から徐々に増加するのがよい．

## 4 運動方法

心疾患患者に対してすすめられるのは，歩行などによる有酸素運動である．しかし，膝OA患者の場合，疼痛のため長時間の歩行運動が困難なことが多い．体重を免荷することにより膝関節自体への負荷を軽減した筋へのアプローチとして，自転車駆動が可能な場合は自転車エルゴメータを施行することが多い．

## 5 歩行距離を延長するための適切な補助具の利用

歩行補助具が必要な患者に対し，適切な補助具を選択し使用することは疼痛を緩和するだけでなく，6分間歩行試験における歩行距離を延長し，かつ酸素消費量を減少させる[5]．これは，酸素代謝効率を改善することにより心負荷を軽減し，安全に歩行運動を行いやすくすることを示唆している．

# Ⅲ 理学療法プログラムの実際

## 1 日常的な心疾患によるリスクの把握

### 1）治療開始前の評価

理学療法開始前に，膝関節の評価や歩容の観察のみでなく全身の症状について問診，視診，触診を行う．また，初回には心疾患の既往や糖尿病，高血圧，脂質異常症，喫煙など虚血性心疾患の基礎疾患の有無を把握しておく．

**① 問　診**

問診では，

1）最近の疲労感
2）夜間の息切れ
3）労作時の息切れや胸部症状
4）食欲
5）不眠

について質問をする．1)，2)，4)，5) については心不全症状を，3) については労作性狭心症と心不全についての質問になる．

息切れに関しては，“どのようなときに”“どのようにすると”息切れが出現するのか，“一時的なもの”“持続するもの”“増悪してきているもの”なのかを聴取する．高齢者では“歳をとっているから仕方ない”と勘違いしていることがあるので，注意して聴取する．また，起座呼吸や発作性夜間呼吸困難が原因で不眠となっている患者もいるので，不眠の状態も詳しく聴取する．

体重も聴取する．1週間に2kg以上増加する場合は心不全の増悪の可能性があり，心疾患を有している患者では体重を毎日記録させる．

**② 視　診**

視診では，顔や四肢のしわの状態や皮膚色，頸

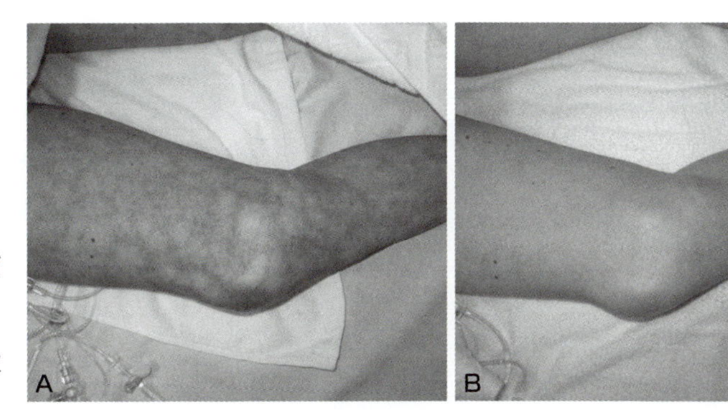


**図22　下肢に出現した網状チアノーゼ**
A：治療前
B：治療後
顔や口唇，爪床だけでなく，上下肢の皮膚上にも現れる．

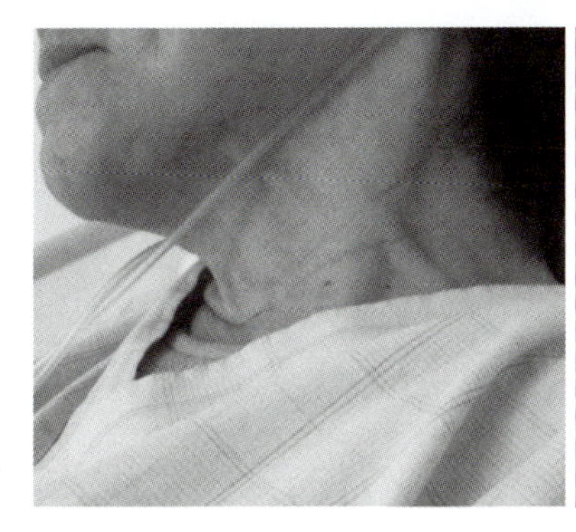
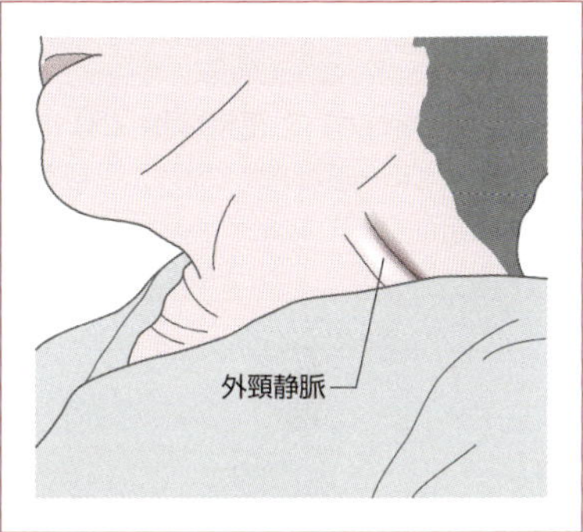


**図23　外頸静脈の怒張**
ベッド上でヘッドアップ90°であるが，外頸静脈がはっきりと視認できる．

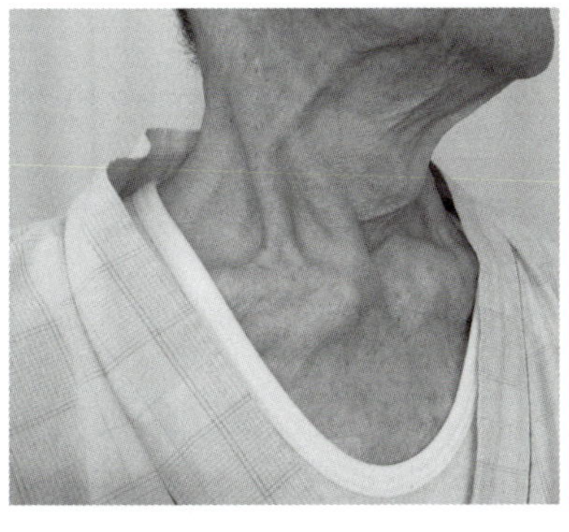
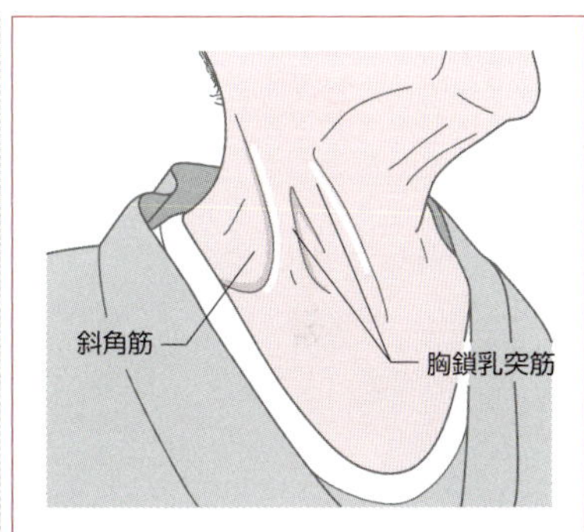


**図24　慢性肺気腫による頸部の吸気補助筋の変化**
慢性肺気腫により胸鎖乳突筋や斜角筋の発達および吸気時に収縮が認められる．

部，汗を観察する．

皮膚のしわなどを観察することにより，浮腫などのうっ血所見やチアノーゼなどの低灌流所見を観察する（図22）．

頸部を観察することにより，頸静脈の怒張や頸静脈拍動を観察する（図23）．また，斜角筋や胸鎖乳突筋などの吸気補助筋の活動や発達の程度を観察し，慢性肺疾患の存在を推察する（図24）．

ばち指を有している患者の多くは肺がんや間質性肺炎患者であるが，心不全を有している患者でも認められることがあるので注意する（図25）．

爪を軽く圧迫すると，心拍に同期して赤と白の境界が繰り返し動く現象をクインケ（Quincke）徴候といい（図26），大動脈弁閉鎖不全の存在を疑う．また，大動脈弁閉鎖不全では心拍にあわせて頭部が揺れるミュッセ（Musset）徴候を認めることがある（図27）．

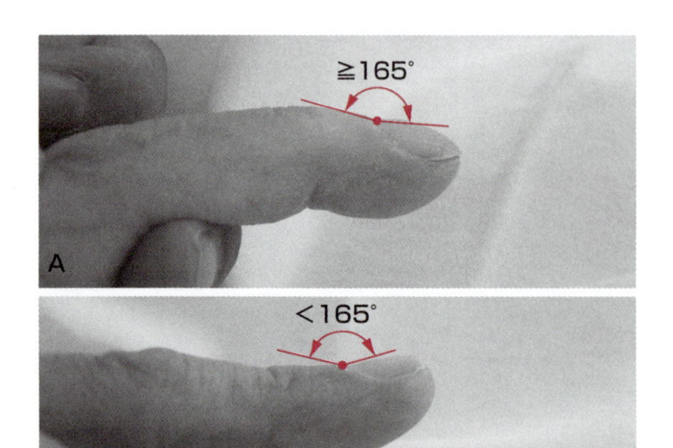


図25　ばち指（A）と正常な指（B）

爪床と表皮との角度は正常では165°未満である.

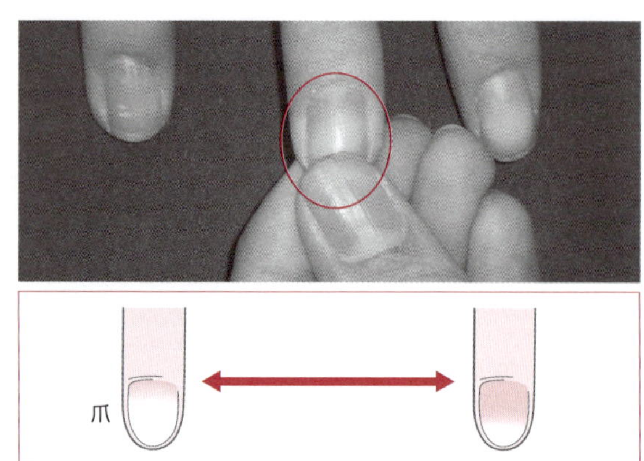


図26　クインケ（Quincke）徴候

軽く圧迫すると，爪床色の赤と白の境界が心拍に合わせて繰り返し動くのが観察できる.

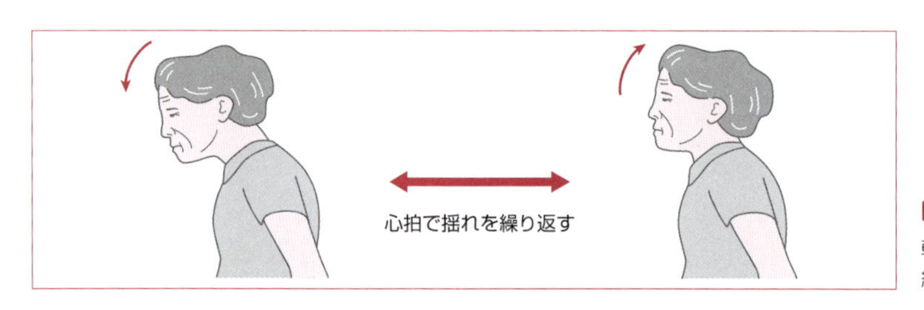


図27　ミュッセ（Musset）徴候

軽くうなずくような頭部の揺れを心拍で繰り返す.

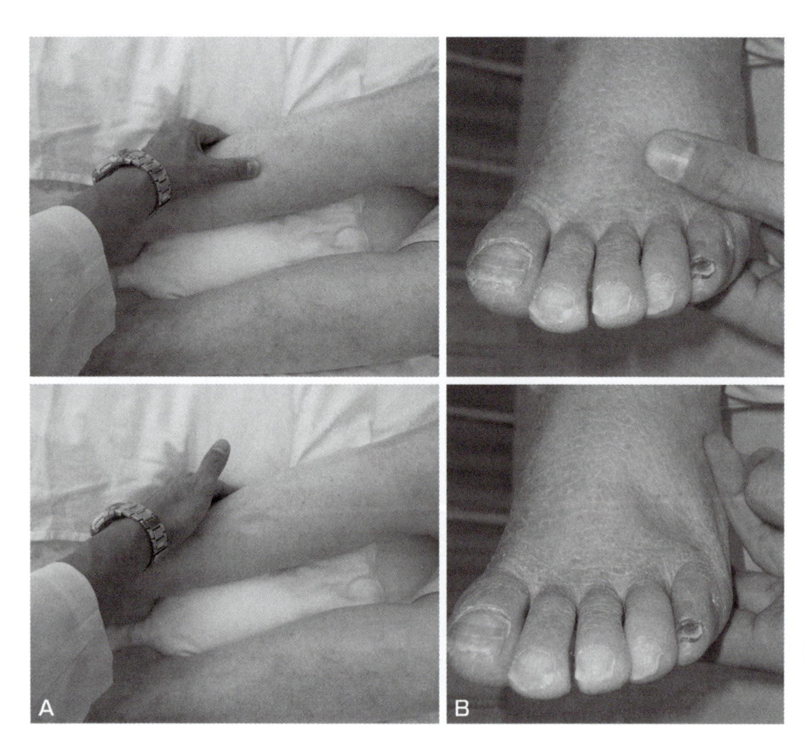


図28　浮　腫

A：脛骨内側面の浮腫
B：足部外側背面の浮腫

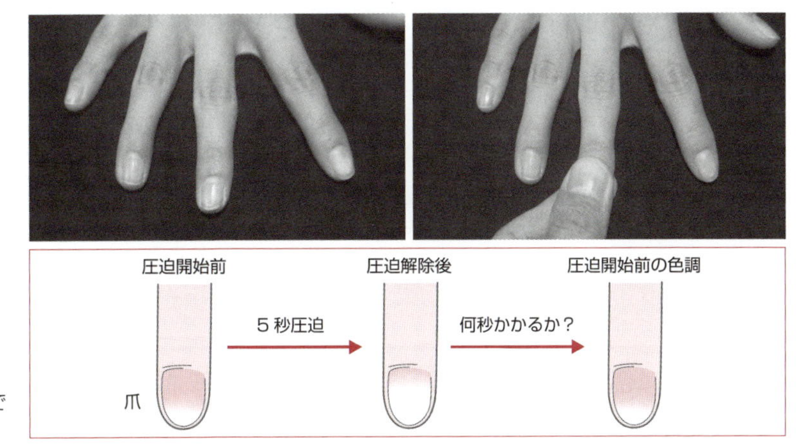


**図29 毛細血管再充満時間**
圧迫解除後元の色調に戻るまでの時間で評価する.

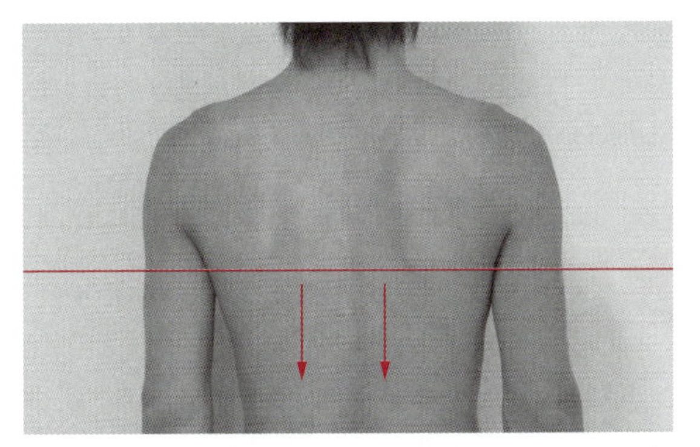

**図30 胸水貯留で呼吸音や打診音の変化をとらえやすい部位**
背面の肩甲骨下角より尾側の肺野の呼吸音が聞き取りづらくなる. 座位での聴診でわかりやすくなる.

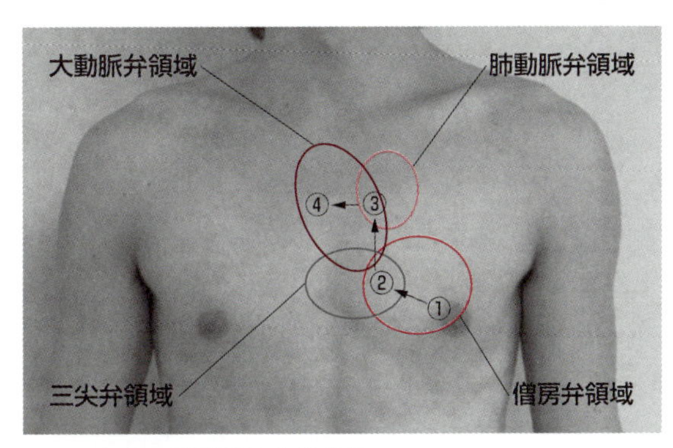


**図31 心音の聴診順と各弁領域**
①心尖部→②三尖弁領域→③肺動脈弁領域→④大動脈弁領域の順に聴診する.

### ③ 触　診

下肢の浮腫は, 通常, 脛骨内側面を圧迫することでできる陥凹で確認する(図28-A). また, 脛骨内側面で認めなくても足部外側背面で認めることが多い(図28-B). ただし, 膝OA患者の場合は, 疼痛や関節可動域制限のために長時間端座位をとることにより下腿以遠に浮腫を生じることが多いので, 体重と比較して評価する. また, 一側下肢のみ, または一側下肢に強い浮腫を認める場合は, 深部血栓性静脈炎を疑う.

うっ血が進行すると皮膚の状態は湿潤となり, 浮腫を生じ, 低灌流が悪化すると冷感が強くなる.

心臓の高さで中指の爪を5秒間圧迫し, 圧迫解除後の爪床色が戻る時間は, 毛細血管再充満時間(capillary refill time)と呼ばれ, 3秒(高齢者では4秒)以上かかる場合は(図29), 心不全などによる末梢循環不全を示唆する.

### ④ 聴診, 打診

心不全が悪化して肺うっ血が進行すると, 胸部聴診上捻髪音や水泡音が聴取される. また, 胸水が増加すると座位や立位では下肺野の呼吸音が聴取しづらくなったり(図30), 気管支音化し, 打診上濁音となる. 心音は心不全の増悪により, 奔馬調律(ギャロップ音)やⅢ音, Ⅳ音などの過剰心音が聴取される. また, 弁膜症や心房中隔, 心室中隔に欠損がある場合, 疾患に応じた心雑音(図31)が聴取される.

表4　運動負荷中止基準

| | |
|---|---|
| 1. 症　状 | 狭心痛，呼吸困難，失神，めまい，ふらつき，下肢疼痛（跛行） |
| 2. 徴　候 | チアノーゼ．顔面蒼白，冷汗，運動失調 |
| 3. 血　圧 | 収縮期血圧の上昇不良ないし進行性低下，異常な血圧上昇（225mmHg以上） |
| 4. 心電図 | 明らかな虚血性ST-T変化，調律異常（著明な頻脈ないし徐脈，心室性頻拍，頻発する不整脈，心房細動，R on T，心室性期外収縮など），Ⅱ～Ⅲ度の房室ブロック |

（文献7）より引用）

# Ⅳ 安全かつ効果的な運動負荷②

## 1 運動負荷量

運動負荷量の決定の基本は，その患者の運動耐容能，筋力に適合させることである．問診で20～30分の連続した有酸素運動が困難な患者や歩行が困難と感じている患者は，日常の身体活動量が減少しているために運動耐容能が著明に低下していることが多く，最初は連続でなく5分程度で休憩を入れながら数セット，1日合計で20～30分の運動から開始する．関節症状の増悪がなく，持続した運動の時間が延長するにつれ，1日のセット数を漸減させていく．20分程度連続して可能となれば，運動強度を増加する．

持続的な運動を施行する際の施行のタイミングとしては，糖尿病患者では食事直後は血糖値がまだ降下し続けているため，低血糖発作を惹起する可能性があり，狭心症患者では消化管への血液量が増加し，狭心症発作を惹起しやすくなっているため，可能な限り食後直ぐは避ける．

## 2 ウォームアップ，クールダウン

明らかに心血管疾患を有している場合は，有酸素運動や抵抗運動の前後に，座位でもよいので簡単な自分で行うウォームアップとクールダウンを行い，心負荷の急速な増加や運動後の低血圧を予防する．心血管疾患患者の運動療法中の事故は，2/3以上がウォームアップやクールダウン中に発生する[6]と報告されており，事故防止の観点からも重要である．

## 3 運動療法中止基準

心疾患における運動負荷中止基準[7]を表4に示す．基本的には設定した心拍数以上になった場合は，休憩を入れて回復後再開する．症状のない慢性心房細動では，運動時に150拍/分程度までであれば運動療法を許容するが，運動前や運動後にも持続する場合は休止もしくは中止し，医師に相談する．

日頃息切れが生じなかった運動負荷量で息切れが明らかに生じている場合，心機能が何らかの原因で低下していることも推察されるため，ほかの所見の確認も行い医師に相談する．また，“息切れ”を感じ取るためにも運動療法中は患者とよく会話し，呼吸様式や息継ぎのタイミングなどから息切れの程度を把握する．

## 4 運動方法

スポーツ施設を除き，体重による膝関節への負荷を軽減するような水中ウォーキングは困難であ

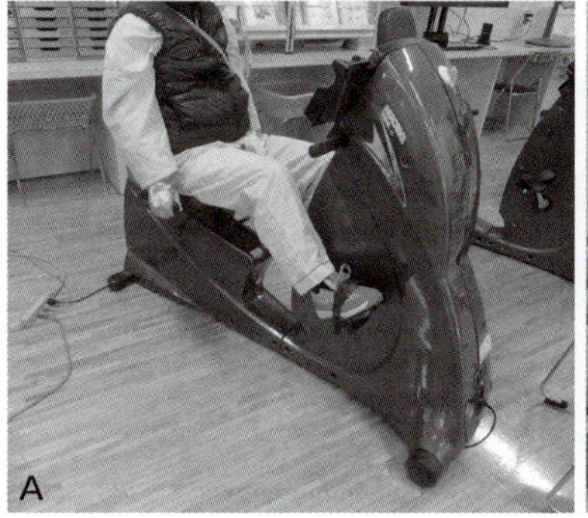

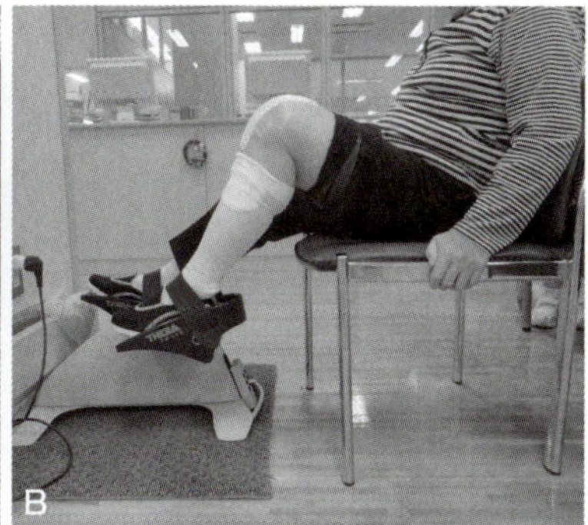

図32 リカンベントエルゴメータ（A）と床設置型駆動ユニット（B）

椅子を前後に移動し，運動可能な関節可動域の範囲内で施行する．

る．自転車エルゴメータを用いて行うことも多いが，膝関節の可動域によってはシートの高さを上げすぎたことによる殿部への体重負荷で痛みが生じたり，あるいは下肢がペダルに届かず有効な駆動力にならないこともある．この際は，リカンベントタイプのエルゴメータや床に直接駆動ユニットを設置するものなどにすると（図32），臀部や膝関節への体重負荷を低減することが可能で，ペダル駆動も可能である．

## おわりに

膝OA患者は心血管疾患のリスクを有するため，理学療法中の事故防止の観点からも循環動態を把握することが重要である．また，膝OA患者の長期予後の改善のためにも定期的な運動を含め，身体活動の増加をすすめる必要がある．

### 文献


1）Hirayama A et al：Assessing the cardiovascular risk between celecoxib and nonselective nonsteroidal antiinflammatory drugs in patients with rheumatoid arthritis and osteoarthritis：a 3-year nationwide comparative observational study in Japan（ACEPT）. Circ J 78：194-205, 2014

2）Nüesch E et al：All cause and disease specific mortality in patients with knee or hip osteoarthritis：population based cohort study. BMJ 342：d1165, 2011

3）Tsuboi M et al：Do musculoskeletal degenerative diseases affect mortality and cause of death after 10 years in Japan? J Bone Miner Metab 29：217-223, 2011

4）Drazner MH et al：Value of clinician assessment of hemodynamics in advanced heart failure：the ESCAPE trial. Circ Heart Fail 1：170-177, 2008

5）Jones A et al：Impact of cane use on pain, function, general health and energy expenditure during gait in patients with knee osteoarthritis：a randomised controlled trial. Ann Rheum Dis 71：172-179, 2012

6）Haskell WL：Cardiovascular complications during exercise training of cardiac patients. Circulation 57：920-924, 1978

7）野原隆司ほか：心血管疾患におけるリハビリテーションに関するガイドライン，2012年改訂版．http://www.j-circ.or.jp/guideline/pdf/JCS2012_nohara_h.pdf（2015年12月3日）

# 肥満のコントロールから膝OAにかかわる

森本 信三

## 肥満のコントロールのための着眼点

- 肥満者の疼痛軽減，身体機能向上には体重コントロールを行う．
- 肥満者の減量に対して行動変容のための認知行動療法が有効である．

肥満を有する膝OA患者に対しての減量は，疼痛管理，身体機能向上に有効である．運動習慣のない肥満者に対しては行動変容の知識・技術が実用的な方法である．

## I なぜ体重コントロールが必要なのか？

### 1 日本人の肥満の現状

肥満と変形性膝関節症（knee osteoarthritis：膝OA）の関係を把握するためには，まず肥満のことを十分に知っておく必要がある．日本人の肥満の実態を知るには，毎年行われている国民健康・栄養調査（2002年までは国民栄養調査）のデータが有用である．

「平成25年国民健康・栄養調査」の結果では，男性の肥満者の割合は28.6％であり，2003年からみると2010年までは増加傾向であり，2011年からは変化がみられなかった．女性の肥満者の割合は20.3％であり，10年間で減少傾向にあるが，加齢とともに肥満者の割合が増加している．男性は40歳代から肥満者が増え，40歳代で34.9％と最も高値を示す．女性では20～40歳代で肥満者は少なく，50歳代以降増加し，70歳代では男女がほぼ同率になる[1]．

国際比較においては，Organization for Economic Co-operation and Development（OECD）のHealth Dataに登録されている“obesity（BMI≧30）”および“overweight（25≦BMI<30）”の有病率に基づき，日本人のデータを比較したものがある．男女ともに，“obesity”と“overweight”をあわせた割合は韓国よりも低く，30ヵ国中最低であった．また，BMI≧30の割合は，最も高い米国と比較して約10分の1であった[2]．

### 2 肥満と肥満症とは[2]

日本肥満学会では，肥満は脂肪組織が過剰に蓄積した状態であるとし，肥満の判定には体脂肪量との相関が高い体格指数であるBMIが国際的に用いられている．世界保健機関（WHO）基準ではBMI30以上を肥満とし，欧米で用いられている．日本では肥満に関連する疾患群が急速に増加して

**表1**　肥満の判定と肥満症の診断基準

肥満の定義：
　脂肪組織が過剰に蓄積した状態で，BMI 25 kg/m$^2$ 以上のもの．
肥満の判定：
　身長あたりの体重指数：BMI＝体重（kg）÷身長（m）$^2$ をもとに下表のごとく判定する．

**表　肥満度分類**

| BMI (kg/m$^2$) | 判定 | WHO 基準 |
|---|---|---|
| ＜18.5 | 低体重 | Underweight |
| 18.5≦～＜25 | 普通体重 | Normal range |
| 25≦～＜30 | 肥満（1 度） | Pre-obese |
| 30≦～＜35 | 肥満（2 度） | Obese class Ⅰ |
| 35≦～＜40 | 肥満（3 度） | Obese class Ⅱ |
| 40≦ | 肥満（4 度） | Obese class Ⅲ |

注1）ただし，肥満（BMI≧25）は，医学的に減量を要する状態とは限らない．
なお，標準体重（理想体重）は最も疾病の少ない BMI 22 を基準として，
標準体重（kg）＝身長（m）$^2$×22 で計算された値とする．
注2）BMI≧35 を高度肥満と定義する．

肥満症の定義：
　肥満症とは肥満に起因ないし関連する健康障害を合併するか，その合併が予測される場合で，医学的に減量を必要とする病態をいい，疾患単位として取り扱う．
肥満症の診断：
　肥満と判定されたもの（BMI≧25）のうち，以下のいずれかの条件を満たすもの．
　1）肥満に起因ないし関連し，減量を要する（減量により改善する，または進展が防止される）健康障害を有するもの．
　2）健康障害を伴いやすいハイリスク肥満
　　ウエスト周囲長のスクリーニングにより内臓脂肪蓄積を疑われ，腹部 CT 検査によって診断された内臓脂肪型肥満．

（文献 2）より引用）

**表2**　肥満に起因ないし関連し，減量を要する健康障害

Ⅰ．肥満症の診断基準に必要な合併症
　1）耐糖能障害（2 型糖尿病，耐糖能異常など）
　2）脂質異常症
　3）高血圧
　4）高尿酸血症，痛風
　5）冠動脈疾患：心筋梗塞，狭心症
　6）脳梗塞：脳血栓症，一過性脳虚血発作（TIA）
　7）脂肪肝（非アルコール性脂肪性肝疾患〈NAFLD〉）
　8）月経異常，妊娠合併症（妊娠高血圧症候群，妊娠糖尿病，難産）
＊9）睡眠時無呼吸症候群（SAS），肥満低換気症候群
＊10）整形外科的疾患：変形性関節症（膝・股関節），変形性脊椎症，腰痛症
　11）肥満関連腎臓病
Ⅱ．診断基準には含めないが，肥満に関連する疾患
　1．良性疾患：胆石症，静脈血栓症，肺塞栓症，気管支喘息，皮膚疾患（偽性黒色表皮腫，摩擦疹，汗疹）
　2．悪性疾患：胆道がん，大腸がん，乳がん，子宮内膜がん

＊脂肪細胞の量的異常がより強く関与．

（文献 2）より引用）

おり，欧米人と比べると肥満の程度が比較的軽い段階で肥満関連疾患を発症していることから，BMI25 以上を肥満と判定し（**表1**），WHO 基準より低くなっている．また，肥満症とは肥満に起因ないし関連して発症する健康障害の予防および治療に医学的に減量が必要である病態をいい，疾患単位として取り扱われている（**表2，図1**）．

　肥満症の診断基準に必須な合併症として，脂肪

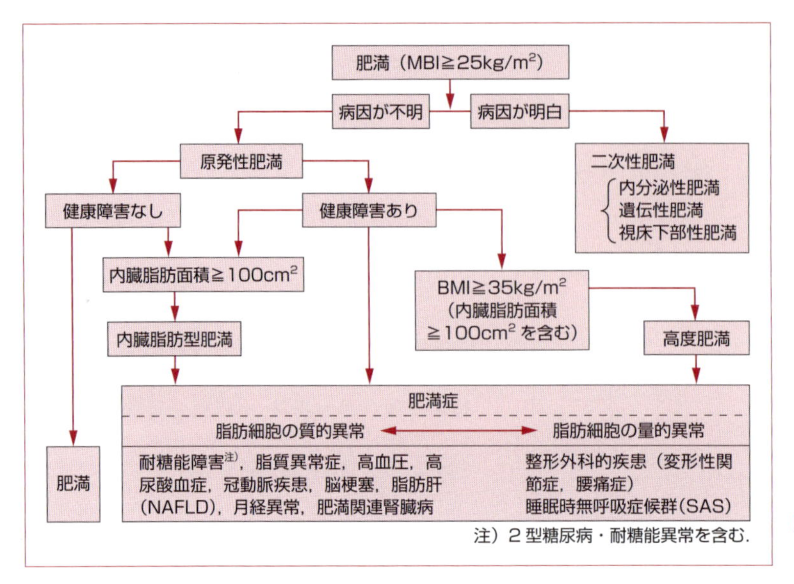


**図1　肥満症診断のフローチャート**
（文献2）より引用）

**表3　片方の膝にかかる負荷**

| 体重 | 静止立位時 | 歩行時 | 階段昇降時 |
|---|---|---|---|
| 60kgの人 | 30kg | 90kg | 150kg |
| 80kgの人 | 40kg | 120kg | 200kg |

細胞の質的異常と量的異常があり，脂肪細胞の量的異常が強く関与する整形外科的疾患に変形性股関節症，膝OA，変形性脊椎症，腰痛症があり，これらに対して減量を必要とされている．

## 3 肥満と膝OAの関係

膝OAの危険因子は，加齢，女性，肥満，膝内反変形，外側スラスト，大腿四頭筋の筋力低下などであるといわれている[3]．そのなかで，肥満は変形性関節症に対する重要な危険因子であり，膝関節症のほうが股関節症より，より関連が深く，肥満の重要な危険因子である．

膝OAはO脚変形や椅子からの立ち上がり動作時・歩行時・階段昇降時の膝の内側痛や膝窩部痛などが特徴である．体重60kgの人が静止立位時に片方の膝にかかる負荷量は約30kgであるが，歩行時には静止立位時の3倍の90kgであり，階段昇降時には静止立位時の5倍の150kgであり，体重が増加するとさらに膝への負荷が多くなり，膝関節の軟骨をすり減らし，肥満による膝OAの発症リスクが増大する（表3）．

膝OAの発症を予防するためには，40歳以下の時点でBMI25以下に維持することで発症リスクを低下させることができることから，適切なBMIを維持することが重要である．また，肥満の膝OA患者のQOLを維持させるためには，減量することにより症状を抑制することができる．減量においては，体重の約5％（体重60kgであれば3kg）を減量することにより症状が軽減するとの報告や，肥満者では人工膝関節全置換術の術後成績が劣るという報告が多くある[4]．体重の約5％の減量では，腹囲の短縮はわずかであっても，膝OAの症状の改善以外にも，血糖値や脂質，血圧も改善させる効果がある．しかし，減量によりさまざまな効果が認められるが，筋肉の重量を減らさないように，栄養療法のみならず運動療法も組み合わせて実践する必要がある．

また，肥満や生活習慣の乱れは，メタボリックシンドローム（メタボ）とロコモティブシンドローム（ロコモ）の共通要因であるといわれている．

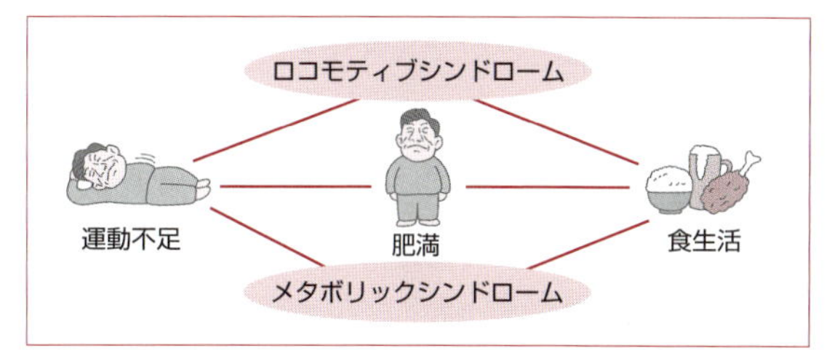


図2　ロコモティブシンドロームとメタボリックシンドロームの要因

肥満や生活習慣の乱れは，ロコモティブシンドロームとメタボリックシンドロームの共通要因.

（文献5）より引用，一部改変）

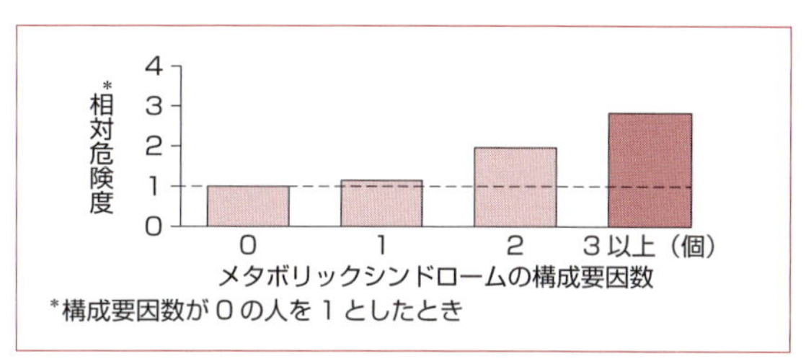


図3　メタボリックシンドロームの構成要因数と膝OAとの関係

メタボリックシンドロームの構成要因に3つ以上あてはまると膝OAのリスクが約2.7倍高まる.（文献5）より引用，一部改変）

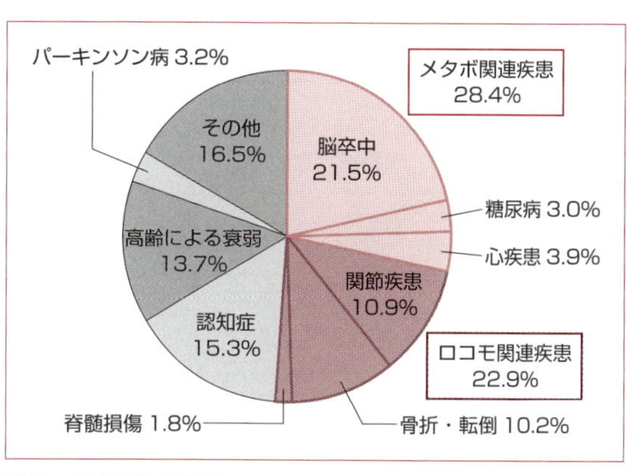


図4　要介護の原因

（厚生労働省：国民生活基礎調査，2010より引用，一部改変）

肥満がロコモティブシンドロームの主要疾患である膝OAのリスクを高めること，またメタボリックシンドロームの構成要因にあてはまる数が多いほど膝OAのリスクが高まるといわれ[5]，介護予防の2大要因であるメタボリックシンドロームとロコモティブシンドロームは，どちらも最大の予防は，肥満の解消と生活習慣の改善にある（図2～4）.

# Ⅱ 減量に対して行動変容のための認知行動療法を行う

## 1 運動習慣の現状

運動習慣のある者の割合は，男性33.8％，女性27.2％であり，年齢階級別にみると，その割合は男女ともに30歳代で最も低く，60歳以上の高齢者層で急激に増加していることから，高齢になるにつれて，健康増進や疾病予防に運動を取り入れている様子が推察されるが，運動習慣が定着している人の割合が男女別や年齢階級別にみても50％に至っておらず，多いとはいえない（図5）. 高齢者において，運動をしない理由に“運動をしたいと思わないから”“めんどうだから”と，運動習慣のない人にはモチベーションの問題が大きい（表4）[6].

そこで，運動習慣のない人には運動に対する動機づけをし，運動習慣のある人には運動の方法がマンネリ化し，逸脱しないように支援する行動変容のための認知行動療法がある.

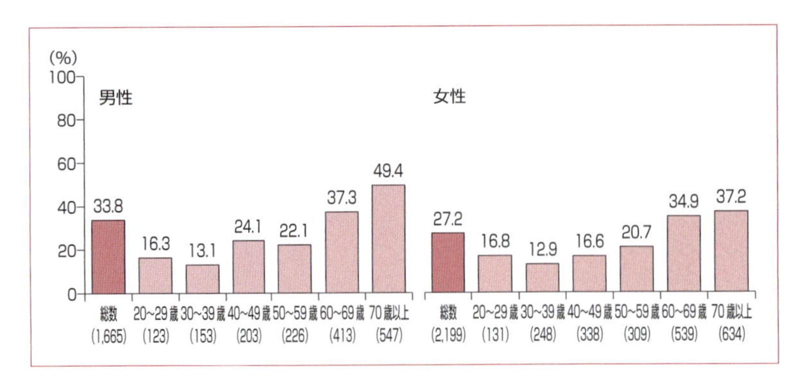


図5　運動習慣のある者の割合（20歳以上，性・年齢階級別）

（文献1）より引用）

表4　運動をしない理由

| | あてはまる理由（多重解答：%） | | 最もあてはまる理由（単一解答：%） | |
|---|---|---|---|---|
| 群<br>人数<br>運動頻度 | C<br>35<br>月1～2回 | D<br>299<br>なし | C<br>35<br>月1～2回 | D<br>299<br>なし |
| 運動施設や場所が近くにないから | 37.5 | 11.0* | 22.9 | 2.5* |
| 機会がないから | 29.2 | 38.5 | 14.3 | 20.4 |
| 時間がないから | 25.0 | 33.5 | 17.1 | 20.4 |
| 仲間がいないから | 25.0 | 8.0* | 5.7 | 1.3 |
| 健康や体力に自信がないから | 16.7 | 12.0 | 11.4 | 4.5 |
| 孫の世話があるから | 16.7 | 6.0 | 11.4 | 1.9* |
| 運動をしたいと思わないから | 12.5 | 19.0 | 0.0 | 12.1 |
| 疾病，けがを有しているから | 8.3 | 15.5 | 5.7 | 12.1 |
| 運動の方法がわからないから | 4.2 | 4.5 | 0.0 | 0.0 |
| 指導者がいないから | 4.2 | 4.0 | 0.0 | 1.3 |
| めんどうだから | 0.0 | 11.5 | 0.0 | 7.0 |
| 運動が嫌いだから | 0.0 | 4.0 | 0.0 | 2.5 |
| 介護に手がかかるから | 0.0 | 3.0 | 0.0 | 3.2 |
| 家族が反対するから | 0.0 | 0.5 | 0.0 | 0.0 |
| その他 | 1.0 | 13.5 | 11.4 | 10.8 |

*C群と比較して有意差あり（$p<0.05$）.

（文献6）より引用，一部改変）

運動習慣のない人は，モチベーションの問題が大きい

## 2 認知行動療法とは[7)]

1）認知行動療法とは，行動に影響を及ぼしている認知を修正することにより，行動変容を促すものである.

2）行動をコントロールする自己の役割が重要であり，運動に対する自己効力感を高める支援をこころがける.

3）一面的にみていた運動を多角的にみられるように支援していくことで，前向きな気持ちを引き出すことが重要である.

4）感情や行動に関するセルフモニタリングを行うことにより，自分自身の行動を客観的にとらえられることができ，認知の再構築することに役立つ.

**表5　行動変容ステージモデル（TTM）**

| |
|---|
| **前熟考期（無関心期）**：私は現在，運動をしていない．また，これから先もするつもりはない．<br>**熟 考 期（関心期）**：私は現在，運動をしていない．しかし，近い将来（6ヵ月以内）始めようと思っている．<br>**準 備 期**：私は現在，運動をしている．しかし，定期的ではない．<br>**行 動 期（実行期）**：私は現在，運動をしている．しかし，始めてから6ヵ月以内である．<br>**維 持 期**：私は現在，定期的に運動をしている．また，6ヵ月以上継続している． |

つまり，認知行動療法では，感情や行動に影響を及ぼしている極端な考え（歪んだ認知）が何かを特定し，それが現実的かどうかを検討し，より現実的で幅広いとらえ方（認知）ができるように修正していく．

クリニカル・テクニック

### 行動変容ステージモデル（TTM）

ここで筆者の着眼点として行動変容ステージモデル（transtheoretical model：TTM）について紹介する．なお，運動の行動変容に関して，行動科学的理論・アプローチについてはさまざまな概念がある．ここでは筆者がよく参考にしているTTMについて述べる．

表5は運動の行動変容ステージである．ここでの運動とは，労働や家事以外の余暇時間で健康や体力向上を目的に1回30分以上，週2回以上，運動の時間を特別に設けて実施することである．

医療従事者から運動指導の相談において，運動に関心がなく，運動習慣のない患者に運動指導を行ったスタッフが「患者に運動指導を実施したが，全然運動をしてくれない」といっていることが多くある．ここでのポイントとしては，運動指導をする前に患者の行動ステージを把握したうえで，運動指導または情報提供をして，行動を変容させていく必要がある．“患者が運動をしてくれない”のではなく運動指導の方法に問題があると考えられる．

理学療法士は医学的知識があり，運動をすれば良くなる方法はたくさん知っている．患者も運動をすれば良くなることは知っているが，“運動の方法がわからない”“運動が続かない”“運動以外で良くしたい”などさまざまな考えを持っている．そこで，理学療法士がすべての患者に対して知っている知識をすべて提供するのではなく，TTMのステージに応じた指導を行い，運動を継続できる支援が必要とされる（図6，表6）．

# Ⅲ 理学療法プログラムの実際

## 1 体重コントロール

膝には体重の2〜4倍の負担がかかるといわれており，体重が大きければ，その分，床反力も大きくなる．また，BMIと痛みとの関係や体重と膝内反モーメントとの関係をそれぞれ検討した結果，両者に有意な関係が認められていることから，ありきたりのことではあるが体重をコントロールすることが重要であると多く報告されている[8]．さらに，膝OA患者に対する歩行運動と大腿四頭筋の筋力増強効果に関する複数の論文のデータを統合・比較した結果，疼痛と身体機能において同程度の治療効果があったといわれている[9]．

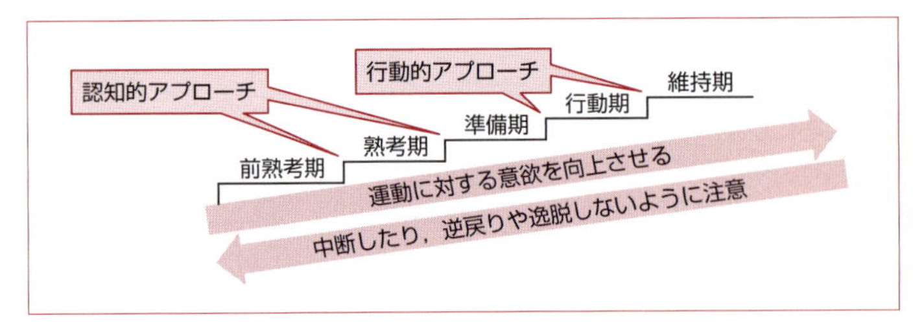


図6　行動変容の段階に応じたアプローチ

表6　各ステージにおけるアプローチ

| ステージ | 特徴 | 適切なアプローチ（認知的アプローチ） |
| --- | --- | --- |
| 前熟考期（無関心期） | • 運動をする気がない．<br>• どこが問題なのかを理解していない．<br>• 認めたくない，考えたくない． | • 患者の感情に共感する．<br>• 行動変容を起こしてもらおうと強く意識しすぎず，患者が必要としている情報のみを提供する．<br>• 情報提供（データの見方，病気になることのデメリットなど）．<br>• 自己発見，自己の再評価． |
| 熟考期（関心期） | • 必要性は理解しているが決断できず，実行できない．<br>• ためらい，こだわり，迷い． | • 現在の患者の知識，考え方や行動を受容する．<br>• 活動することに関する恩恵と負担について話し合う．<br>• 利益，障害を知りバランスを変える．<br>• わかりやすく，簡単にできる具体的な方法を紹介し，効果を実感してもらう． |
| 準備期 | • かなり意欲的である．<br>• 自分なりに行動しているが必要な量に達していない．<br>• 検査結果を知ってやる気が高まる． | • 望ましい行動水準に達するよう，段階的にレベルアップさせる．<br>• 目標を達成した際には賞賛と激励をする．<br>• 歩数計の装着や体重などの記録． |
| 行動期（実行期） | • 一時的に中断したり，逆戻りや逸脱が多い．<br>• 運動を始めて6ヵ月に満たないので，習慣化したというより，意識的に頑張っている状況． | • 小さな変化を発見できるように働きかける．<br>• 期待するほどの効果が出ていなかったときの問題解決を考えておく．<br>• 逸脱，再発の予防と対策． |
| 維持期 | • 行動を継続しており，日頃の生活のなかでは大きく乱れることがない． | • 地域の活動を利用するようにすすめる．<br>• 逆戻りを見逃さないようにする．<br>• QOLへの配慮．<br>• ライフイベント対策．<br>• 逆に運動をしすぎて障害を起こしていないか確認． |

そこで，体重コントロールには歩行運動などの有酸素運動だけでなく，代謝機能や身体機能を向上させるために，筋力を増強させ，身体を大きく動かしながら有酸素運動を行い，効率良くエネルギーを消費していく必要がある．また，膝に疼痛が出現しないような運動方法の工夫も必要である．

運動で効率良く減量するためには，消費エネルギー量と摂取エネルギー量のバランスが必要であり，確実に減量するためには消費エネルギー量が摂取エネルギー量を上回る状態を3週間以上保つ必要がある．

**1）有酸素運動**

歩行運動では，長い距離を歩行すると膝が痛くなるから歩かないではなく，痛くならない範囲での距離を設定することや，T字杖（図7-A）またはロフストランド杖（図7-B），ノルディックウォーキングのポールを使用して，膝への負担を軽減してでも身体活動量を維持・向上をさせる方

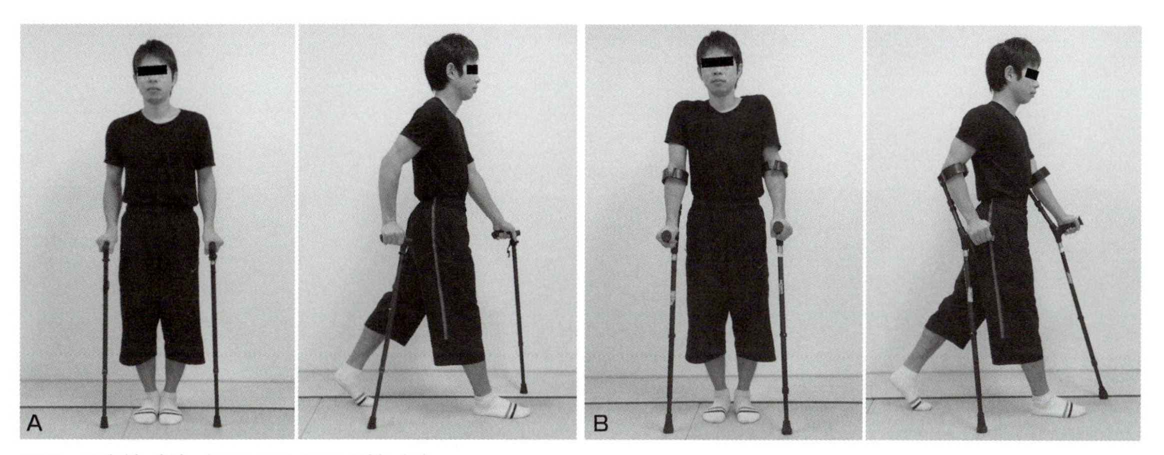


図7　T 字杖（A）とロフストランド杖（B）
膝への負担を軽減し，身体活動量を維持するための手段として，T 字杖またはロフストランド杖を使用する．

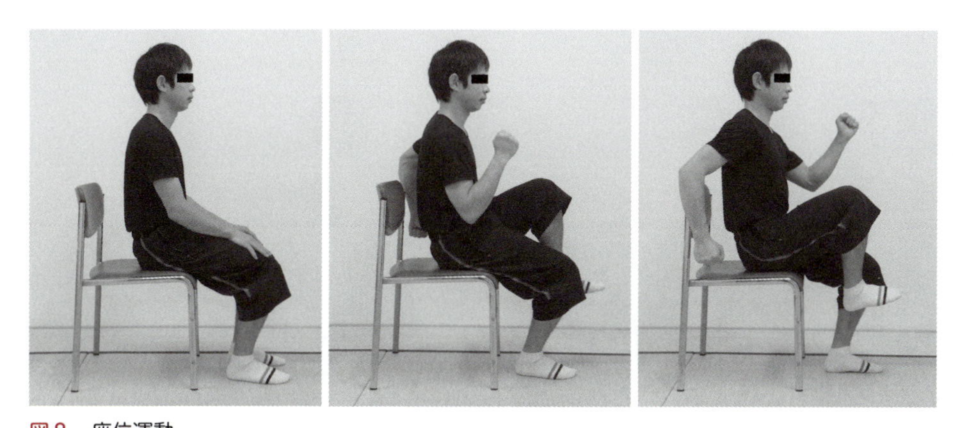

図8　座位運動
座位で姿勢を良くして，できる限り上下肢を大きく動かし，足踏み運動を行う．余裕があれば体幹を回旋させながら行う．運動時間は個々の体力に応じで行う．

法がある．

また，天気や気候の関係で屋外での運動が困難な場合は，椅子に座って行う有酸素運動も有効である（図8）．さらに，膝関節の可動域に問題がなければ，エルゴメータでの運動も有効である（図9）．

運動の強度に関しては，表2に示したように心血管疾患などを合併する場合があるため，肥満者の有酸素運動時はリスク管理に十分注意する必要がある．運動強度の目安として，最大酸素摂取量の 40～60％程度で軽く息が弾むくらいの中等度運動（有酸素運動）を指導する．または，予測最大心拍数を“220－年齢”で求め，運動強度を最大運動能力の 50～60％に設定する．よって，目標心拍数の算出方法は，

［（220－年齢）－（安静時心拍数）］×運動強度（50～60％）＋安静時心拍数

で求める（Karvonen の式）．目標心拍数は年齢によって異なるが，50 歳代では 115 ± 10 拍前後が至適運動強度といえる．

運動習慣がなく，これから運動を習慣化させていく人に対しては，運動強度の簡易的な指標として自覚的運動強度（表7）で，“楽である”と感じる程度から始め，個々に応じた運動強度を設定し

表7　自覚的運動強度

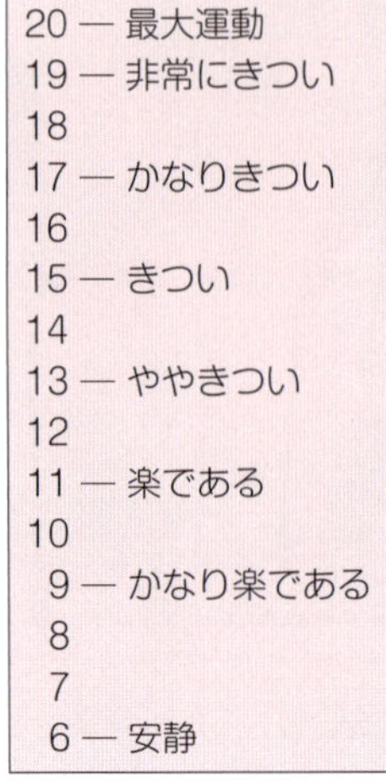

| 自覚的運動強度 |
|---|
| 20 — 最大運動 |
| 19 — 非常にきつい |
| 18 |
| 17 — かなりきつい |
| 16 |
| 15 — きつい |
| 14 |
| 13 — ややきつい |
| 12 |
| 11 — 楽である |
| 10 |
| 9 — かなり楽である |
| 8 |
| 7 |
| 6 — 安静 |

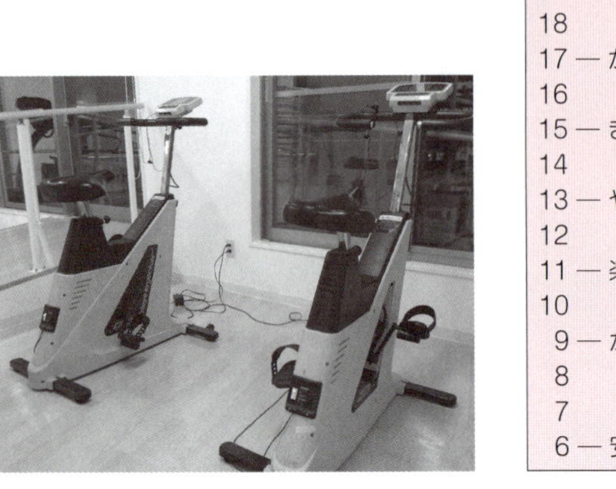

図9　エルゴメータ

低い
水圧
高い

図10　水深と水圧の関係

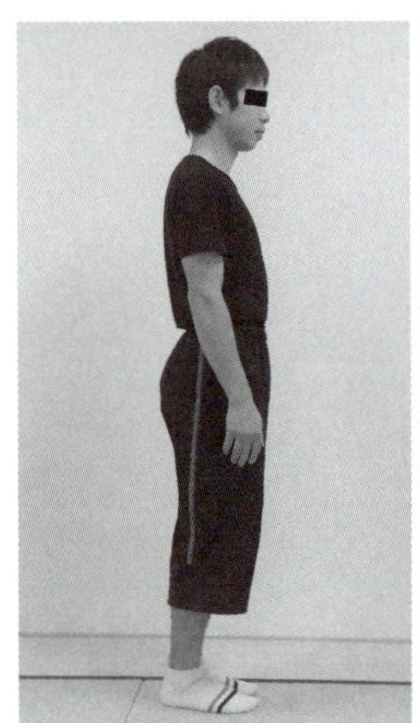

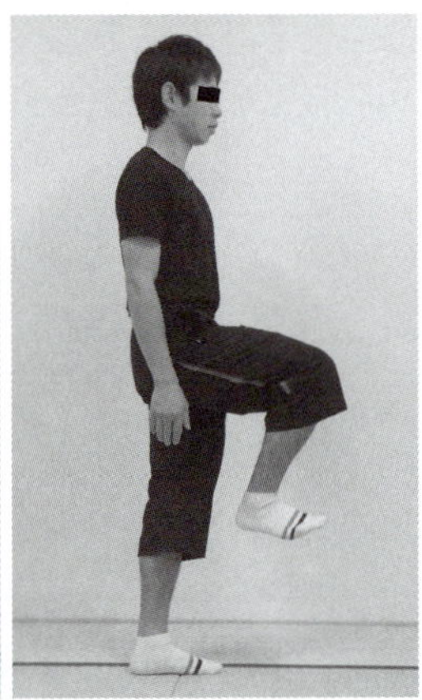

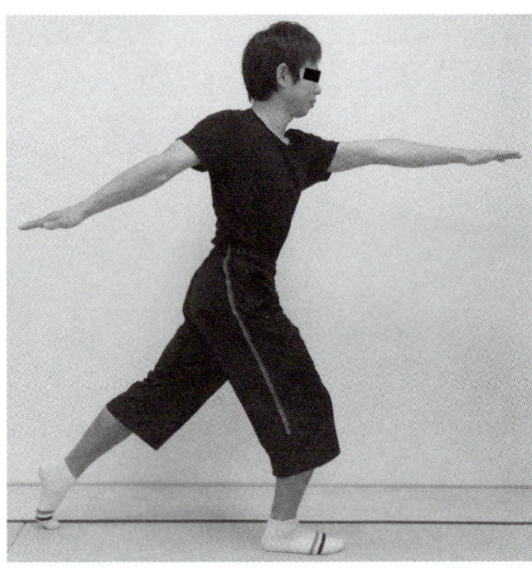

図11　水中運動①

水中で前方に進むときは，大きく腕を振りながら大股で歩行する．

ていく．

膝OA患者に対し，在宅運動（毎日）と歩行運動（3回/週）を3ヵ月行った効果の比較では，疼痛と主観的運動機能に差はなかったが，QOLについては在宅運動よりも歩行運動のほうが改善したという報告がある[10]．

まとまった運動の時間を確保することが困難な場合は，5分×3回/日の歩行運動やストレッチ運動，またはテレビのCMの間にストレッチなどの体操やスクワットなどの筋力増強運動を工夫して取り入れることも有効な方法である．

## 2）水中運動

前述した歩行運動などの有酸素運動は，筋力の増強以外にバランス機能の向上，心理的効果，体重減少などに有効である．特に水中での運動は，膝関節への負担が少なく運動量を維持でき，疼痛があるときでも運動が可能である．水中または地上での運動の比較において，疼痛の減少，歩行速度の改善が得られ，歩行時の疼痛の軽減に関しては，水中運動のほうが改善したと報告されている[11]．

水中運動では，水深と水圧の関係から（図10），水の抵抗を感じながらできるだけ大きく身体を動

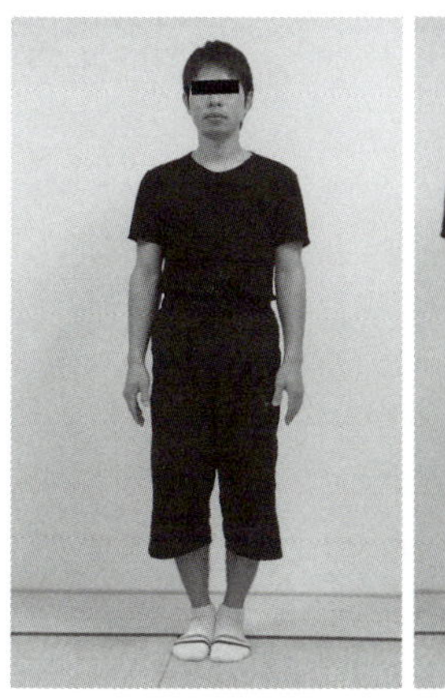
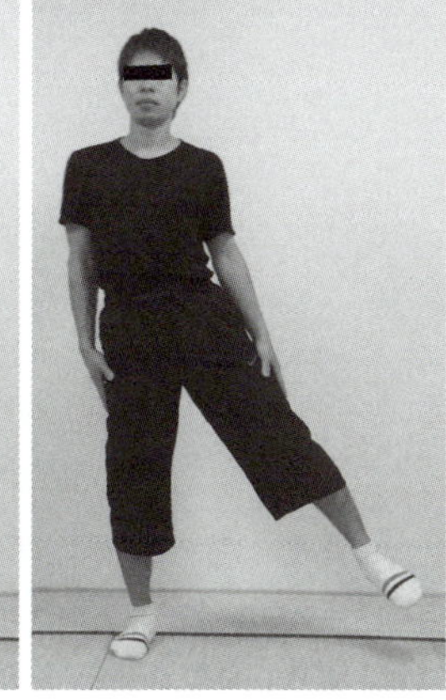
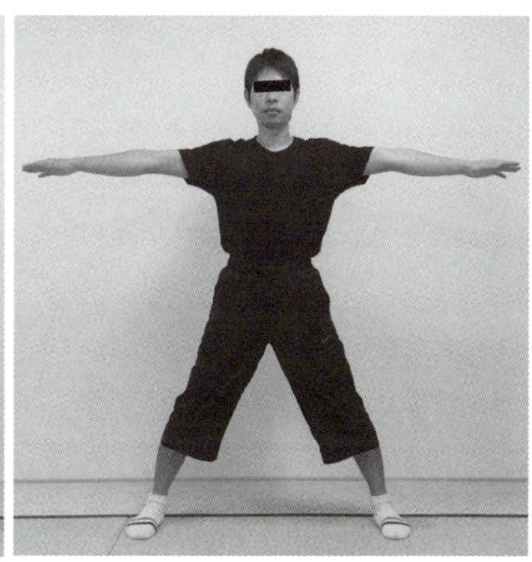

**図12　水中運動②**
水中で横歩きをするときは，大きく上下肢を動かしながら移動する．

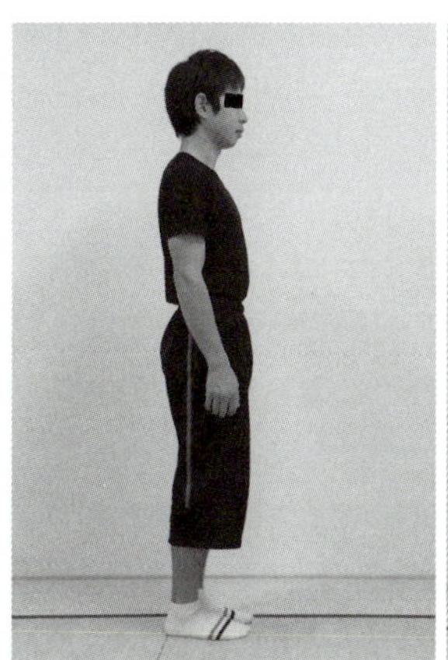
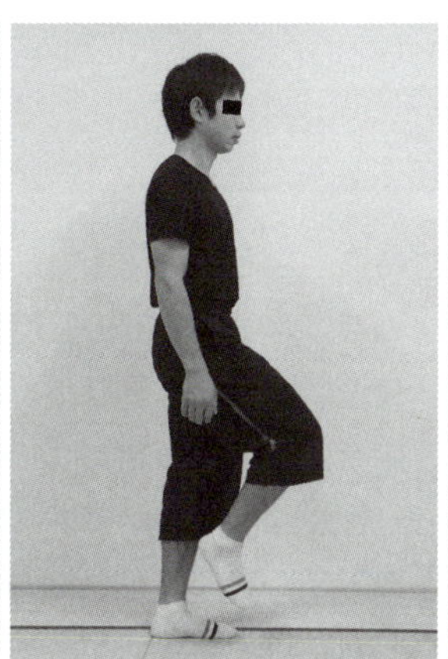
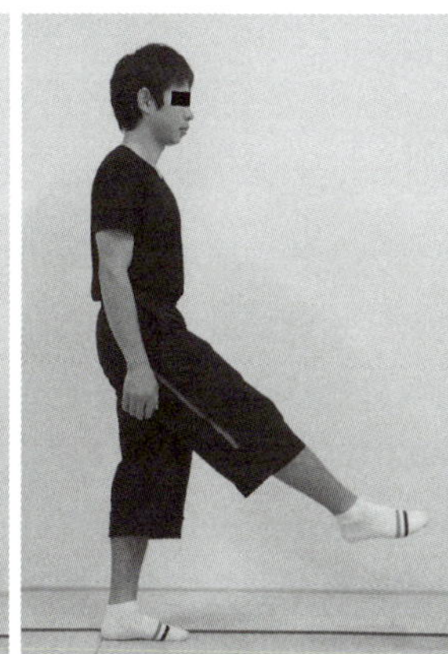
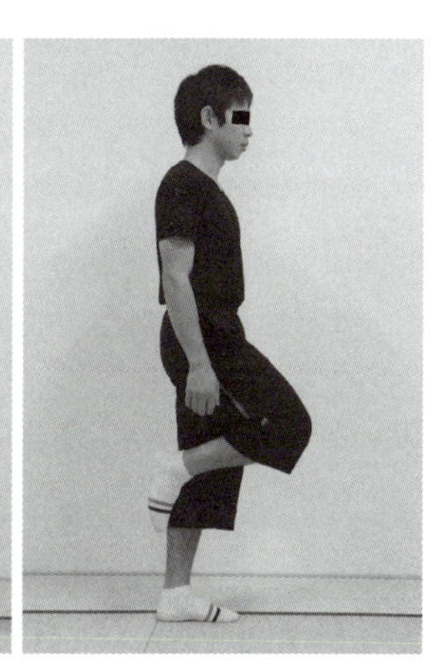

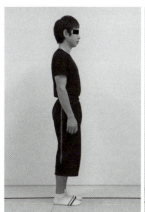

**図13　水中運動③**
水の抵抗を利用して大腿四頭筋，ハムストリングスの筋力増強運動を行う．プールサイドに座って行うこともできる．

かすことにより，バランス機能やエネルギー消費量の効果に有効である．また，筋力増強を目的とするのであれば，運動の速度を上げることにより，水の抵抗が強く感じられ有効である（**図11〜14**）．

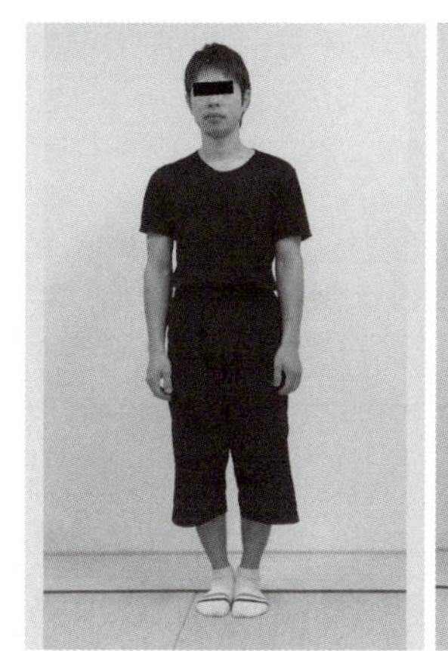
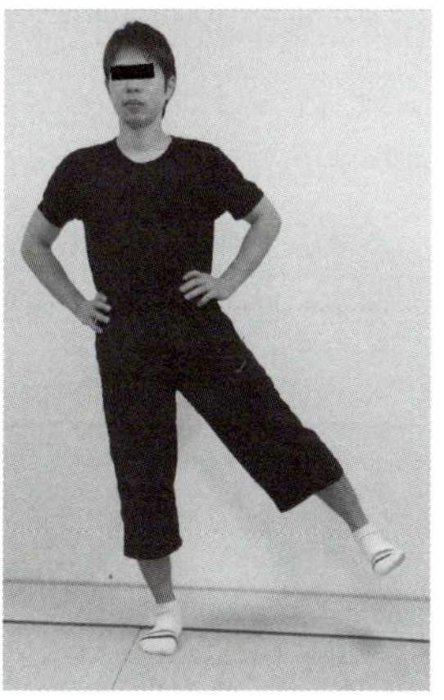

**図14　水中運動④**
水の抵抗を利用して股関節外転筋の筋力増強運動も行う．

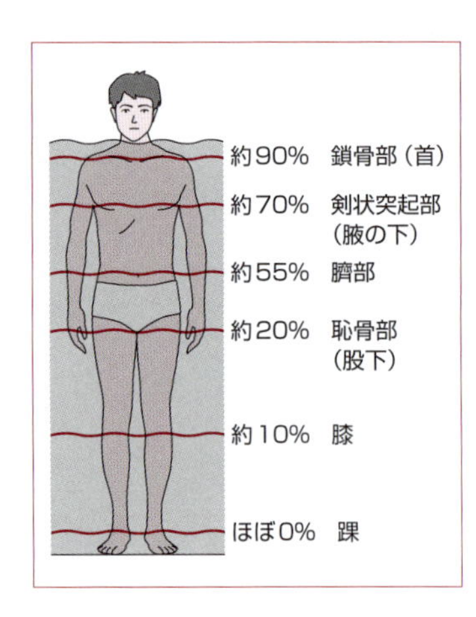


図15　立位姿勢における水位の違いによって働く（体重あたり）浮力の割合

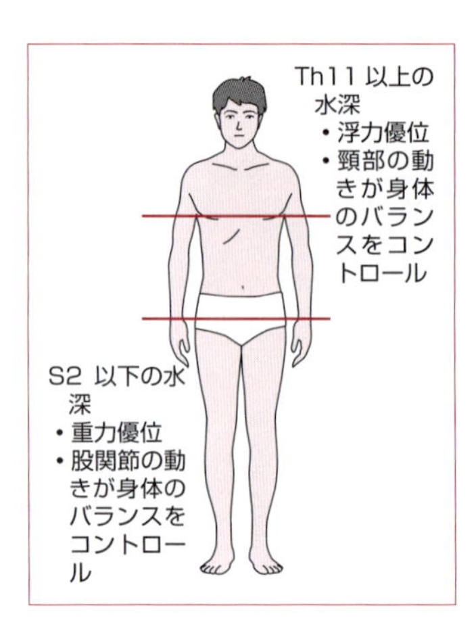


図16　水深と運動コントロールの部位

クリニカル・テクニック

## 水中運動の利点と運動強度における注意点

水中運動の最大の利点は，浮力の影響により体重が減少することである．浮力は，水深が深くなるにつれて大きく作用し，立位姿勢における水位の違いによって働く浮力の割合も異なる（体脂肪の分布の違いによっても体重の減少率は異なる，図15, 16）．このような浮力の作用により，体重が関節への負担とならないという大きな利点となる．

水中運動で，関節への負担がなくなると陸上よりも身体活動量が多くなり，運動による消費エネルギーも増大する．また，肥満者や高齢者の場合，浮力の作用を利用して，陸上では行えない運動・動作が長時間可能となること，また少ない筋力でバランス練習やダイナミックな動作での運動を，安全に転倒することなく行うことができる．

今まで運動習慣がなく，これから運動を始めようとする心血管疾患などを合併する肥満者については，持久力などの身体能力が低下していると考えられるので，水中運動での過用症候群や循環器系のリスク管理に注意が必要であるので，スモールステップで徐々に運動強度を上げていくようにする．

運動強度においては，水圧による静脈還流量の増大の影響で，同じ強度の運動でも地上での運動よりも水中運動のほうが脈拍・血圧ともに低値を示すことがあるので，過大評価に注意が必要である．水中運動での Karvonen 式（変法）は，

[(220－年齢)－(安静時心拍数)]×運動強度(50〜60％)＋安静時心拍数－17（水中控除数）

により算出され，運動処方に活用される．しかし，高齢者や高血圧症の人は必ず低くなるとは限らないので注意してほしい．

## 2 行動変容

運動習慣が定着している，または定着しつつある準備期から維持期に対しては，運動を一時的に中断したり，逆戻りや逸脱しないように，運動プログラムがマンネリ化しないようにする工夫が必要である．運動の種類や頻度，強度を自分で決定できる人に対しては，否定的な意見は禁句であり，肯定的な意見や助言をし，運動行動のリスク管理をする．

一方，運動習慣がまったく定着していない前熟

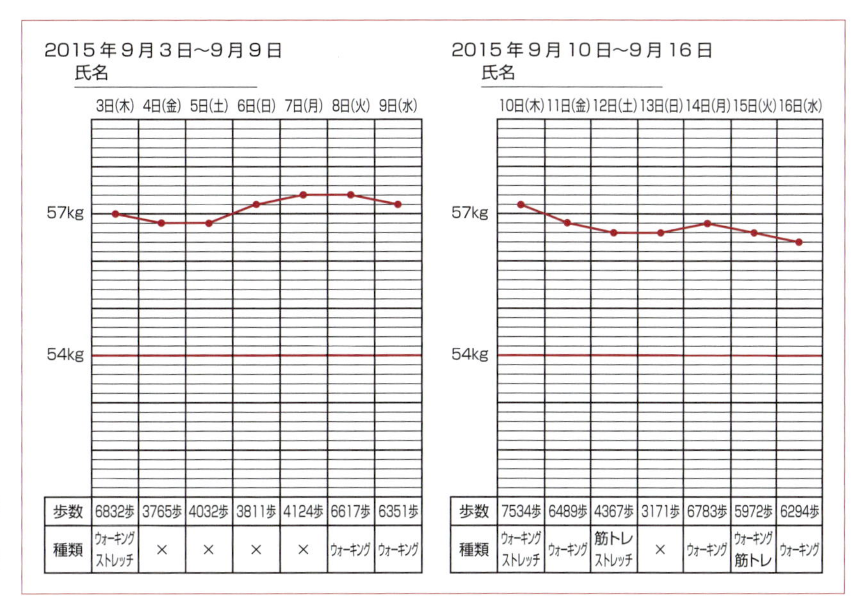


**図17 グラフ化体重日記**
図のほかにも，1日に数回体重の記録を記載するようにしたり，運動時間や食事の内容を記載できるようにするのもよい．

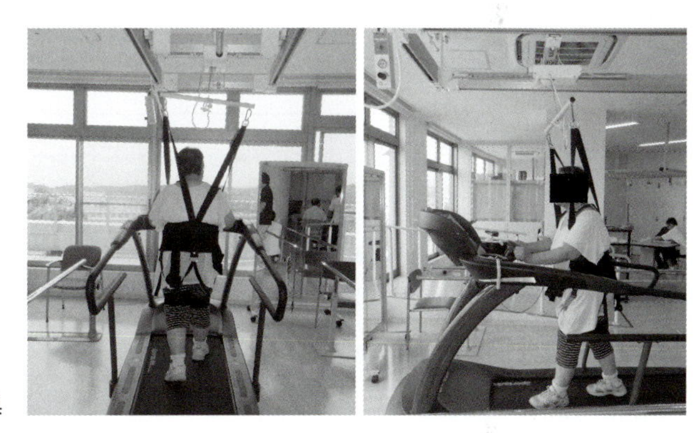

**図18 懸垂式歩行補助具**

考期と熟考期に対しては，運動を積極的にすすめるのではなく，まず現在自分が置かれている状況を理解することが必要であり，面接のなかで運動や減量時のネガティブな感想ではなく，ポジティブな感想を述べさせる．

### 1）グラフ化体重日記（図17）

肥満症の行動変容において，日常生活のなかにある問題行動に“気づき”，自ら減量に適した行動を行う（行動変容）目的で用いられる1つのツールとして，毎日の体重測定習慣がある人，そのなかでも体重測定の回数が多い人ほど体重コントロールが良好であるといわれているグラフ化体重日記がある[12]．1週間のなかで体重が増えたときの感想ではなく，減少したときの要因を自ら述べてもらう．運動を行ったからといって必ず体重が減少するわけではないが，運動量や強度，食事の量や内容も把握することが必要である．

### 2）減量体験

懸垂式歩行補助具を脳卒中患者のリハビリテーションにおいて用いた報告は多くあるが，肥満の膝OA患者に対して減量の動機づけをするツールとして用いることができる（図18）．懸垂するキログラム数を調整することができ，例えば，3kgまたは5kg懸垂した状態で歩行したときに，膝への負担が軽減していることを実感しながら歩いてもらう．どれくらいの懸垂量で負担が軽減したかによって，目標の体重を設定することができる．

## おわりに

健康増進，介護予防など，理学療法士が活躍する分野が広まり，保健指導においてはリハビリテーション技術を持ちつつ，地域で活躍する理学療法士が増えてきている．また，保健分野において，病院や地域でより専門性を持つ理学療法士がかかわっている．

筆者も代謝の認定理学療法士を取得し，また生活習慣病改善指導士や糖尿病療養指導士として，病院や地域での保健指導や介護予防にかかわっている．地域での活動において，運動器疾患のなかでも特に膝関節痛に対する相談を多く受けることがある．肥満やメタボリックシンドロームの運動指導で，膝OAがあると運動指導を行ううえで大きな障壁となる．保健指導や介護予防の実際の現場において，メタボリックシンドロームの予防・改善，ロコモティブシンドロームの予防・改善のために体力測定や整形疾患の有無の確認を行い，その後個別指導や集団指導で運動やリハビリテーションの相談，説明を行っている．

白浜はまゆう病院へ運動器疾患で入院となり，理学療法対象となった185例のBMIと糖尿病の有無を調べたところ，BMI25以上の者が45例，糖尿病を有する者は25例いた．このように，生活習慣病を有する者が4人に1人の割合で存在していたことから，運動器疾患患者の障害に対する理学療法のみならず，生活習慣病の予防・改善に対する保健指導が必要不可欠となっている．

まだまだ工夫する点は多くあるが参考にしていただきたい．

## 文献


1）厚生労働省：平成25年国民健康・栄養調査，2015
2）日本肥満学会肥満症診断基準検討委員会：肥満症診断基準2011．肥満研究17（臨時増刊号）：2011
3）大森　豪ほか：変形性膝関節症の基礎と臨床　大規模集団検診の縦断的調査による変形性膝関節症の発生要因と危険因子．Bone 23：27-30，2009
4）森本信三ほか：肥満症の有無がTKA患者の運動に対する自己効力感に与える影響．理学療法学39：120-121，2012
5）吉村典子：わが国における変形性膝関節症の疫学―大規模住民コホート研究ROADより―．Clinical Calcium 21：25-29，2011
6）重松良祐ほか：運動実践の頻度別にみた高齢者の特徴と運動継続に向けた課題．体育学研究52：173-186，2007
7）佐藤祐造：行動変容のための認知行動療法的アプローチ．運動療法と運動処方，文光堂，東京，44-48，2008
8）高山正伸ほか：変形性膝関節症の機能解剖学的病態把握と理学療法．理学療法29：175-183，2012
9）Roddy E et al：Aerobic walking or strengthening exercise for osteosrthritis of the knee?：a systematic review. Ann Rheum Dis 64：544-548, 2005
10）Evcik D et al：Effectiveness of a home-based exercise therapy and walking program on osteoarthritis of the knee. Rheumatol Int 22：103-106, 2002
11）Silva LE et al：Hydrotherapy versus conventional land-based exercise for the management of patients with osteoarthritis of the knee：a randomized clinical trial. Phys Ther 88：12-21, 2008
12）加隈哲也ほか：行動療法―肥満症治療における体重測定習慣の重要性―．肥満研究17：21-26，2011

# 膝OAの患者教育のポイントを見極める

永嶋 道浩

## 患者教育のための着眼点

- “患者教育” において指導内容を正しく理解してもらうためには，多角的な視点を持つこと，セラピストの常識が患者の常識とは限らないことなどを念頭に置いて指導方法を考えることが重要である．
- 指導内容を正しく実施してもらうためには，行動変容アプローチなどの指導スキルが重要となる．

どれだけすばらしい指導内容であっても，正しく伝わっていなかったり，それを理解し実践してもらっていなければ意味がなく，時間と労力のむだづかいとなってしまう．正しい “患者教育” 方法を身につけることは，患者のみならずセラピストにとっても，非常に有益なことである．

## I 患者教育とは

教育とは文字どおり “教え育む” ことである．では，具体的にどのようにしたらよいのか？　まず，セラピストが自分自身を振り返ることから始めたい．

例えば，子どもの頃，「宿題をしなさい」「勉強しなさい」などと親や学校の先生にいわれたとき，素直にそのいいつけに従ってこれただろうか？個人差はあるにせよ，100％そのいいつけを守ってきた人は，ほぼいないのではないだろうか．守らなかった（守れなかった）理由はさまざまであろう．

「親（教師）のいっていることが，（そのときは）正しいと思わなかった」……………………【例１】
「いっていることが正しいとわかっていても，そのときはできなかった」…………………【例２】

などの理由について，身に覚えはないだろうか？もし，このような理由に覚えがあるならば，それこそが患者教育の場面においても，あてはまる場合が多々ある．

ではそれぞれについて考えていく．以下，“患者に自主訓練を指導した場面” を想定していただきたい．

**【例１】「親（教師）のいっていることが，（そのときは）正しいと思わなかった」**

これをそのまま患者の言葉に言い換えるなら，「あなた（担当セラピスト）のいっていることが，なぜ大切なのかわからなかった．」となるのではないだろうか．その結果，自主訓練を指導されていたにもかかわらず，行っていなかったといった結果となる．この場合，こちらが必要だと思って

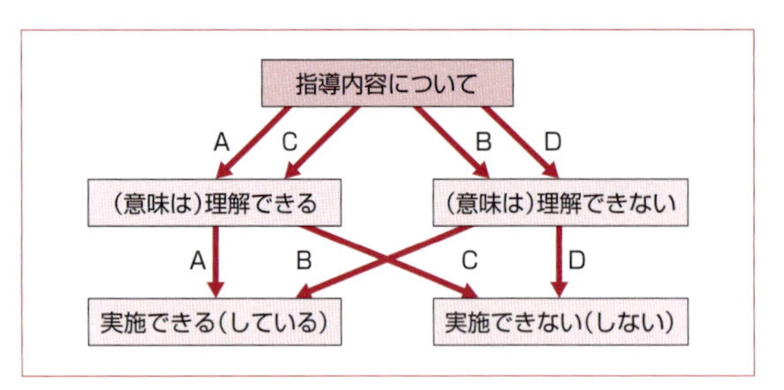


図1　指導内容を実施するまでの流れ

表1　臨床における患者指導のポイント

| |
|---|
| 【指導内容を正しく理解してもらうために】 |
| • 患者目線で考える. |
| • 自分の常識が他人の常識ではない. |
| • 多角的な視点を持つこと. |
| 【指導内容を正しく実施してもらうために】 |
| • 行動変容アプローチの活用 |
| • コーチング・テクニックを用いた指導 |
| • 独自の指導テクニックの確立 |

指導したことが，正しく理解されていなかったということになる.

では，なぜそのようなことが起こるのかを考えてみる．これは図1のDにあたる．理解できないから，やらない．至極当然の“指導を受け入れられない”パターンである．その原因は単純明快で，指導方法が悪かったのか，患者の理解(力)に問題があったのかのどちらかである．しかし，たとえ後者だったとしても，理解できているかの確認が不十分だったわけであり，再度，わかりやすく説明するなどの対応をしなかったとしたら，それはセラピストの怠慢であるともいえる．患者指導がうまくいかない場合，その多くはセラピスト側に責任があるととらえるべきである.

**【例2】「いっていることが正しいとわかっていても，そのときはできなかった」**

これは，図1のCにあてはまるだろう．必要性は理解できていたが，実施していなかったということである．この理由を探るには，行動変容アプローチを理解したうえでの，傾聴スキルや質問方法が重要となってくる．これらについては詳しく後述する.

では，残りの図1のA,Bについて考える．結果だけをみれば，どちらも自主訓練を行ったことになり，一見問題ないように思えるが，注意しなければならないのは，Bのパターンである．Aの場合，多くは，その方法も間違っていないことが多いだろう．しかし，Bの場合，たとえ自主訓練を実施していても，その運動方法が間違っていたことなどで露見することが多い．正しく理解できているかどうかは，その実施内容を確認する必要がある.

さて，以上のとおり，患者指導においては，“正しく理解してもらう指導”であるとともに，“正しく実施してもらえる指導”が重要なわけであるが，それぞれについて以下に述べる.

まず，“正しく理解してもらう”ためには，何が重要か？　表1に患者指導のポイントをあげているが，正しい理解を得るためには，まずは，当然であるが患者目線で考えることから始めたい.

# Ⅱ 指導内容を正しく理解してもらうために

## 1 患者目線で考える

患者自身が，医学的な専門知識を持っているケースはそう多くない．専門知識があるかないかで，理解度に差があるのは当然である．専門用語を用いず，できるだけわかりやすい表現を使って，理解度を確認しながら指導することが，まず重要である.

## 2 自分の常識が他人の常識ではない

糖尿病患者の指導を例にしてみる．ある患者に，合併症によって失明することや足を切断してしまう可能性もあることを説明し，それらを避けるために，食事指導や運動指導を行ったとしよう．一般的に考えて，当然それらの有害事象（失明や切断）は，患者自身も避けたいことだと思っているだろうと考えがちで，それを前提に指導してしまうことがある．しかし，人によっては，それらの有害事象の可能性を理解していても，好きな食べ物を我慢することのほうが辛いのかもしれない．変形性膝関節症（knee osteoarthritis：膝 OA）患者を例にしても，医師は手術をすすめていても，患者は断固拒否しているといった場面が多々みられる．この理由についても，医療者側が自身の常識にあてはめてこうしたほうが良いと考えていることが，その患者には該当しない可能性もあるのではないだろうか（これについては，後述する）．

以上のように，自分の常識が，人によってはまったく通用しないことは，臨床においてよくあることだと認識しておいていただきたい．

## 3 多角的な視点を持つこと

これは，2の内容とかぶるかもしれないが，視点を変えるとみえてくることが多々ある．例えば，活動性を高めてもらうために自主的な運動を指導する場合，運動を促す指導をするばかりではなく，“じっと寝てばかりいない”ように指導をすることも，視点を変えた指導であるといえるだろう．得てして“運動＝スポーツ”というイメージが沸いてしまいがちであるが，日常生活における活動も広い意味での“運動”ととらえることができ，それを“非運動性活動熱産生（non-exercise activity thermogenesis：NEAT）”という．そのことをセラピスト自身が理解していると，この例における指導の幅は広がってくるだろう．

また，別の臨床における具体例として，“人工膝関節置換術後患者の階段昇降動作指導”があげられるが，これについては後述する．

# Ⅲ 指導内容を正しく実施してもらうために

患者が正しい理解を得たうえで，ではどのように指導したら，その指導内容を実施してもらえるのかを考えていきたい．それには，患者の自主行動を促す手法が必要となってくる．

## 1 行動変容アプローチの活用

整形外科疾患の患者指導において，“行動変容アプローチ”はあまり耳慣れないかもしれないが，筆者は膝 OA 患者のみならず，すべての患者の治療に際しても大いに活用している．以下，その手法について，いくつか解説する．

### 1）オペラント行動（operant behavior）

われわれの“行動”において，その“行動”を引き出すきっかけとなる刺激を“先行刺激”，“行動”した結果，環境から与えられる応答を“後続刺激”という．“行動”は“後続刺激”から直接的な影響を受け，次にその行動を行う場合に，増えることもあれば，減ることもある．このような“行動”の法則を，行動分析学では“オペラント行動”という（図 2）．“先行刺激”“行動”“後続刺激”の 3 項目によって成立し，環境刺激と行動の関係を，“三項随伴性”あるいは“行動随伴性”という[1)]．

例えば，前述の自主訓練の指導を例に説明すると，セラピストの説明や指示が“先行刺激”となり，

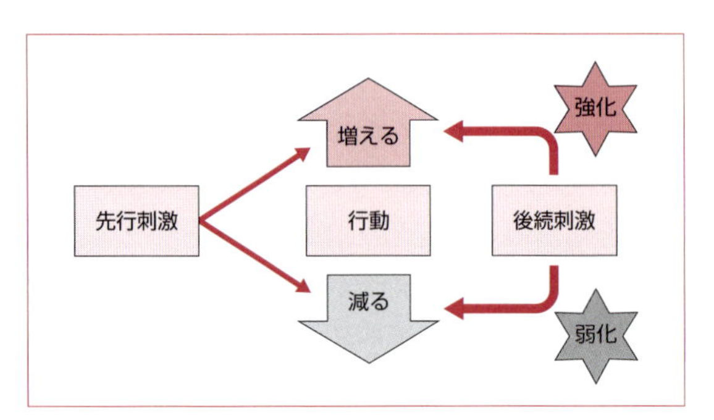


**図2　行動の法則（オペラント行動）**

強化：後続刺激により，その行動が増える場合．
弱化：後続刺激により，その行動が減る場合．

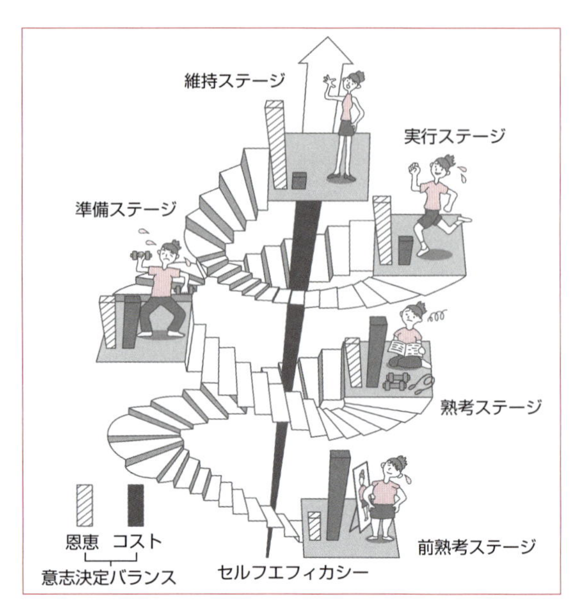


**図3　トランスセオレティカル・モデル（TTM）の4構成概念**

（運動所要量・運動指針の策定委員会：健康づくりのための運動指針2006（エクササイズガイド2006），2006より引用）

“行動”は，患者自身が行っている自主訓練となる．【例1】の場合は，指導方法の改善もしくは，指導内容の理解の確認が大前提であるが，【例2】で，例えば自主訓練の必要性は理解できていたが，実施するのが面倒なのでやらなかったとの理由であった場合，この考え方を活かして行動変容を導き出すことが可能となる場合がある．

後続刺激により，行動は強化されたり，弱化されたりするわけであるが，【例2】の場合，例えば関節可動域の改善が不十分であったとしたら，この原因は自主訓練を怠っているためだけではないであろうが，この事実が後続刺激となって，“良くない行動（＝自主訓練をしていない）”を減らす行動につながることも多々ある．

### 2）トランスセオレティカル・モデル（transtheoretical model：TTM）

これは，変容ステージ（5つのステージ），変容プロセス（5つの経験的プロセスと5つの行動的プロセス），意志のバランス（プロズとコンズ），およびセルフエフィカシー（自己効力感）の4つの概念で構成されている（図3，4）[2]．

このうち，ここでは最も知っておいていただきたい“変容ステージ”と“意志のバランス（プロズとコンズ）”について特に解説する．まず，各変容ステージは表2のとおりである[2]．

例えば，“前熟考期”の患者に，3つ上のステージである“行動期”に進めるような指導をしても受け入れられがたく，まずは1つ上のステージである“熟考期”に進められるように指導することが重要である．具体的には，例えば，自主訓練をまったく行う気がない患者に対して，「この運動をしておいてください」と指導しても行いがたく，まずは行動を起こす意思がある状態に持っていくような指導をすることが重要となってくる[3]．

なぜ，運動を行う気がないのかを，後述するコーチング・テクニックなどを駆使して把握したうえで，まずは自主訓練の必要性を説明し，興味を抱かせることから始めるのがよいであろう．術後急性期で時間的な余裕がない場合には，なかなかむずかしいかもしれないが，このステージ分類

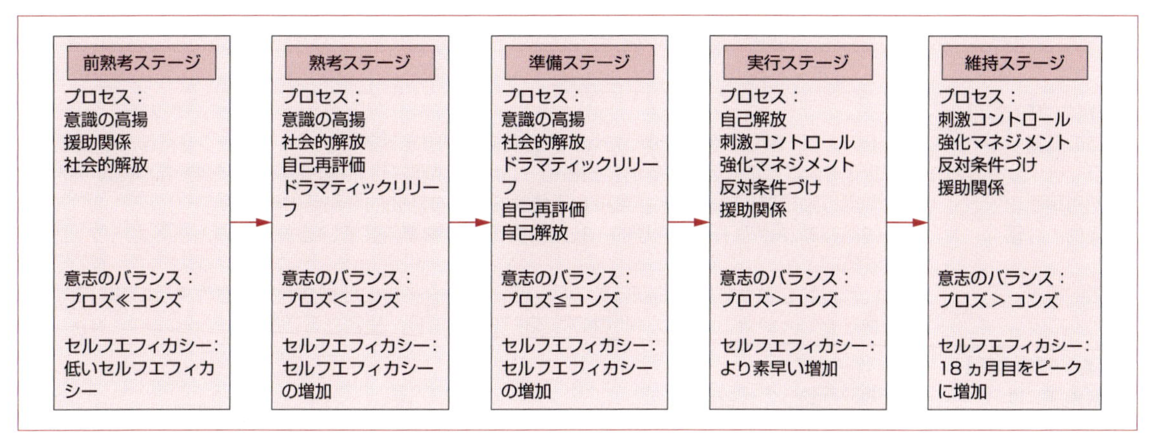


図4　変容ステージ，変容プロセス，意志のバランス，およびセルフエフィカシーの間の関係　(文献2)より引用)

表2　変容ステージ

- 前熟考期（無関心期）：6ヵ月以内に行動変容に向けた行動を起こす意思がない時期
- 熟考期（関心期）：6ヵ月以内に行動変容に向けた行動を起こす意思がある時期
- 準備期：1ヵ月以内に行動変容に向けた行動を起こす意思がある時期
- 行動期（実行期）：明確な行動変容が観察されるが，その持続がまだ6ヵ月未満である時期
- 維持期：明確な行動変容が観察され，その期間が6ヵ月以上続いている時期

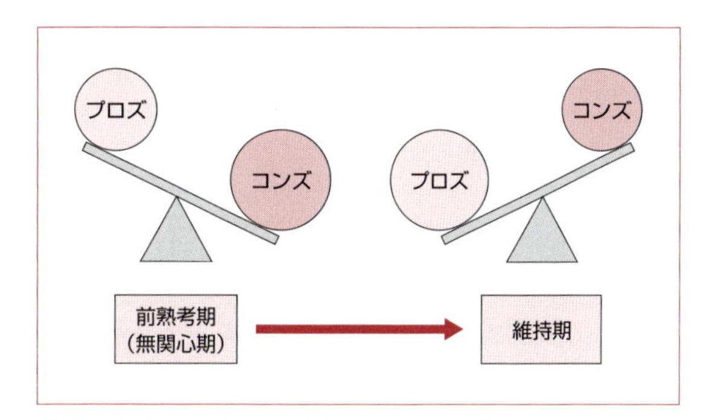


図5　意志のバランス（プロズとコンズ）

を理解して，段階を進めていくように心がけておくことは重要である．

意志のバランス（プロズとコンズ）については，人間の行動を理由づけるときに，かなりの要素を締めているのではないかと筆者は考えている．プロズは“恩恵，メリット，長所”などとも言い換えられ，コンズは“コスト，デメリット，短所”などと言い換えることができる．例えば，肥満の人がダイエットを実行できない理由を考えてみる．ダイエットによるメリットが，ただ漠然と“健康のため”だけとしか思えなかったとし，デメリットは，“大好きなお菓子が食べられない”ことだとする．この場合，お菓子が食べられないことのデメリットのほうが大きいと考えているのだろう．しかし，もし仮にこの人が病気になり，医師より「このままの体重だったら，命にかかわりますよ．」といわれたとしたらどうだろうか．“お菓子が食べられない”ことのデメリットよりも“命を大切にする”ことのメリットのほうが大きくなり，ダイエットに取り組めるようになるかもしれない．このように，ある行動を起こすには，如何にして，その人にとってのプロズが大きくなるかということを考え，指導することが大切である（図5）．

変容プロセスは，上述の通り，5つの経験的プロセスと5つの行動的プロセスから構成され，行動変容を起こすために使用されるものである．経験的プロセスの例として，“意識の高揚”を例にすると，例えば，ダイエットをしようとしている人が，肥満のままだと，この先どんな病気になる可能性があるのか，寿命はどうなのかなどについ

**表3 変容プロセス**

| プロセス | 定 義 |
|---|---|
| 【経験的プロセス】 | |
| 意識の高揚 | その人が，新しい情報を探したり，問題行動に関する理解やフィードバックを得るための努力. |
| ドラマティックリリーフ | 変化を起こすことに関する情動的様相，しばしば問題行動に関係する激しい感情的経験を伴う. |
| 自己再評価 | 問題行動に関してその人が見積もる情動的および認知的な価値の再評価. |
| 環境的再評価 | 問題行動がどのように物理的・社会的環境に影響を与えているかをその人が考えたり，評価すること. |
| 社会的解放 | 代替行動をとったり，問題行動のないライフスタイルの促進が社会でどのように進んでいるかをその人が気づいたり，利用の可能性を探ったり，受容すること. |
| 【行動的プロセス】 | |
| 反対条件づけ | 問題行動への代替行動. |
| 援助関係 | 問題行動を変化させる試みの最中に，気遣ってくれる他者の援助を信頼し，受諾し，使用すること. |
| 強化マネジメント | 問題行動を制御したり，維持する際に随伴する内容を変化させること. |
| 自己解放 | 問題行動を変化させるために行う，その人の選択や言質のことで，誰もが変化できるという信念を含む. |
| 刺激コントロール | 問題行動のきっかけとなる状況や他の原因を制御すること. |

（文献2）より引用）

てインターネットなどで調べることなどである．行動的プロセスの例として，“強化マネジメント”について説明すると，同じくダイエットを例にすると，ダイエットをしている人が，お菓子を我慢した分だけ一定の金額を貯金箱に入れていくことなどがあげられる（表3）．

セルフエフィカシー（自己効力感）は，ある行動を実施したり我慢したりできる程度のことであり，ステージが進んでいくにつれて増加していく．例えば，ダイエットが成功してくれば，店でお菓子をみても買わないで我慢することができるようになることなどである．

## 2 コーチング・テクニックを用いた指導

“コーチ”の語源は“馬車”であることから，コーチングとは，「その人が望んでいるところまで送り届けること」という意味がある．相手の自発的行動を促進させるためのコミュニケーション技術のことであり，傾聴，質問，承認（伝えること）がその柱だといわれている．以下，それらの概略を説明する．

### 1）傾 聴

相手に対する先入観を持たずに会話に望むことがまず重要である．“こうすればいいのに”といった先入観は持たずに，とりあえず相手の話を最後まできくことを心がける（ゼロポジション）．また，相手のペースに合わせるというのも重要なテクニックである．目線や声の調子などを合わせることも重要である（ペーシング）．また，頷きや相づちを適度に会話にちりばめることで話も弾みやすくなるし，時には相手の話をオウム返しすることも，相手の話をしっかりときいているという意思表示になるのでよいだろう．

### 2）質 問

質問方法には大きく分けてクローズド・クエスチョン（CQ）とオープン・クエスチョン（OQ）がある．前者は“はい”“いいえ”で答えられる質問方法であり，後者は相手に考えや感情などを話させる質問方法である．例えば，「痛くないですか？」ときくのはCQであり，「昨日，治療が終わった後いかがでしたか？」ときくのはOQである．OQはいろいろな情報が得やすいために，コーチング・

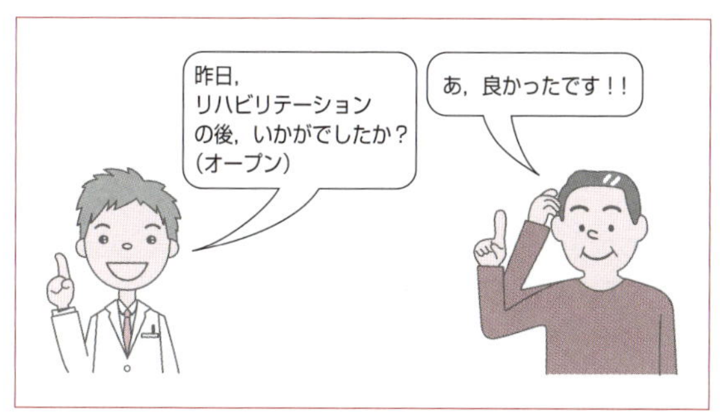


図6　オープン・クエスチョン（OQ）

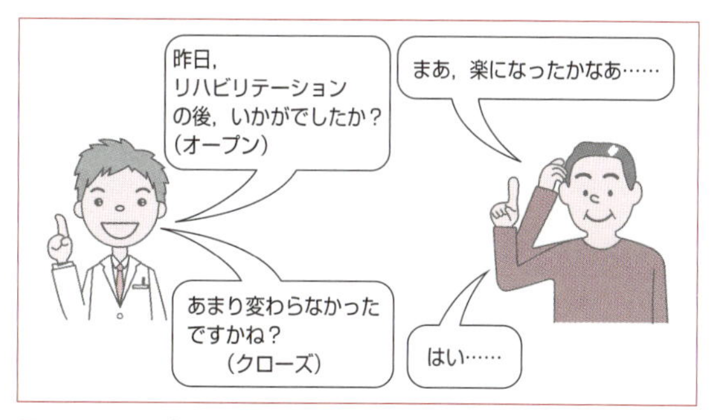


図7　オープン→クローズド・クエスチョン

テクニックにおいては推奨されているが，CQにも，簡単に返事ができるため，すぐに結果を得られるというメリットがある．筆者が実践している“質問”のテクニックについては，後述する．

また，質問においては，“未来型，肯定型の質問”を活用し，“過去型，否定型の質問”はあまり有効でないといわれている．例えば，前者は，「筋力を強くするためには，どんな運動が必要だと思いますか？」など，焦点を未来に向けた，否定語句の含まれない質問のことであり，やる気を引き出す質問方法といわれている．後者は，「なんで，昨日，病棟で歩く練習をしなかったのですか？」などで，このようにいわれてもやる気は起きてこないであろう．

### 3）承認（伝えること）

許可をとる枕詞を使うことである．例えば，「これは，私からの提案ですが，きいてもらえますか？」など，指導する際に先にいうと，その後のメッセージが伝わりやすくなる．これは，患者にとって耳の痛い話やショックを与えるかも知れないことを伝えるときなどには，特に有効である．

## クリニカル・テクニック
## “質問”のテクニック

さて，ここで筆者が実践している“質問”のテクニックを紹介したい．臨床場面において，OQとCQを組み合わせた質問方法をしばしば行っている[3]．

### 1）オープン→クローズド・クエスチョン

例えば，「昨日，リハビリテーションの後，いかがでしたか？」とOQで尋ねたとする．その際，「あ，良かったです!!」や「楽になりました」などと（理想は笑顔で）即答があれば，それはおそらくそのとおりであろうと推察される（図6）．しかし，一瞬間が空いたり，「まぁ，楽になったかなあ……」などと曖昧な返答が返ってきた場合，即座に，“「はい」を期待しないCQ”を続けてみる．例えば，「あまり変わらなかったですかね？」など．そうすれば，「はい……」と返事が返ってくることを，筆者は度々経験している（図7）．

### 2）クローズド→クローズド・クエスチョン

関節可動域訓練の場面などで，「大丈夫ですか？」とセラピスト側が“「はい」を期待するCQ”できいた場合，「はい……」と即答された場合でも，その後即座に「でも，ちょっと痛かったですかね？」と，尋ねた場合，やはり「はい……」と答える場面もしばしば経験する（図8）．

得てして治療者は，「はい」を期待する質問をしてしまいがちであるが，患者側からすれば，こちらの期待感も感じてしまい，「はい」と答えてしまう場合も多いのではないだろうか．したがって，あえて“「はい」を期待しないCQ”を有効に使っていくことも重要ではないかと考えている．

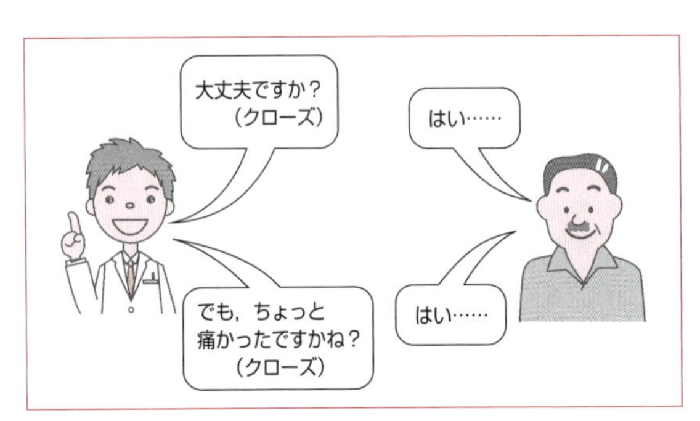


図8　クローズド→クローズド・クエスチョン

表4　エスニック・ジョーク（沈没船ジョーク）

多国籍の人が乗船している豪華客船が沈没しそうになっている．各国の乗客を海に飛び込ませるには，どのように声をかければよいだろうか？

- ロシア人には，海のほうを指して「あっちにウォッカが流れていったぞ」と伝える．
- イタリア人には，「海で美女が泳いでいる」と伝える．
- フランス人には，「決して海には飛び込まないように」と伝える．
- イギリス人には，「こういうときにこそ紳士は海に飛び込むものだ」と伝える．
- ドイツ人には，「規則ですので飛び込むように」と伝える．
- アメリカ人には，「今飛びこむと，貴方はヒーローだぞ」と伝える．

……さて，日本人には，なんて伝えると飛び込むのか？

以上のような方法なども使いながら，質問において何よりも大切なのは，“正確な情報を得る”ことであると再認識していただきたい[3]．

## 3 独自の指導テクニックの確立

### 1）日本人の民族性を理解する

“エスニック・ジョーク”をご存じだろうか（表4）．海外にはこの種のいろいろなジョークがあるようだが，そのうちの，“沈没船ジョーク”を紹介する．ここに，あえて日本人を記載していないのは，皆さんにも考えてほしいと思ったからである．

日本人においては，どのような問いかけで行動に移すか，おわかりだろうか？

正解は「みんなも飛び込んでいるぞ．」

あくまで，ジョークであることを理解していただきたいが，非常に日本人の特性を表していると思われる．臨床の場面においても，「（術後）こんなに歩きにくいとは思わなかったです．」などの訴えがあったときに，「そうですよね．そう仰る方が多いですね．」や，「皆さん，そう仰いますね．」などと答えると，患者が安堵の表情を浮かべる場合が多々ある．

時と場合によるが，このような返答もうまく活用していただきたい．

### 2）指導する側の人間に余裕がなければ，良い指導はできない

当然であるが，われわれセラピストの気持ちの余裕は重要である．話し方や表情など，気づかないうちにぶっきらぼうになったり，こわばった表情になっているかもしれない．自分で気づくのは困難であるかもしれないが，そのことも気にとめておき，時折自己を振り返ることが大切であろう．

### 3）モチベーター（motivator）やメンター（mentor）を目指そう

モチベーターとは，心理学や精神分析学の手法を用い，人にやる気を起こさせる技術を習得した専門家のことである．また，メンターとは，良き指導者，助言者などのことで，どちらも，指導者として理想の姿であるといえる．

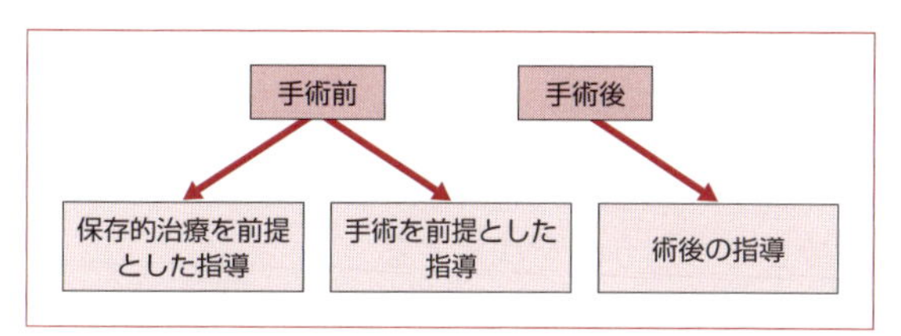


図9　指導の時期

表5　術後の理学療法において患者からよくきかれる話

- 「両側同時手術をした場合，階段昇降はどちらから先に行うの？」
- 「杖を左手で突くのは利き手じゃなくてむずかしいから，右手で突きたい.」(術側が右の場合)
- 「杖は長めにしたほうが背筋が伸びてよいと思うから，そうしていました.」
- 「杖は突きたくないのだけれど……」
- 「杖がカチカチ音がなるので，うるさいのじゃないかと気になって，朝早い時間とかは，歩く練習ができません.」

# Ⅳ 理学療法プログラムの実際

## 1 臨床における具体的な指導例

まずは，術前か術後か，および術前ならば手術を前提とした指導なのか，保存的治療を前提とした指導なのかを考える必要がある（図9）.

### 1）保存的治療を前提とした指導

患者は，手術を避けたいと思っている場合がほとんどであろう．その場合の指導は，いかに症状の進行を遅らせるかが重要となってくる．具体的な指導内容は，後の項を参照いただきたい．またこの場合，たとえ保存的治療を継続していても，将来的には手術となる可能性があることを説明しておくことが重要である.

### 2）手術を前提とした指導

筋力の維持・増強訓練の指導など，保存的治療を前提とした場合と同様のものもあるが，術後に注意が必要な生活動作，例えば和式生活における動作や入浴動作などは，術後に行うよりは術前にあらかじめ行っておいたほうが，より有効で行いやすい．急性期病院においては，手術前日に入院ということもありうるので，術前リハビリテーションが十分に行えないケースも多々ある．したがって，かかりつけの医院，もしくは訪問リハビリテーションを行っているセラピストが，それも考慮した指導を行っておくのがベストであろう.

また，術後に起こりえる事象についても，しっかりと説明しておく必要がある．特に痛みに関しては，術後すぐにまったく痛みがなくなると思っている患者がかなりの頻度でみられるので，術後には，術前とは違う痛み（術創部痛など）が起こるであろうことを説明しておくべきである．さらに，術後の理学療法の大まかな流れも説明しておくと，患者は安心する．そのほか，術後合併症予防のための運動（カフパンピングなど）の指導も必要度が高い.

### 3）術後の指導

術後の指導においては，術前に指導していたとしても，忘れている場合や，先述したように指導内容が正しく理解されていなかったことが露見する場合がある．なので，まずは術前の指導内容を覚えているか，実践できているかを再確認することが重要となる.

ここで，術後の指導において，患者からよく尋ねられる項目について，その指導ポイントについて以下に記す．これらは，術後患者のみにあてはまることではなく，保存的治療を行っている患者にもあてはまる場合も多々あるので，保存的治療を行っている患者の指導においても参考にしていただきたい（表5）.

**①「両側同時手術をした場合，階段昇降はどちらから先に行うの？」**

人工関節置換術後の，いわゆる“患側”は術側，“健側”は非術側であると思ってはいないだろうか？ 片側のみの術後早期においては，多くの場合，これはあてはまるかもしれない．しかし，非術側も末期膝OAである場合や両側同時手術の場合，いったいどちらを健側とするのか？ また，昇段において後続脚によるプッシュを重視する場合や降段において先導脚の着地安定性を重視する場合も，一般的な2足1段昇降とは逆の脚順にしたほうが安全かもしれない．したがって，セラピストは患者の筋力，疼痛，動作の安全性・安定性などを総合的に判断して指導する必要がある．セラピストの評価技量にかかっているといっても過言ではない．そのスキルは，是非とも身につけておいていただきたい．また，2足1段昇降の場合においては，その方法が多数存在することを覚えていてもらいたい．どういうことかというと，手すりを把持するのかどうか，その際，杖も使用するのかどうか，また手すり（杖）は右左どちらの手で把持するのか，加えて杖を出すタイミングや手すりを持った手を動かすタイミングは下肢の動きより先なのか後なのか，その順序はどうなのか．以上の組み合わせパターンを考えただけでも，その数はかなりのものとなる．判断のポイントは，上記の総合的な判断によるが，最優先させるべきは，患者の安全性である．臨床での指導においては，いくつかのパターンを想定して，実際に練習してみるとよいだろう．

**②「杖を左手で突くのは利き手じゃなくてむずかしいから，右手で突きたい.」（術側が右の場合）**

この場合，多くは，経験不足および知識不足による場合が多い．例えば術前に，数年間にわたって右手で杖を突いていた場合や，利き手ではないとの理由から，左手でまったく突いたことがなかった場合，もしくはなぜ左手で突いたほうがよいかの意味を理解してない場合などである．経験不足が主な原因である場合，まずは練習してみる価値はある．また，なぜ左手で突くのかの意味を十分に説明し，理解を得ることも重要である．しかし，必ずしも非術側で杖を突かなければならないわけではなく，繰り返しの指導でもマスターできない場合は杖歩行における“速度，耐久性，安定性，安全性，社会性”を総合的に判断して，どちらに把持してもらうかを決定する．

**③「杖は長めにしたほうが背筋が伸びてよいと思うから，そうしていました.」**

このようなことをいう患者もしばしばみられる．杖が標準よりも長いと，杖を突いたときの肘屈曲角が大きくなり，上肢の負担はより大きくなるはずである．それなのに，その効果として背筋を伸ばすことができるのだろうか？ もしそれで背筋が伸びるならば，それは杖を突くことによる効果ではなく，“背筋を伸ばすことを意識する”ことによる効果であるだろう．

**④「杖は突きたくないのだけれど……」**

退院時（当院の場合，基本的には術後18日後）に，このようにいわれる方がおられる．この場合，なぜ杖を突きたくないのか，その理由について，先に述べたようにまずは“傾聴”することが大事である．単に見た目の格好悪さや，年寄りになった気がするなど，心理的な要因が“コンズ”となっている場合，杖を突くことの“プロズ”について，しっかりと指導すれば考えが変わってくる場合も多々ある．また，杖歩行のメリットは，歩行補助としての意味だけではなく，“杖をついていること”が他者からみられ，そのことによって他者が追突を避けてくれるなど，患者自身のパーソナルスペースが守られる意味もあることは重要なポイントである．それらも含めて，杖が必要であると判断した患者には，十分な説明をして理解を得ることが重要である．しかし，その理由として，社会的要因が考えられる場合，例えば，職場の上司から，「杖を突いている間，職場復帰は無理だ.」などといわれた場合などは，それを解決するには，職場上司の理解を得るか，杖を突かない動作を習得す

**表6　患者自身が判断する杖の離脱ポイント**

- 外出時など，しばしば杖を置き忘れてきそうになったとき.
- 杖の使用の有無で，歩き方が変わらないと思ったとき.
- 杖を使わないことへの不安感がなくなったとき.

**表7　集団指導の利点と欠点**

【利点】
- 人的・時間的恩恵が大きい.
- 仲間意識，競争意識が持てる.
- レクリエーションの要素も取り入れながら実施できる.

【欠点】
- 個々に応じた，きめ細かな指導が行いづらい.
- 時間を自由に設定しづらい.
- 質問がしにくい（こともある）.

（文献4）より引用）

るか，または，職場復帰を遅らせるかの選択を迫られることとなる．この場合，セラピストが現実的かつ総合的な判断をし，最適な方法を選択して指導することが必要である．

また，歩行器→1本杖→独歩（杖なし歩行）と指導を進めていくのが，必ずしも正解ではないことも多々あることを覚えておいていただきたい．例えば，何の問題もなく独歩ができる健常者にとって，歩行器を用いて歩行することは，むしろそれがスムーズな歩行の妨げとなって，利便性が悪いのは当然である．同様に，術後間もない患者であっても，必ずしも歩行器歩行のほうが杖より安全性が高かったり，歩きやすかったりするとは限らないし，杖歩行と独歩の比較においても同様のことがいえる．例えば，今まで杖をついたことがない患者にとって，杖をつく順番（2点1点歩行や3点歩行など）を覚えられず，その順序を考えるあまり，杖歩行が安定しない場合，独歩にしたほうがより安定した歩行が行えるといった場面にもしばしば遭遇する．したがって，歩行補助具の選択に関しては，上記の先入観は持たないほうがよいだろう．

なお，筆者が考える，患者自身が判断する，杖の離脱ポイントに関しては，表6のとおりである．これらを，退院後に患者自身が判断する場合の材料にしてもらっている．

**⑤「杖がカチカチ音がなるので，うるさいのじゃないかと気になって，朝早い時間とかは，歩く練習ができません.」**

これは，筆者の経験ではしばしばみられるが，杖の不良であることがほとんどである．長さ調整式杖の場合，何らかの理由でパーツが欠落してしまい，このような現象が起こることがある．これについて，筆者は後述の方法で解決している．簡単かつ，コストをかけずに応急処置を施すことができるので，参考にしていただきたい．

### 4）個別指導と集団指導について

以上に述べた“指導”は，個別指導として行う場合が多いだろう．しかし，集団での指導も，場合によっては効果的である．集団指導は，一度に複数人を相手にできるので，人的・時間的恩恵が大きく，また指導を受ける患者同士の仲間意識や競争意識なども喚起できるといった利点もある[4]．しかし，対象者が多くなると，個々に応じたきめ細かな指導が行いづらくなったり，患者の希望にあわせた時間に行うことがむずかしくなるなどの欠点もある（表7）[4]．それらを考えると，あまり多くの人数を対照とするよりも，2～5人ぐらいを対照とした集団指導が最も効率が良いといえるだろう．

当院では，人工関節置換術後に指導している自主訓練の確認のために，週に1回，30分ほどの時間を設けて集団指導を実施している（図10）．対象者は，病棟での持続的他動運動（CPM）プログラムが終了し，監視なくリハビリテーション室まで来室可能な患者である．原則1回のみの参加であるが，希望者は複数回参加することもできる．指導内容は，タオルによる屈曲関節可動域（ROM）獲得のための自主運動や自己の徒手による膝伸展ROM獲得運動，またパテラセッティン

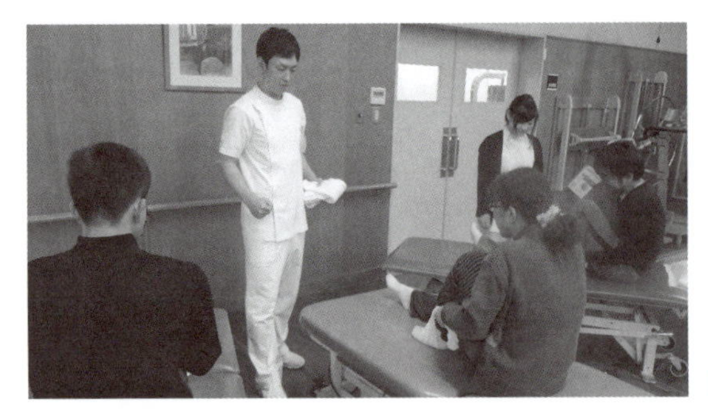
図10 集団指導風景

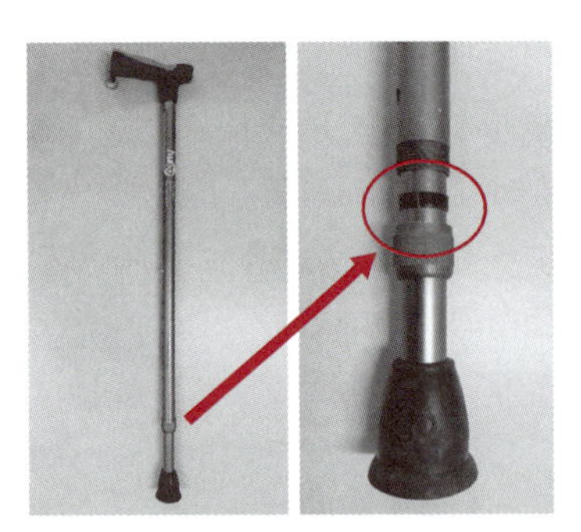
図11 杖のカチカチ音の修理方法①

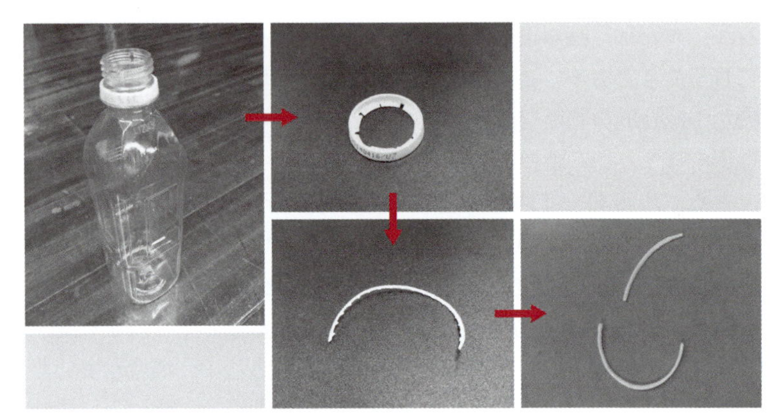
図12 杖のカチカチ音の修理方法②

グなどの筋力増強訓練などである．

## クリニカル・テクニック
## 杖のカチカチ音の修理方法

図11 のようなタイプの長さ調整式杖の場合，グリップについている部分と杖先につながる部分の間に，固定を補助するためのパーツ（多くはプラスチック製）が組み込まれているが，これが何らかの理由で欠落している場合があり，その場合，杖が図11の○の部分でしっかりと固定されずに，杖を突くたびにカチカチと音が鳴ってしまう．

以下に，その応急処置法を記す．

1) ペットボトルのリングの部分を代用する．通常，この部分は捨ててしまう部分なので，実質のコストはゼロである．
2) まず，ペットボトルから切り離す．100円ショップなどで，この部分を切る工具も売っているので活用すると行いやすい（図12）．
3) 図12 のように，細く切り，杖の外周よりもやや短めでカットする．
4) 次に，この部分には突起がついていることが多いので，ヤスリでそぎ落として，なめらかにする（図13）．
5) 図14 のように，締めつけるパーツのなかにこれを入れる．
6) 以上で完成である（図15）．

費用対効果（プロズとコンズ）の関係においても，この修理方法は，コストと手間がほとんどかからず

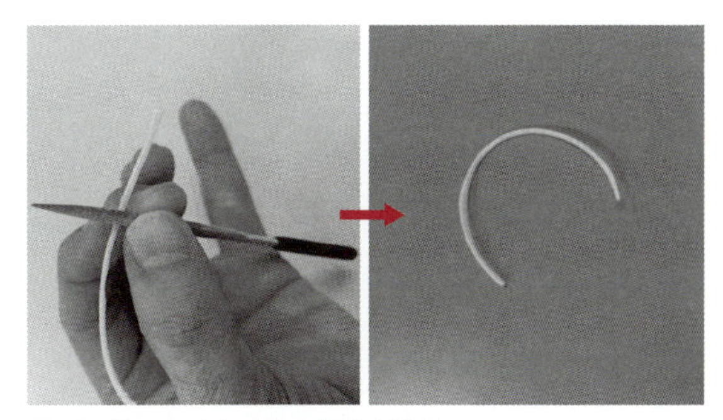

図13 杖のカチカチ音の修理方法③

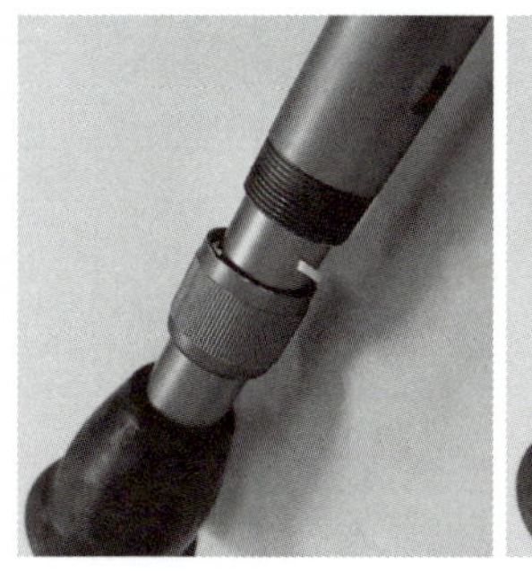
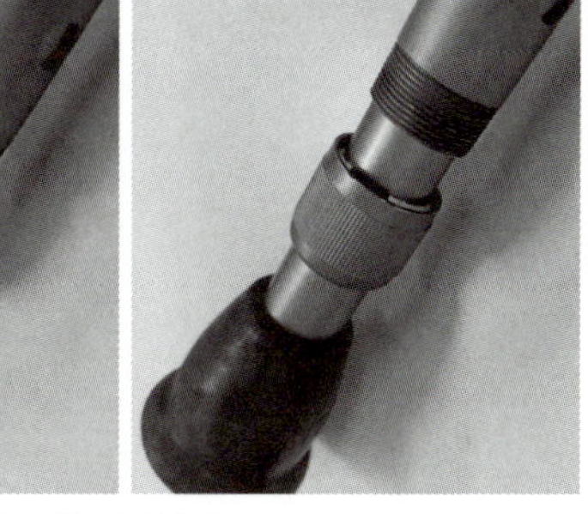

図14 杖のカチカチ音の修理方法④

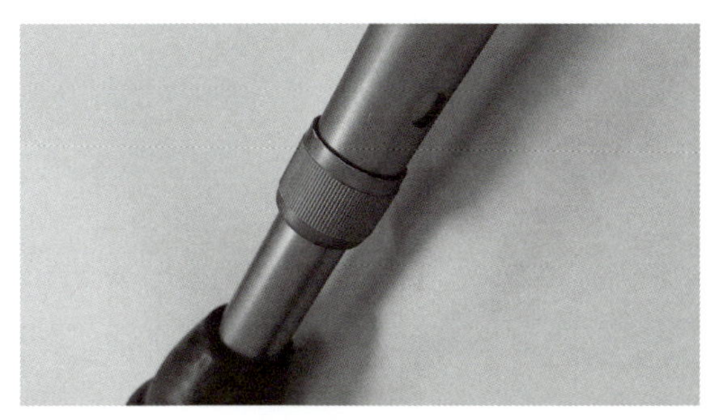

図15 杖のカチカチ音の修理方法⑤

表8 コンプライアンスからアドヒアランス，そしてコンコーダンスへ

| |
|---|
| ・コンプライアンス（遵守）→<br>運動をさせられている．しなければならない．<br>・アドヒアランス（意思）→運動をします．<br>・コンコーダンス（調和）→運動をしたい． |

（文献5）より引用）

に患者満足度が高いので，有効な手段であるといえる．機会があれば，自己責任とはなるが，試していただきたい．

## おわりに

患者教育において最も重要なのは，患者自身が行動する（行動を起こす）ことの必要性を理解したうえで，実践できるように指導するということをご理解いただけたと思う．そのためには，“コンコーダンス（調和）”という概念[5]も知っておいてもらいたい（**表8**）．“コンプライアンス（遵守）”は，医療者側からの指示的要素が強いので，患者指導においては“アドヒアランス（意志）”という言葉がよく用いられる．これは，自分で実施するという意味で，“アドヒアランスを高める”などといった表現できかれることが多々ある．したがって，最低でも，このレベルでの指導を心がけたいが，欲をいえば，もう1つ上のレベル，“コンコーダンス（調和）”を目指していただきたい．このレベルの指導になると，患者は自分自身の生活との調和という考えを持つようになり，より積極的に行動をしたくなるであろう．是非とも，そのような指導ができるセラピストを目指していただきたい．

### 文献


1）山﨑裕司ほか：リハビリテーション効果を最大限に引き出すコツ，三輪書店，東京，20-22，2008
2）Patricia M ほか（編）：トランスセオレティカル・モデルの概要．高齢者の運動と行動変容，竹中晃二（監訳），Book House HD，東京，37-54，2005
3）永嶋道浩：特定保健指導に対する理学療法の新展開―特定保健指導の理学療法士の関わり方―．理学療法学 39：550-551，2012
4）永嶋道浩：集団指導．糖尿病の理学療法，大平雅美ほか（編），メジカルビュー社，東京，217-222，2015
5）安保寛明ほか：コンコーダンスとは．コンコーダンス 患者の気持ちに寄り添うためのスキル21，医学書院，東京，1-21，2010

# 和文索引

## あ行



## か行

## さ行

## た行



## な行



## は行

## ま行



## や行



## ら行



## わ行

# 欧文索引

検印省略

教科書にはない敏腕PTのテクニック
**臨床実践 変形性膝関節症の理学療法**
定価（本体4,500円＋税）

2016年5月20日 第1版 第1刷発行
2018年7月2日 同 第2刷発行

監修者 松尾善美（まつお よしみ）
編　者 橋本雅至（はしもと まさし）

発行者 浅井麻紀
発行所 株式会社 文光堂
〒113-0033 東京都文京区本郷7-2-7
TEL (03)3813-5478（営業）
(03)3813-5411（編集）



印刷・製本：広研印刷

乱丁，落丁の際はお取り替えいたします．

ISBN978-4-8306-4541-9 Printed in Japan